AME 访谈系列图书 4B006

我们一起走过

记北京协和医院垂体 MDT 成立四十周年

主审：王任直

主编：姚勇

顾问：金自孟　任祖渊

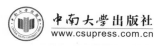
中南大学出版社
www.csupress.com.cn

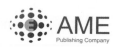
AME
Publishing Company

图书在版编目（CIP）数据

我们一起走过：记北京协和医院垂体MDT成立四十周年/姚勇主编.
—长沙：中南大学出版社，2018.4
ISBN 978 - 7 - 5487 - 2637 - 1

Ⅰ.①我…　Ⅱ.①姚…　Ⅲ.①北京协和医院—垂体腺瘤—诊疗—概
况　Ⅳ.①R736.4②R199.2

中国版本图书馆CIP数据核字(2018)第071056号

AME 访谈系列图书 4B006

我们一起走过——记北京协和医院垂体 MDT 成立四十周年

WO MEN YI QI ZOU GUO——JI BEI JING XIE HE YI YUAN CHUI TI MDT
CHENG LI SI SHI ZHOU NIAN

姚勇　主编

□丛书策划　郑　杰　汪道远　李　媚
□责任编辑　陈　娜　陈海波
□责任校对　孙娟娟　石曼婷
□责任印制　易红卫　潘飘飘
□版式设计　朱三萍　林子钰
□出版发行　中南大学出版社
　　　　　　社址：长沙市麓山南路　　　　　邮编：410083
　　　　　　发行科电话：0731-88876770　　传真：0731-88710482
□策 划 方　AME Publishing Company 易研出版公司
　　　　　　地址：香港沙田石门京瑞广场一期，16 楼 C
　　　　　　网址：www.amegroups.com
□印　　装　天意有福科技股份有限公司

□开　　本　710×1000　1/16　□印张 29　□字数 550 千字　□插页
□版　　次　2018 年 4 月第 1 版　□2018 年 4 月第 1 次印刷
□书　　号　ISBN 978 - 7 - 5487 - 2637 - 1
□定　　价　200.00 元

AME 访谈系列图书序言

这套丛书，有对医药公司或器械公司高管的访谈，有对医院院长等管理者的访谈，也有对临床各专科一线专家的访谈，虽然被采访对象、主题和访谈的呈现形式有所差异，但是，所有访谈稿件都具有一个共同的特征：作者都试图尽最大努力将访谈最精彩的地方和最有价值的信息传递给读者。

殊不知，一篇好的访谈稿件，从选题、收集资料、采访、撰写、修改、校对，到再修改……作者需要付出很多心血、汗水，甚至忍受了不少憋屈，而这一面读者往往是难以感知的。

清晰地记得，大学二年级的一天下午，我看到学校橱窗里张贴了一份海报——南通医学院首届学科学术带头人评选结果公示。作为一名学生，我对那些教授非常仰慕，顿时产生了一个念头：如果能对这些学科学术带头人做一个采访，将他们成功背后的故事与周围的人分享，应该可以激励更多的人。于是，我将这个想法写在一张信纸上，便去找《南通医学院报》的老师（备注：《南通医学院报》已更名为《南通大学报》），希望能够得到他们的肯定和支持。

接待我的是一位何姓老师，他听了我的想法后，给了我一顿"教训"，大概的意思就是让我别胡思乱想，采访这些学科学术带头人的任务怎么能够让学生负责？正当我很郁闷的时候，一旁的沈宝衡老师（时任南通医学院宣传部长）安慰我说："这样吧，汪同学你把纸条留下来，等负责院报的张老师回来之后，我帮你转交给他，你先回去等消息吧。"

我怀着沮丧的心情回到了宿舍，就在这时，宿舍的电话真的响起来了。原来是院报的张老师看到我写的想法之后，亲自致电我，一方面给予肯定，另一方面表示全力支持我的想法，他将亲自帮我联系专家，预约好采访时间……只记得我当时很激动，张老师滔滔不绝地在电话那头讲了半天，很多信息我都没有记住，感觉幸福来得太突然了。第一位接受采访的是南通医学院附属医院血液内科主任刘红教授，采访过程比较顺利。通过这一系列采访，我认识了著名统计学专家陈峰教授、病理学专家陈莉教授和眼科专家管怀进教授等多位老师，聆听了他们成功背后酸甜苦辣的故事，受益匪浅。

看到AME访谈系列图书即将出版，触景生情，禁不住回想起自己当年作为大学生记者去采访专家的点滴小事。

　　希望读者能够多多支持这个系列图书的出版，如果您觉得有启发、有收获，如果您很欣赏这个系列的某本书或者其中的某篇文章，作者和编辑都将甚感荣幸；如果您觉得有一些采访稿写得不够深入，有不完美的地方，希望能够多多包涵，给作者多一份鼓励，这份鼓励也许能够让作者和编辑倍感温暖。

　　是为序。

汪道远

AME出版社社长

序（一）

欣闻《我们一起走过——记北京协和医院垂体MDT成立四十周年》一书即将出版，感慨良多。在垂体瘤诊疗领域，北京协和医院既是开拓者，亦是领航员。记得20世纪70年代末，我们获悉北京协和医院开展经蝶窦垂体瘤手术，史玉泉教授派杨德泰教授带李士其等医生前往北京学习，得到北京协和医院神经外科热情的接待和无私的传授。1978年，北京协和医院成立了垂体瘤研究组，正式开启了垂体瘤多学科协作的诊疗和研究模式，开风气之先。40年来，在协和人的努力下，该模式已成为国内行业标杆，现在不仅垂体疾病，其他疾病也采用多学科协作组（MDT）诊疗模式，取得了令人瞩目的成绩。

多年来，我一直密切关注着协作组的发展，见证了协作组在艰苦的环境中排除万难做出的巨大成绩，看到了越来越多来自不同专科、志同道合的优秀人才加入协作组，目睹协作组一步一个脚印、齐心协力地制定了多个专家共识或诊疗指南。全国各地先后成立了30家垂体瘤中心，全国多中心的垂体瘤数据库建立起来了，各类学习班、模拟会诊沙龙和城市巡讲举办起来了。每次参与协作组的活动，我都能真切地感受到其充满朝气的学术气象。

作为一名神经外科临床工作者，我很珍重协和"严谨、求精、勤奋、奉献"的学术精神，也很器重将这种精神贯彻落实到行动中的协和人。在中国垂体疾病诊疗史中，诸如史轶蘩院士、劳远琇教授、王直中教授、尹昭炎教授等老一辈协和人做出了不可估量的贡献，而追循他们的足迹，将垂体MDT发扬光大的后进才俊们，更是无愧协和之名。

2018年，是北京协和医院垂体MDT成立40周年，这40年，不仅是协作组的40年，更是中国垂体MDT的40年，这期间，无数脍炙人口的故事、无数动人的事迹，倘若能被更多人知晓、了解，进而去思考，去学习，让协和精神走进更多人心里，该是一件多么令人激动和庆幸的事情！在本书中，AME出版社深度采访了11个与垂体疾病诊疗相关的科室、近40位专家，甚至还有一些诊疗时间跨度达几十年的患者，在所有人的努力下，从点滴回忆中，将那些鲜为人知的往事拼凑起来，如同珍贵的老照片，尽量补全历史，希望能重现协作组从老专家到中流砥柱，乃至青年才俊的风采。

MDT是现代医学一种先进的诊疗模式，它改变了过去"认病不认人"的陋习，让单纯会诊变为多学科参与的一种共同诊疗和人文关怀模式。MDT是实施个体化治疗的重要手段。这使我想起，美国医生特鲁多的墓碑上镌刻的一段话："To cure sometimes, to relieve often, to comfort always."（有时，去治愈；常常，去帮助；总是，去安慰。）虽然经过百余年的医学发展，今非昔比，很多过去看不好的病现在已经可以看好，但是，不可否认，仍有不少病，医生是无能为力的。因此，人文关怀仍然是MDT的重要内容，人文关怀精神也是本书的精髓之一。最后，我衷心祝愿，本书能打开一扇窗，让光线照进那些藏在历史中的协和人、协和事；愿协和精神，能鼓舞更多人在学术路上披荆斩棘，勇往直前，继续探索。

周良辅

中国工程院院士，神经外科教授

复旦大学神经外科研究所所长

复旦大学附属华山医院神经外科主任

序（二）

　　垂体腺瘤作为一种涉及多学科的疾病，可引发内分泌系统代谢紊乱和神经系统功能障碍，并引起多种并发症，因此，在垂体腺瘤的诊疗中，神经外科、内分泌科、妇科内分泌科、生殖科、眼科、儿科、放疗科、影像科、病理科等多个学科的有机协作，不可或缺，势在必行，但又难之又难。

　　何为多学科协作？即改变往日各专科医生"单打独斗"的局面，一改"患者一个个科室找医生看病"的模式，由多个学科的医生共同参与患者的诊疗，共同制定个体化治疗方案，从而节省患者的精力和时间，提高诊疗效率，减少误诊误治的发生。

　　早在1978年初，在时任北京协和医院内分泌科主任史轶蘩教授的倡导和组织下，协和医院院内与垂体腺瘤诊疗相关的8个临床科室与计算机室便成立了垂体腺瘤研究组，正式开启了垂体腺瘤多学科协作的诊疗和研究模式，这其实也是整个中国医学界垂体腺瘤多学科协作的开始。

　　几乎在同期，我所在的瑞金医院也开始了多学科协作诊治垂体瘤的工作。尤其在2003年，瑞金医院也成立了垂体腺瘤专业治疗组，联合了内分泌科、神经外科、放射科、放疗科、病理科等学科，并在2013年建立了垂体腺瘤诊治中心，2014年开设了垂体腺瘤诊治中心病房。在建设发展瑞金医院垂体腺瘤诊治团队时，我们向以王任直教授为代表的北京协和医院学习良多，并积极参加中国垂体腺瘤协作组的活动。为了能更好地推广此模式，作为中华医学会内分泌学分会及中国医师协会内分泌代谢科医师分会的成员，我还曾连续两年邀请中国垂体腺瘤协作组团队参加内分泌大会，并组织专场活动。因为我相信多学科协作不是简单地坐在一起开会，更不是一个噱头。如何实施规范的垂体腺瘤MDT诊疗，如何开展高效的多学科协作，在这条道路上已经身先士卒走了40年的北京协和医院垂体MDT的宝贵经验和心得，对于整个中国垂体腺瘤MDT的发展来说，都是具有重要启发意义的。

　　我一直认为北京协和医院是中国医学的殿堂，如何将他们的模式变成一种便于推广的样本，是一件有益于中国医学发展的事情。而我亲历和看到的协和垂体瘤诊治模式，若能以文字的形式展示出来，将会使更多的医院和医生得到学习和提高。

正当我遗憾没有一本书能完整记录协和垂体腺瘤MDT的发展历程，重现协和老专家是如何胼手胝足、一砖一瓦搭建起协和垂体腺瘤MDT团队，以供晚学后辈们瞻仰拜读、供更多医院参考学习时，从协和王任直教授处得知，《我们一起走过——记北京协和医院垂体MDT成立四十周年》即将出版，故欣然应邀作序，推荐各位阅读此书，中国垂体腺瘤多学科协作从哪里来，将到哪里去，相信这本书，会给你一个很好的答案。

宁光

中国工程院院士

上海交通大学附属瑞金医院副院长

上海市内分泌代谢病研究所所长

国家代谢性疾病临床医学研究中心主任

前言

风雨四十年，一起走过
——循大师足迹，扬多学科优势，创垂体事业未来

多年来，一个心愿一直在我心头挥之不去，且随时间的流逝，愈加迫切——如何能将"由史轶蘩院士倡导并建立的北京协和医院垂体多学科协作组（MDT）"所走过的路如实地记录下来。一方面是为重现前辈们在如此艰苦的环境和条件下，做出造福数百万患者、取得举世瞩目成绩的真实历程；另外一方面，是希望能以此激励年轻一代。让他们能承继前辈之志，接过中国垂体事业的火炬，做出更大成绩来。

风风雨雨40年，北京协和医院垂体MDT历经初创、成熟、发展三个阶段。在这个过程中，我们是幸运的，我大学毕业后便留在北京协和医院工作，能在各领域大师级教授的指导下工作，得到他们的耳提面命、谆谆教导、亲授技艺。老专家们对工作废寝忘食、精益求精的认真态度，对问题刻苦钻研、一丝不苟的学术精神，对难题不屈不挠、勇于探索的奋发面貌，对患者和家属体贴入微、关爱有加的行为，对年轻一代严格要求、渴望成才的言谈话语，始终是我们的学习榜样，并永远鼓舞着我们不断进步。

40年过去了，当年拿到国家"大红证书"（注：1992年荣获国家科学技术进步一等奖证书）的15位老师中，已经有5位仙逝，还有几位老师也已逾90高龄，记录他们奋斗的历程和动人的故事，已成刻不容缓的任务；承前继后，更是我们这一代人义不容辞的责任。

而恰好在2017年6月，有幸与AME出版社廖莉莉编辑以及汪道远社长相识，偶向他们谈及此心愿，立即得到他们的理解和信任，迅速制定出工作计划并全力以赴付诸实践。终于，凝聚执行团队心血、寄托我们美好心愿的《我们一起走过——记北京协和医院垂体MDT成立四十周年》一书呱呱坠地，与大家见面。此时此刻，唯有感激，感激诸位前辈老师们的支持和帮助，感激诸多兄弟科室同道们的奉献，感激垂体团队每一位成员的付出，感激兄弟医院诸多朋友们的理解和帮助，感激很多患者朋友的肺腑之言。

翻阅此书，循书中笔墨，觅当年故事，追昔抚今，不由思潮澎湃。1978年初，在时任北京协和医院内分泌科主任史轶蘩院士的倡导和组织下，由院内与垂体瘤诊疗相关的8个临床科室以及计算机室共同成立了垂体瘤研究组，正式

开启了垂体瘤多学科协作的诊疗和研究模式，这其实也是北京协和医院乃至整个中国医学界垂体瘤多学科协作的开始。

如今，回过头来看垂体瘤学科的发展历程，不由感叹，老一辈协和人当年选择的多学科协作道路确实是一个伟大创举，对我国乃至世界垂体学科的发展起到了巨大的推动作用，并让中国千千万万垂体瘤患者直接受益。

创举背后，尽是不易。当年，前辈们在艰苦卓绝的环境和"一穷二白"的条件下，凭着为患者解决问题的雄心壮志和不屈不挠精神，从零开始，做出了诸多让人赞叹的工作：史轶蘩院士带领的内分泌团队在国内率先建立了10种垂体激素的11种测定方法以及11种下丘脑—垂体—靶腺的功能试验；北京协和医院第一位全职眼科医生劳远琇教授根据国外资料介绍，设计、制作了30°中心手查视野屏，并通过分析上千例垂体瘤视交叉综合征，大胆提出"垂体与视交叉分享同一血供"的假说，后经验证，该假说被证实；耳鼻咽喉科王直中教授自己寻找、设计手术所需要的器械，首次尝试了经鼻-蝶窦垂体瘤切除术，让微创理念第一次走进垂体瘤手术；神经外科尹昭炎教授受到启发，在国内首次尝试经口鼻-蝶窦显微外科垂体瘤切除术，为了让手术入路的牵开器固定住，想尽办法，最后找到了用手工缝补所用"顶针"固定牵开器的方法，解决了术者在术中视野小、不能稳固操作的难题；病理科臧旭教授首先应用免疫组化染色进行垂体瘤分类，让垂体瘤的分类更为精准……各位前辈在各自的医学岗位上兢兢业业，为我国垂体瘤事业的起步和发展做出了不可磨灭的贡献（详见后面各个章节访谈中的展开和介绍）。

所幸的是，一分耕耘一分收获，1992年，由北京协和医院9个科室参与的课题"激素分泌性垂体瘤的临床及基础研究"成果获得国家科学技术进步一等奖，"多学科协作"模式在当时的医学界引起了轰动，并带来了积极的转变，为推动医学发展做出了重要的贡献。

遗憾的是，今天，我们不得不面对当下国际垂体瘤学界还鲜有中国声音的现实。愿本书的出版，能稍解"名字不归青史笔，形容终老白云乡"的心头之憾，能抛砖引玉，让更多中国故事、中国声音出现在国际垂体瘤学界。

读罢此书，再去展望未来，信心弥坚。我相信，随着中国经济的发展，医疗水平的进步，有如此丰富的患者资源、充足的科研经费、团结向上的垂体团队，只要我们团结一心，博采众长，相互学习和帮助，未来我们一定可以在垂体疾病的预防、诊断和治疗方面做出引领世界垂体事业发展方向的成绩。

一花独放不是春，百花齐放春满园。未来，我们的目标是，让不同的垂体瘤患者能够享受到"只适合你"的个体化治疗方案；让诊疗的模式由"患者逐个科室地找医生看病"变成"一群相关科室的医生同时为一位患者看病"；让各医院之间的合作更加紧密，医疗资源在全国范围内达到均质化。

在这种自我追求的驱动下，让我们循着本书，回到前辈们开创垂体学科的起点，追寻他们的足迹，从他们坚定前行的身影中汲取力量，思考如何将这种多学科协作的模式发扬光大，从传统意义上的"多科"到"多院"，从"跨学科"到"跨领域"，将垂体瘤学科做大做强。

我在北京协和医院工作了35年，马上就要退休，算是一名老协和人了。可是，作为一位垂体学科研究者，我对协和的垂体瘤多学科协作发展历史的了解尚不够明晰，对此我深感惭愧和遗憾。由此思及，更年轻的一辈，是否需要对这段历史有更多了解，从而实现更大进步呢？毕竟，在中国垂体学科发展过程中，正是当年那一群垂体学科工作者数十年坚韧不拔、勤奋奉献，是他们几十年如一日的奉献和坚持，为中国垂体学科的发展开辟了一条路，奠定了第一块基石。如今，这群可敬的先行者有些已是古稀耄耋之年，也有些已经故去，我们作为垂体学界的后来者，能有机会去追忆这段历史，留下他们的故事，是多么难得。

在我看来，追忆前辈风采，并非树碑立传，而是为了引领年轻一代的协和人乃至整个医学界后来者，去感受一段学术开创的艰辛历史，体会前辈们无私奉献、敬业忘我的精神，并将这种精神融入血脉，世代相传。

在本书中，AME出版社的编辑们，用人物访谈的形式，请北京协和医院致力于垂体研究的前辈们讲故事、传经验，请年轻的垂体学科工作者们说感悟、提问题，请兄弟医院的垂体工作者们谈合作、给建议，请垂体疾病患者们分享切身诊疗感受。以新颖的形式、全面的视角呈现垂体疾病的诊疗全景，总结北京协和医院垂体MDT的经验，目的是希望将协和经验发扬光大，并被更好地推广至全国，造福广大患者和垂体学科工作者。

最后，再说两句：我们已经站起来了，相信在我们的共同努力下，强起来的那天也不会太远。愿吾辈携手，共创中国垂体学科更美好的未来！

王任直

北京协和医院神经外科

大师犹在，大医精诚

翻开历史的画卷，时间倒回1978年，当年开展的"激素分泌性垂体瘤的临床及基础研究"在垂体疾病的多学科诊治中书写下浓墨重彩的一笔。这项由9个不同科室专家教授组成的团队，团结协作，呕心沥血，做出了举世瞩目的成绩，其成果于1992年获国家科学技术进步一等奖。此项工作的所有参与者都在各自的医学领域里做出了不可磨灭的贡献，极大地推动了我国垂体事业的发展，成为后人学习的榜样。

他们都经历了动荡的年代，依然坚守气节。他们在医学的方田开疆破土、筚路蓝缕，奠定了我国医学发展的根基。他们怀着对科学的满腔热情，践行着"严谨、求精、勤奋、奉献"的协和精神。

其中，史轶蘩、劳远琇、王维钧、尹昭炎、臧旭五位前辈已经故去。大师已去，但精神永存，成为激励后辈的不竭力量。在北京协和医院垂体MDT成立40周年之际，我们再次深深缅怀他们的丰功伟绩，特别安排在本书的起始部分，用文字记录下前辈的点滴过往，谨以此对他们致以深深的敬意。

史轶蘩院士

1954年，毕业于北京协和医学院的史轶蘩教授开启了自己的从医生涯。长达一甲子的辛勤耕耘，留给后人的，是她平凡却耀眼的一生。

大医者载厚誉耀世，她是我国现代内分泌学奠基人之一，是内分泌学界第一位院士，也是北京协和医院内分泌专业组的创立者之一。深厚的临床功底、严谨的科研态度、无私的团队精神，使她成为当之无愧的内分泌学领军人物；她力排万难，广开先河，填补国内、国际多项空白，让中国内分泌走向世界。

由她牵头的"激素分泌性垂体瘤的临床及基础研究"是我国内分泌学界获得的第一个也是截至目前唯一的国家科学技术进步一等奖。在她的带领下，团队瞄准国际先进水平，在中国开创性地建立了垂体激素测定方法、诊断标准，开展了垂体疾病药物临床试验，并把相关药物引入临床。此外，她倡导和组织的国际华夏内分泌论坛，至今依然是活跃的内分泌国际交流平台。

她充满智慧，她直言不讳，她坚守科学……所谓"高山仰止，景行行止"，她的气度、眼界、人格魅力令后辈景仰，且永怀不忘。

劳远琇教授

"人生最美好的，就是在你停止生存时，也还能以你所创造的一切为人民服务。"在劳远琇教授1965年出版的《临床视野学》（第二版）一书首页上，她写下这段话，她是这么想的，也是这么做的。劳远琇教授是我国"神经眼科学"的奠基人，由其编著并修订再版的《临床视野学》填补了我国该领域的空白。

大医有大魂，劳远琇教授一生经历了战火纷飞的年代，在抗美援朝期间，她毅然放弃国外优越的生活和完备的科研条件，历经艰辛，经过24个日日夜夜的海上漂泊，跨过太平洋，投入到祖国的怀抱。她为眼科事业奋斗一生，用巧手和慧眼梳理着小小眼球上的千丝万缕，开创了我国神经眼科学。

眼科是发现垂体瘤的一个重要窗口，视野检查在垂体瘤诊断、术中定位甚至术后评估中有重要价值，在那个对垂体瘤认识尚浅、诊断技术不完善的年代，劳远琇教授苦心孤诣，使垂体瘤的诊疗水平取得了长足进步。近90岁高龄，当女儿担心她的身体，劝她不要再去诊室时，她那无奈的眼神中，是离开她熟悉诊室的不舍。

王维钧教授

王维钧教授把毕生精力都献给了神经外科学事业，为我国神经外科的开展及垂体腺瘤的诊治事业做出了突出贡献。20世纪70年代末，他在国内首先主持引进开展经口鼻-蝶窦显微外科垂体瘤微创手术技术，并获得成功，为垂体腺瘤的早期治疗以及提高疗效等创造了条件。几十年的从医生涯中，他在国内首先开展了多项科研和临床工作，推进了神经外科疑难患者的救治工作。

他曾多次代表我国神经外科学界参加国际大型神经外科的访问活动，多次出访叙利亚、伊朗、朝鲜、俄罗斯、日本等国。他也是我国首批硕士研究生导师和博士研究生导师。

他严谨治学，以医院为家，把全部精力都献给了自己热爱的医学事业。"一次半夜下大雨，医院来了一位患者需要紧急手术，科里人手不够，学生便把王老从家里请来。当时王老身体不好，虚弱到无法独立在椅子上坐稳，靠人托着后背做完手术，完成了抢救。"王任直教授回忆。

他是个严厉的学者，又是亲切谦和的老师、诚恳待人的朋友。每年春节前，他都要把科里的医生们请到家里吃他自己亲手做的"东北菜"；在担任神经外科主任期间，为科里医生安排住房，为患病同事争取工会的困难补助，亲自将出国留学的医生送上飞机……这些都已成为佳话。

尹昭炎教授

"爱钻研，爱琢磨，对新事物有着极强的敏感性"是尹昭炎教授的特点，他一旦认为一件事可做，便会马上付诸行动。他还拥有一双巧手，自行设计制造脑立体定位仪，开展了脑立体定位手术治疗帕金森病、Wilson病等，自己制作了经鼻手术中固定牵开器的"顶针"，制作了幻灯片、挂图、模型等教具，改进医疗器械，大大提高了神经外科手术的技术水平。

1978年，尹昭炎教授开展了国内第一例现代经口鼻-蝶窦显微外科垂体瘤切除术，填补了我国垂体瘤微创手术上的空白。而在当时，垂体瘤治疗还是以开颅手术为主，这种微创的手术无疑成为开创性的技术，很多手术器械也出自尹昭炎教授之手。

对于科学的追求，他有着不服输的精神，想尽一切办法，排除万难，"有条件上，没条件创造条件也要上"。当时，泌尿外科膀胱镜使用得比较早，尹教授便琢磨，这类内镜是否能在脑室中应用。"有好几次，尹老在值班室的床上，用一摞书支撑被子，模拟黑暗的环境，将内镜从外面伸进被子里，体验内镜的效果。"苏长保教授回忆。

对于年轻医生的培养，他很"放手"，让年轻医生体会到成就感，建立自信心。"我做的第一例脊髓瘤切除手术便是在尹教授指导下完成的，当天手术的情形我一辈子都不会忘记。"苏长保教授说。

臧旭教授

臧旭教授是我国神经病理学奠基人，在多学科参与的"激素分泌性垂体瘤的临床及基础研究"中，对垂体瘤进行光镜、电镜和免疫组化的研究，进行了功能的分类，通过电子显微镜观察垂体肿瘤亚细胞结构上的一些变化。开创了国内的先河，在国际上也属少见。臧旭教授一生有众多的学术成果，通过多年临床经验的积累，编撰了我国第一本神经病理学专著《实用神经病理学》。

臧旭教授于20世纪50年代毕业，在国家经历了很多不平凡事件的大背景下，在艰苦的环境中，他经历了很多的挫折和艰辛，甚或磨难。但他始终如一，对病理工作的执着、热爱，钻研学术的精神始终未曾改变。不管遇到什么样的艰难困苦，始终坚韧不拔，这种毅力至今仍影响着后辈。

在科学技术上，他始终不满足于现状，总是追求更高、更强，总是对新的技术、新的观点理念抱有浓厚的兴趣，不断地去学习、去探索，永无止境。

在后辈的印象中，臧旭教授是个特别和蔼的人，他总是那么耐心地为学生讲解，谆谆教诲，手把手教学生，对于学生的请求，随叫随到。他十分珍惜时间，对于工作从不拖拉，总是能利用有限的时间按时完成所做的工作。他工作效率高，学术成果丰富，给学生和后辈留下了深刻的印象。

致谢

感谢北京协和医院神经外科任祖渊教授、苏长保教授、王任直主任等，内分泌科金自孟教授、朱惠娟教授、潘慧教授、卢琳副教授、龚凤英研究员等，眼科钟勇主任、马瑾教授、王雪娇医生等，病理科陈杰教授、崔全才教授等，北京医院病理科刘东戈主任，劳远琇教授的女儿钱佳燕女士等对本文成文提供的帮助。

参考资料

《协和名医》（第二版）、纪念史轶蘩院士视频。

图说协和垂体 MDT 四十年沿革

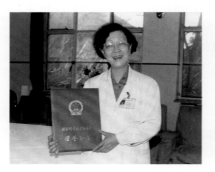
史轶蘩手持获奖证书

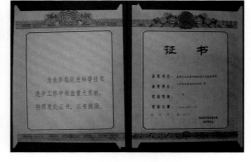
内分泌科的获奖证书

▲ 1978年由内分泌科史轶蘩牵头的"激素分泌性垂体瘤的临床及基础研究"科研项目于1992年获得国家科学技术进步一等奖

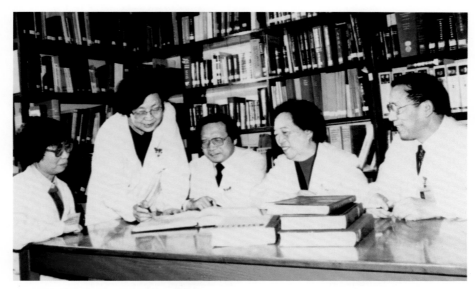

▲ 在科研项目的最后阶段，垂体MDT各科专家经常一起讨论、总结。图为邓洁英、史轶蘩、陆召麟、劳远琇和任祖渊（从左至右）正在图书馆进行探讨

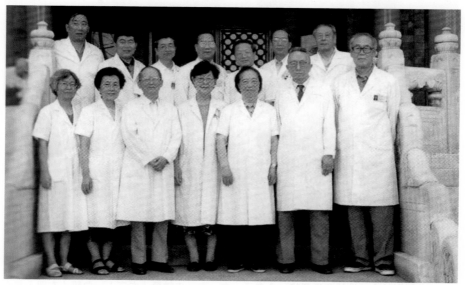

国家级科学技术进步奖申报书（1）

一、项目基本情况

▲ 获奖后，当年北京协和医院垂体MDT的核心成员合影留念，前排左起：邓洁英、周觉初、王直中、史轶蘩、劳远琇、尹昭炎、王维钧；后排左起：李包罗、张涛、金自孟、任祖渊、陆召麟、苏长保、赵俊

忆往昔——循老一辈协和人工作足迹

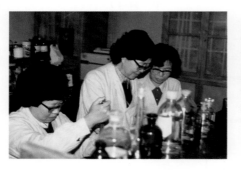

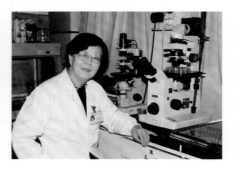

▲ 早在垂体MDT成立之初，史轶蘩（中）就重视垂体疾病的基础研究，建议基础研究者参加临床查房，同时她也会经常到实验室跟邓洁英（右）和高素敏（左）一起进行研究和讨论

▲ 史轶蘩在实验室

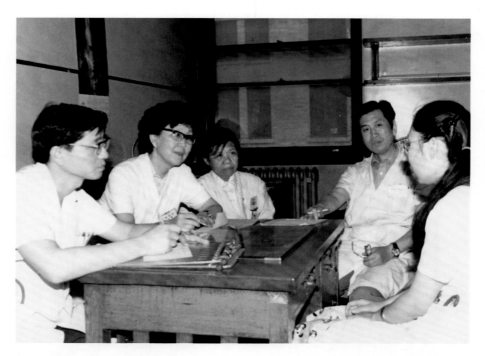

▲ 内分泌科的人才选拔向来严格，金自孟（左一）、史轶蘩（左二）、白耀（左四）与心血管科的戴玉华（左三）在进行博士研究生面试

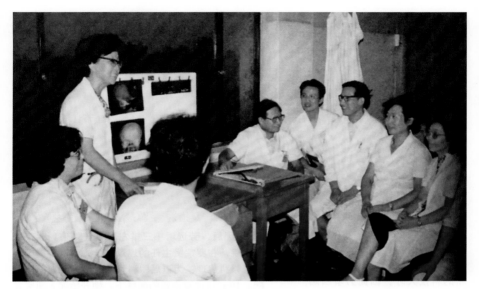

▲ 孟迅吾（左一）、史轶蘩（左二）、陆召麟（右五）、王姮（右一）等人在门诊讨论病例

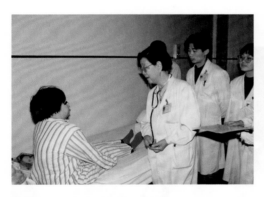

◀ 史轶蘩（左二）带年轻医生查房

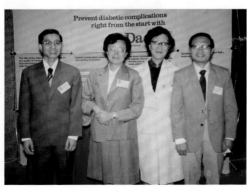

◀ 1986年参加在香港举办的亚洲内分泌学术交流会，左起：金自孟、孟迅吾、史轶蘩、陆召麟

忆往昔——循老一辈协和人工作足迹

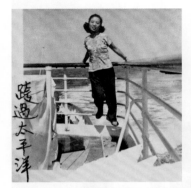

▲ 1949年，中华人民共和国宣告成立，当时身在美国的劳远琇得知后，立即意识到祖国一定需要新的科技人才，因此力争回国。1950年，经过漂洋过海24个昼夜，劳远琇终于回到祖国怀抱，这张照片是她在当年乘坐的威尔逊总统号海轮上的留影

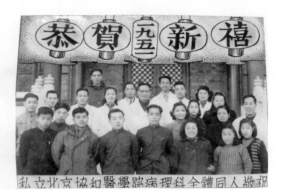

▲ 回国后，劳远琇（三排左四）应聘来到北京协和医院，在罗宗贤主任的建议下，先到医院病理科进修眼科病理，为以后眼科学专业的开展打下了基础。1953年在罗宗贤的鼓励下，她开始深入研究并专攻神经眼科学。三排左五、左六和二排右一分别为胡正详、余铭鹏和王德修

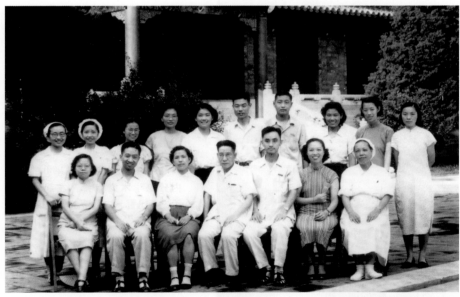

▲ 20世纪50年代初，解放战争胜利不久，刚刚恢复工作的协和眼科团队不断壮大，设立了门诊和病房，前排左起分别为张承芬（左一）、胡铮（左二）、罗宗贤（左四）、劳远琇（左六）

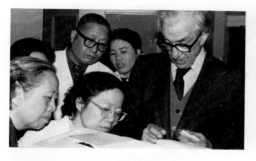

▲ 20世纪80年代，劳远琇（前排左一）、张承芬（前排左二）、王子政（后排左二）等在与外宾探究视野

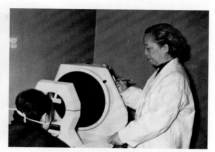

▲ 20世纪80年代初，劳远琇在为患者检查视野（所用视野仪由英国专家赠送）

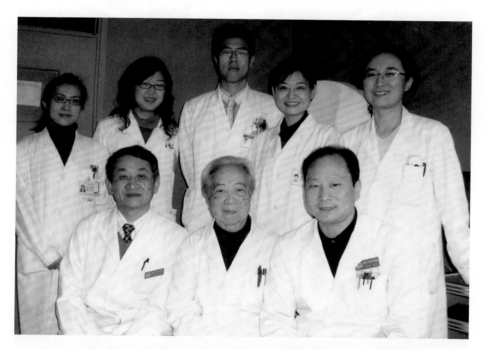

▲ 2005年，神经眼科组成员，前排左起：赖宗白、劳远琇、钟勇；后排左起：王湘燕、王韧琰、赵鹏、施维、马瑾

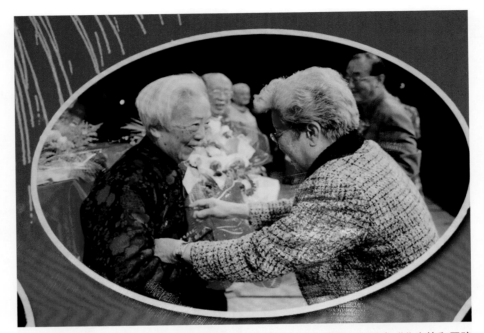

▲ 2009年，前国务院副总理吴仪（前排左二）为劳远琇（前排左一）颁发"北京协和医院杰出贡献奖"

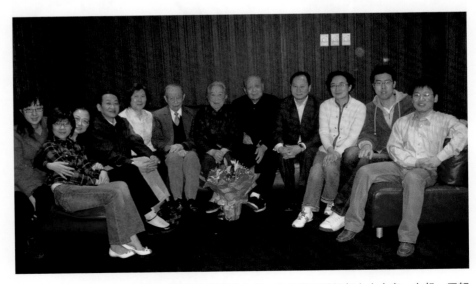

▲ 2009年，眼科专家及神经眼科学组的研究生们一起为劳远琇祝贺九十大寿，左起：王韧琰、王湘燕、施维、赖宗白、艾凤荣、胡天圣、劳远琇、王子政、钟勇、马瑾、赵鹏、宋德禄

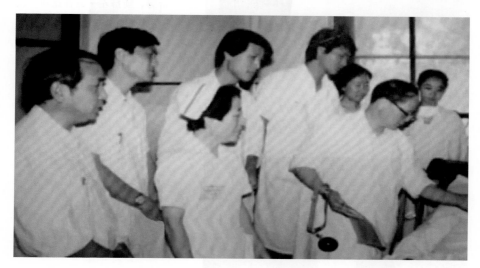

▲ 王直中（右二）带领科室医护人员查房，左一为张宝泉、左二为曹克利、左三为郭秀芳护士长、左四为高志强

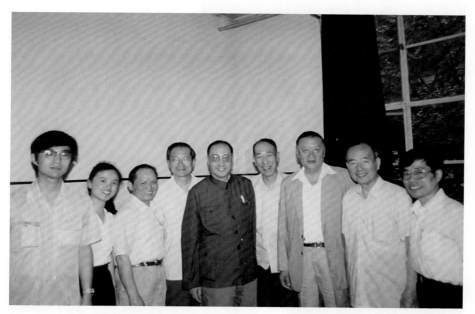

▲ 1987年北京协和医院耳鼻咽喉科硕士研究生毕业合影，左起：叶野、陈晓巍、王直中、刘铤、姜泗长、王德修、邹路德、郑立中、汤建国

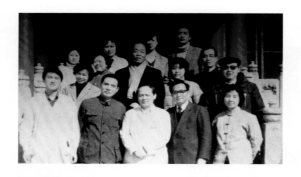

◄ 20世纪80年代颞骨学习班合影，前排左一为曹克利，左三为王直中

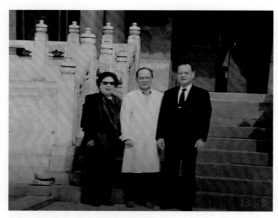

◄ 王直中（中）与外宾合影

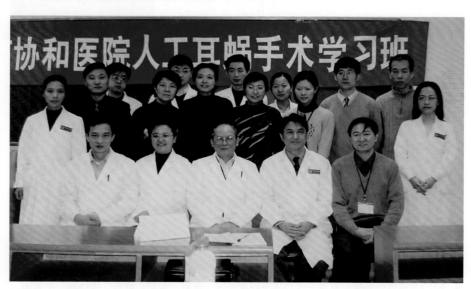

▲ 国内最早的人工耳蜗培训班，前排左起：魏朝刚（左一）、陈晓巍（左二）、王直中（左三）、曹克利（左四）

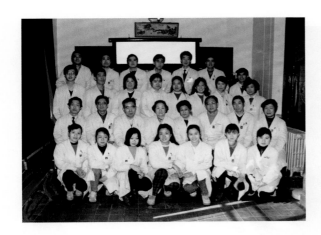

◀ 20世纪90年代初北京协和医院病理科合影，二排左起：王德田、何祖根、臧旭、刘彤华、叶盛芳、刘鸿瑞、陈杰、张慧信，后排左二为崔全才

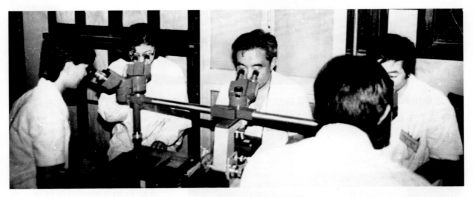

▲ 臧旭（左三）带领科室年轻医生看疑难病理切片，所使用显微镜为5人共览显微镜

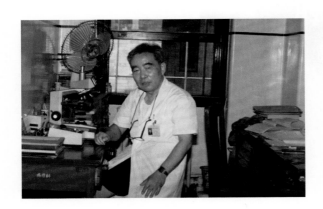

◀ 臧旭在诊断室

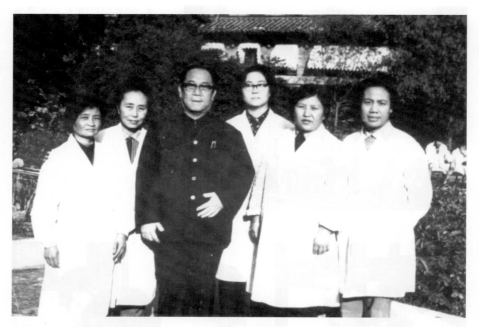

▲ 北京协和医院放疗科建科初期的部分工作人员合影，周觉初（左二），刘兰（左四），吴桂兰（左五），何家琳（左六）

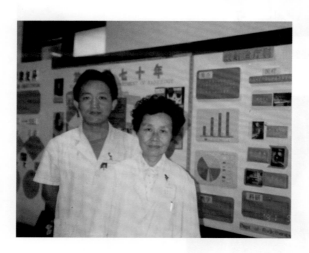

◀ 1987年，北京协和医学院建院70周年放疗科的展板，周觉初（右），张福泉（左）

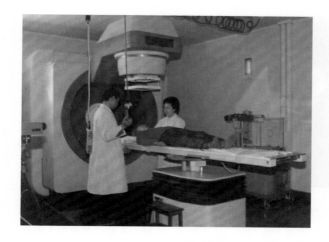

◀ 20世纪80年代，放疗科开展等中心技术照射垂体瘤，周觉初（右）为患者治疗

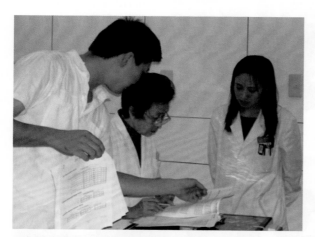

◀ 周觉初（左二）指导放疗科质控工作

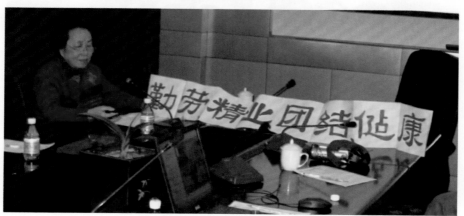

▲ 周觉初对放疗科年轻人的教诲

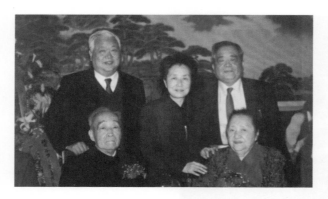

◀ 为谷铣之祝寿，前排左起：谷铣之、谷铣之夫人；后排左起：殷蔚伯、周觉初、李鼎九

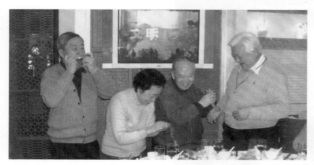

◀ 放疗科老教授们其乐融融，左起：谢寿炽（周觉初的先生）、周觉初、刘明远、殷蔚伯

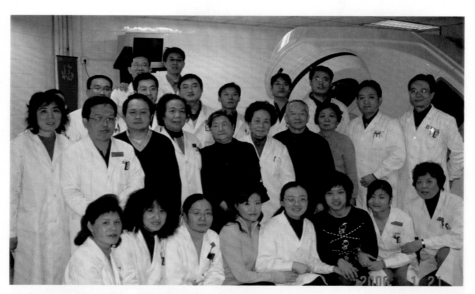

▲ 2006年春节，放疗科举行科室活动，何家琳（二排左四）、周觉初（二排左六）、张福泉（二排左九）、连欣（三排左四）

6 放射科

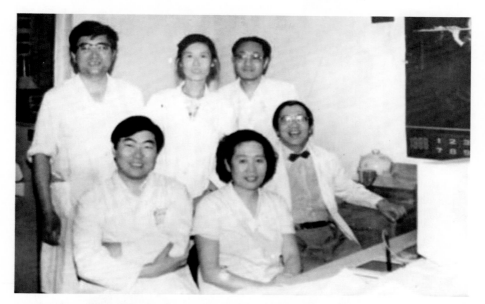

▲ 垂体MDT放射科主要成员（1986年），前排左起：张涛、邵式芬、张铁梁

7 麻醉科

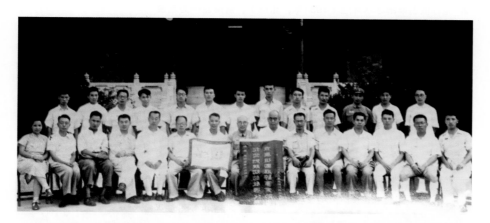

▲ 协和北医麻醉学习班毕业照（1953年，北京），前排左起：吴英恺（五）、谢荣
（七）、赵俊（十三）

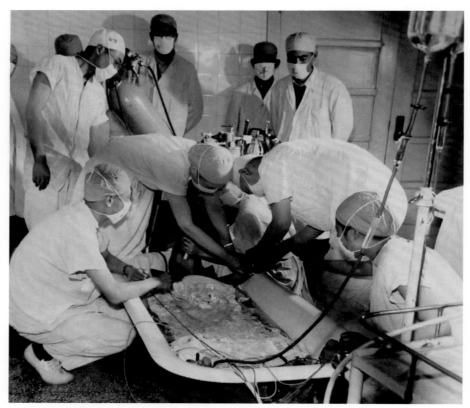

▲ 施行低温麻醉冰水降温（1954年，北京），前排左一为赵俊

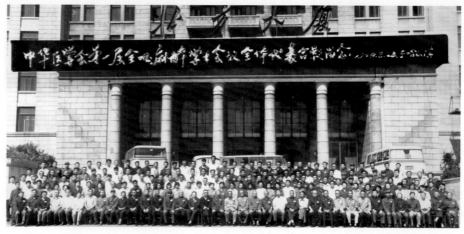

▲ 中华医学会第一届麻醉学术会议全体代表合影（1979年，哈尔滨），前排左起：赵俊（十二）、吴珏（二十）、刘俊杰（二十八）

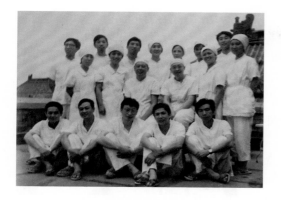

◀ 协和麻醉组合影（1982年，北京），赵俊（二排左三）、罗爱伦（三排左五）

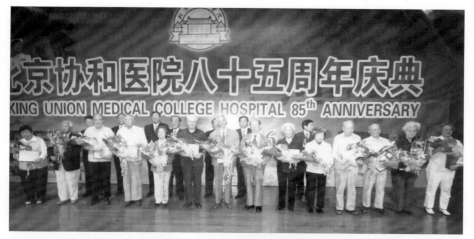

▲ 北京协和医院八十五周年庆典，协和医院首次"协和医院杰出贡献奖"颁奖典礼，与原卫生部领导合影（2006年，北京），赵俊（前排左四），连利娟（前排左九），王直中（前排左十二），史轶蘩（前排左十三）

8 计算机室

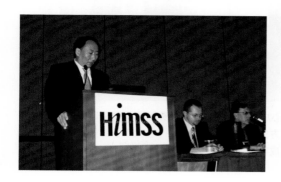

◀ 李包罗（左一）在美国卫生信息与管理系统学会（HIMSS）分组会上作学术报告

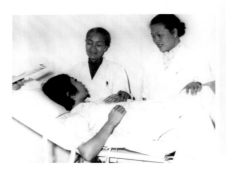

▲ 20世纪六七十年代，葛秦生（右）与林巧稚（左）一起查房

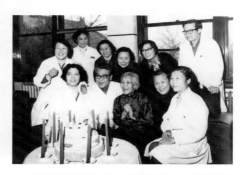

▲ 林巧稚80岁生日，葛秦生与妇产科医生一起向她献上祝福，前排左起：何翠华、宋鸿钊、林巧稚、葛秦生、连利娟；后排左起：诸葛淳（总支书记）、韩美龄、邓颜卿（秘书）、姜梅、唐敏一、郎景和

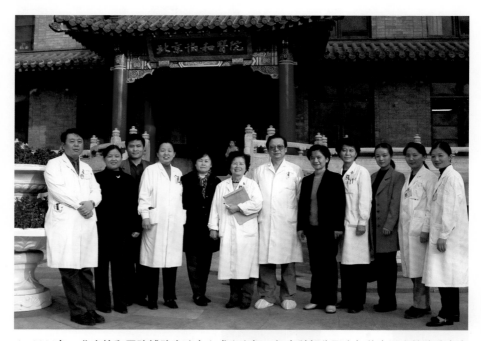

▲ 2001年，北京协和医院辅助生殖中心成立之初，妇产科部分医生与前来评审的外院专家在协和老楼前合影，郁琦（左一）、何方方（左四）、孙念怙（左六）、郎景和（左七）、徐苓（左九）、卜静怡（左十一）、邓成艳（左十二）

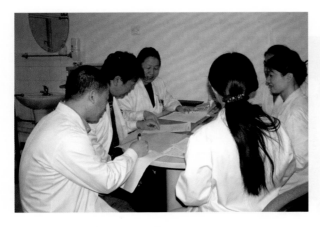

◄ 2003年，郁琦（左二）、何方方（左三）、邓成艳（右一）与生殖中心医生在进行辅助生殖的病例讨论

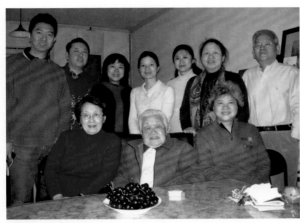

◄ 2008年春节，妇科内分泌专业组部分医生与骨科邱贵兴（后排右一）给葛秦生拜年，前排左起：张以文、葛秦生、林守清；后排左起：田秦杰、郁琦、陈蓉、邓成艳、张颖、何方方

10 核医学科

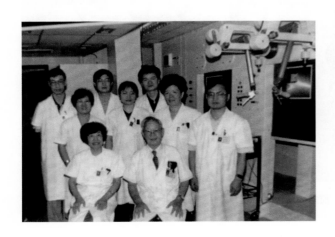

◄ 1998年，朱朝晖（三排左三）在协和PET中心"热室"前与王世真院士（前排左二）及同事合影

忆往昔——循老一辈协和人工作足迹

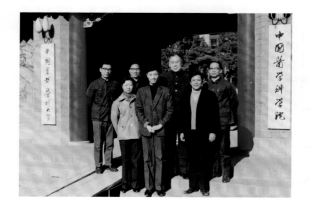

◀ 1985年，王维钧（后排左三）在中国医学科学院门前与年轻医生和进修医生合影，李冬晶（前排左一）、车柯（前排左二）、任祖渊（后排左二）、苏长保（后排左四）

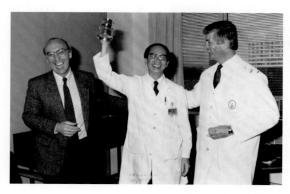

◀ 1987年，苏长保（中）在加拿大渥太华医院神经外科进修期间，荣获"最佳访问学者"

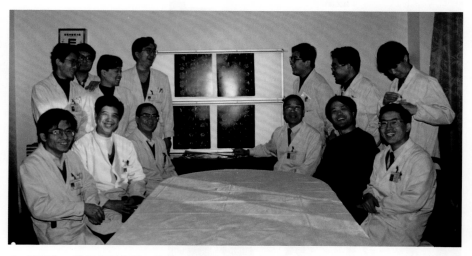

▲ 1995年，神经外科合影，前排：王任直（左二）、苏长保（左三）、任祖渊（右三），徐林（右二），杨义（右一）；后排左四为连伟

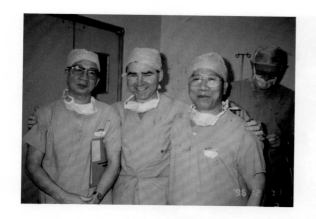

◀ 1996年，苏长保（左一）和任祖渊（左三）在英国皇家外科学院合影

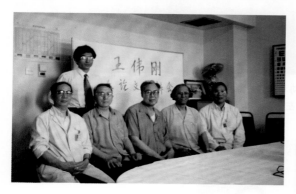

◀ 1996年，神经外科学生王伟刚的毕业答辩会，前排左起：苏长保、尹昭炎、王维钧、刘宗惠、任祖渊

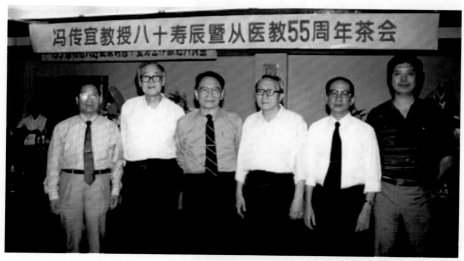

▲ 1998年，神经外科部分医生为冯传宜教授庆祝八十大寿，左起：任祖渊、王维钧、冯传宜、尹昭炎、苏长保、王任直

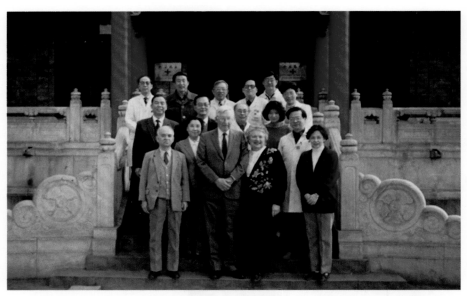

▲ 曾去加拿大渥太华医院进修的协和医院医生在老楼前合影，前排左一为吴之康，右一为罗爱伦；二排右一为郎景和；后排左一为苏长保，左二为任洪智，右三为邱贵兴

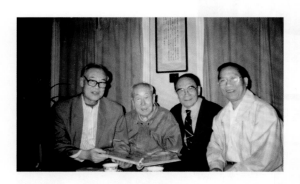

◀ 王维钧（左一）、冯传宜（左三）和任祖渊（左四）在吴英恺（左二）家中

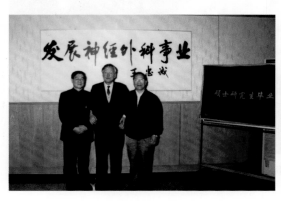

◀ 任祖渊（左三）与罗其中（左一）参加王忠诚（左二）学生答辩会

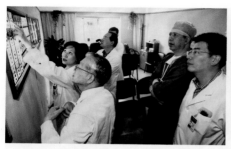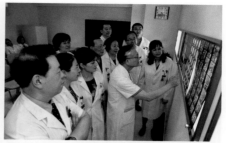

▲ 自1978年由史轶蘩组织成立的垂体协作组开始，多学科协作的模式延续至今，每周三下午的"协和医院垂体疾病疑难病会诊"已成为固定时间和地点的垂体MDT的重要表现形式之一。在会诊中，各科专家会展开深入、广泛的讨论，并且会邀请患者当面参与治疗方案制定

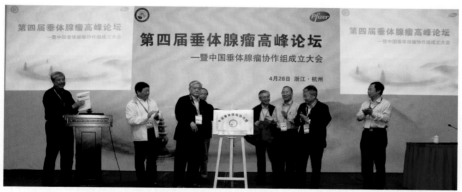

▲ 2012年，北京协和医院垂体瘤多科协作治疗中心携手国内多家医院专门从事垂体瘤临床和研究工作的专家学者，成立了中国垂体腺瘤协作组，将全国致力于垂体瘤工作的同仁聚集在一起。图为中国垂体腺瘤协作组成立仪式

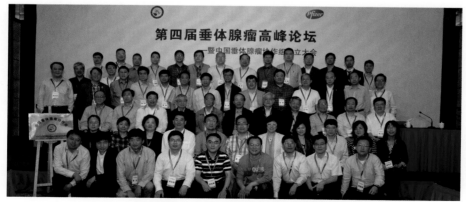

▲ 中国垂体腺瘤协作组成立合影（2012年，浙江杭州）

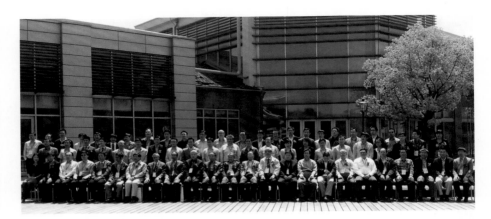

▲ 中国垂体腺瘤协作组成立周年会暨中国肢端肥大症诊治指南发布会合影（2013年，浙江杭州）

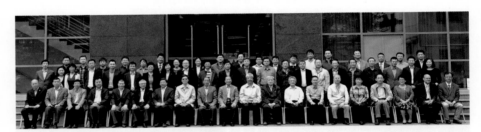

▲ 中国垂体腺瘤协作组成立两周年会暨湖北省神经系统疾病专业学术会议合影（2014年，湖北武汉）

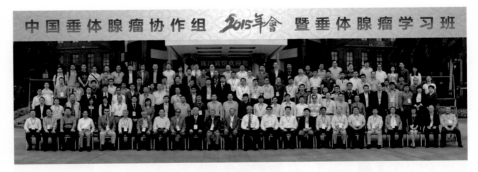

▲ 中国垂体腺瘤协作组2015年会暨垂体腺瘤学习班合影（广东广州）

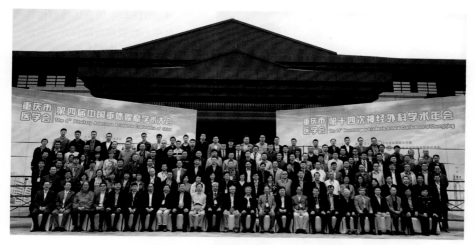

▲ 中国垂体腺瘤协作组2016年会合影（重庆）

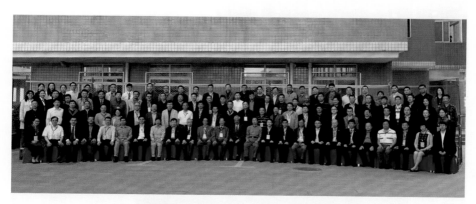

▲ 中国垂体腺瘤协作组2017年会合影（陕西西安）

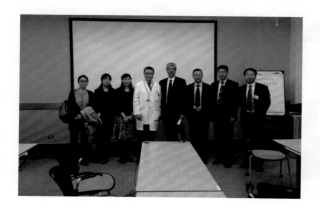

◀ 2013年，协和医院垂体MDT部分成员去西达-赛奈医学中心交流访问时合影

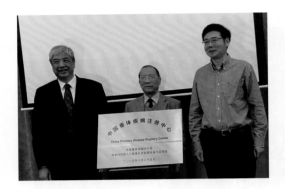

◀ 2015年中国垂体腺瘤协作组多中心数据库启动仪式，左起：王任直、任祖渊、王海军

看今朝——垂体MDT从协和走向全国

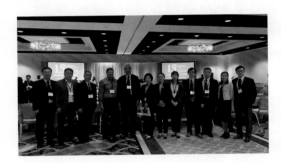

◀ 2017年，北京协和医院垂体MDT部分成员参加第15届国际垂体联合会年会，并与主席Shlomo Melmed（左四）合影

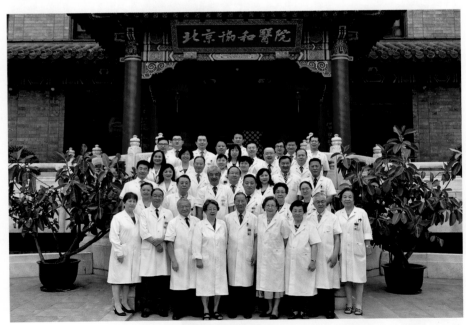

▲ 北京协和医院垂体MDT团队合影（2017年）

垂体与垂体疾病简介

一、垂体

垂体位于蝶鞍内,大小约为0.8 cm×0.8 cm×0.6 cm,平均质量为750 mg(男性:350~700 mg,女性:450~900 mg)。垂体具有复杂而重要的内分泌功能,由腺垂体和神经垂体两部分构成,腺垂体由外胚层的拉克氏(Rathke's)囊分化而来,神经垂体来自前脑底部的神经外胚层。腺垂体可分为远侧部、中间部和结节部;神经垂体由神经部和漏斗部组成,漏斗上部连于正中隆起,下部为漏斗。腺垂体的结节部包绕漏斗,共同构成垂体柄。垂体及垂体柄与下丘脑有密切的联系。神经垂体与下丘脑直接相连,因此两者是结构和功能的统一体。神经垂体主要由无髓神经纤维和神经胶质细胞组成,并含有较丰富的窦状毛细血管和少量网状纤维。下丘脑前区的两个神经核团称视上核和室旁核,核团内含有大型神经内分泌细胞,其轴突经漏斗直抵神经部,是神经部无髓神经纤维的主要来源。垂体各部分都有独自的任务。腺垂体细胞分泌的激素主要有7种,它们分别为生长激素、催乳素、促甲状腺激素、促性腺激素(黄体生成素和卵泡刺激素)、促肾上腺皮质激素和黑色细胞刺激素。神经垂体本身不会制造激素,而是起一个仓库的作用。下丘脑的视上核和室旁核制造的抗利尿激素和催产素,通过下丘脑与垂体之间的神经纤维被送到神经垂体贮存起来,当身体需要时就释放到血液中。

二、垂体腺瘤

1. 垂体腺瘤分类

垂体腺瘤是来源于垂体前叶细胞(腺垂体细胞)的颅内常见良性肿瘤,约占中枢神经系统肿瘤的20%,人群发病率为12:100 000~15:100 000。垂体腺瘤的分类有多种,临床上常用的分类方法:①根据肿瘤的大小分类,分为垂体微腺瘤(最大直径≤1 cm)、垂体大腺瘤(最大直径1~4 cm)、垂体巨大腺瘤(最大直径>4 cm);②根据肿瘤细胞的生长方式分类,分为侵袭性垂体腺瘤和非侵袭性垂体腺瘤;③根据肿瘤细胞的分泌活性分类,分为功能性(分泌性)垂体腺瘤和无功能性(无分泌性)垂体腺瘤两大类,其中功能性垂体腺瘤包括垂体泌乳素(PRL)腺瘤、垂体生长激素(GH)腺瘤、垂体促肾上腺皮质激素(ACTH)腺瘤、垂体促甲状腺激素(TSH)腺瘤、促性腺激素(FSH、LH)

腺瘤等，无功能性垂体腺瘤包括大嗜酸性细胞腺瘤和裸细胞腺瘤等。

2. 垂体腺瘤的临床表现

垂体腺瘤通常表现为以下3组临床症状中的一个或多个：

（1）垂体激素分泌过多导致的垂体功能亢进，如泌乳素增高出现继发性闭经——闭经泌乳综合征，生长激素过高引起巨人症或肢端肥大症，促肾上腺皮质激素过高表现为库欣综合征，促甲状腺激素的过度增高导致继发性甲状腺功能亢进等。由于70%左右的垂体腺瘤是激素分泌性腺瘤，因此激素高分泌状态是临床上常见的表现形式。

（2）垂体激素分泌不足导致的垂体功能低下，这是由于在肿瘤生长过程中正常垂体组织受到破坏及影响所致。有时垂体柄及下丘脑受到影响也会出现垂体功能低下表现。通常急性压迫对垂体功能影响不大，但随着时间的延长，垂体前叶功能会逐渐下降。不同的垂体—靶腺轴对肿瘤的影响表现出不同的耐受性，如促性腺激素细胞最敏感，常常最先受累，然后是促甲状腺激素细胞和促生长激素细胞，最终促肾上腺皮质激素细胞也会受累，临床上出现相应的靶腺功能低下表现。

（3）与垂体腺瘤占位效应相关的症状。头痛是常见的早期症状，主要是因为肿瘤生长对鞍膈的牵拉所致，而鞍膈的支配神经为三叉神经第一支。垂体腺瘤常见的体征是视力视野障碍，这是肿瘤向蝶鞍上方生长，压迫视神经视交叉的结果。尽管也会出现其他形式的视觉障碍，但双颞侧偏盲是最常见的。颞侧上象限通常最先受累，其次为颞侧下象限。可以出现交叉盲、单眼盲、视敏度受损、中心性瞳孔盲、视乳头水肿、视神经萎缩及全盲等。视觉受损的原因主要是机械性压迫及肿瘤引起的视神经视交叉局部缺血。肿瘤持续向蝶鞍上方生长时可以影响下丘脑，并出现一系列植物神经功能紊乱症状，如嗜睡，易激惹性，以及饮食、行为、情感方面的障碍，也可以出现水、电解质紊乱。下丘脑中部受累时可能损害下丘脑促垂体区神经核团，影响下丘脑促垂体激素的释放，在下丘脑水平导致垂体功能低下。部分垂体腺瘤向第三脑室、室间孔方向生长，如果阻塞室间孔可以导致梗阻性脑积水。肿瘤向侧方生长侵袭海绵窦者在垂体腺瘤中并不少见，这类患者如果出现上睑下垂、面部疼痛、复视等症状体征时，提示海绵窦内相应的颅神经受累。肿瘤向侧方生长时还可压迫和刺激颞叶，导致癫痫发作。一些垂体腺瘤可能侵犯颅内更大范围，包括颅前窝、颅中窝、颅后窝，产生相应的神经病学症状和体征。

3. 垂体腺瘤的检查方法

垂体腺瘤的检查手段主要包括：①内分泌学检查。测定垂体及其靶腺在基础和刺激（抑制）状态下的分泌功能及激素水平，通过明确激素分泌水平，可以提供各垂体—靶腺轴是否完整的基本信息。此后，再行进一步的刺激、抑制、动态及特殊的垂体功能检查来精确判定特定垂体—靶腺轴的病变程度。②影像学检查。最初是应用头颅X线平片或体层X线片检查，后来使用头颅CT检查，现在则通过高分辨率的增强MRI来进行检测。增强MRI可以发现70%以上的垂体微腺瘤，包括那些直径小到仅为3 mm的肿瘤。对于垂体大腺瘤来说，MRI能够确定肿瘤与周围神经、血管结构的关系，包括颈动脉的位置、视神经视交叉的形态、肿瘤向鞍上及鞍旁的延伸程度等。

4. 垂体腺瘤的治疗

（1）手术治疗。应用微创外科技术手术切除肿瘤是治疗垂体腺瘤的主要方法。根据手术入路的不同可以分为：①经蝶窦入路肿瘤切除术。约95%的患者可以通过此入路完成手术，是目前最常用的手术方式。与传统经颅入路手术相比，经蝶窦入路手术除了可以彻底切除肿瘤外，还具有明显降低术中对脑组织、颅神经和血管的损伤，耗时短，不影响外貌，患者容易接受以及并发症少、病死率低等优点。对于向鞍外侵袭性生长的肿瘤来说，可以采用改良和扩大经蝶窦入路方法切除，效果颇佳。神经内镜下经蝶窦入路切除垂体腺瘤具有微创、并发症少、患者恢复快等优点，近年来发展较快。②经颅入路肿瘤切除术。临床上常用的是经额下入路和经翼点入路。优点是术中肿瘤及周围结构显露清楚，缺点是完全切除肿瘤困难，而且与经蝶窦入路手术相比，并发症发生率及病死率相对较高，患者难以接受。对于那些肿瘤质地硬韧、血运丰富或呈哑铃状生长的垂体腺瘤以及鞍外扩展明显的巨大垂体腺瘤常常需要经颅入路手术治疗。具体手术入路和手术技术的选择，应根据患者具体情况和手术医生经验来确定。

（2）放射治疗。由于放射治疗需要避开视神经视交叉，起效较慢而且常常会引起垂体功能低下，所以目前主要是作为垂体腺瘤的辅助治疗手段，用于那些手术治疗后激素仍未达到正常水平或仍有肿瘤残余的患者，主要目的是抑制肿瘤细胞生长，同时减少分泌性肿瘤激素的分泌。有时放射治疗也可以作为首选治疗，主要用于那些有明显手术禁忌证或拒绝手术治疗的患者。

（3）药物治疗。对于垂体泌乳素（PRL）腺瘤患者来说，可以首选多巴胺受体激动药——溴隐亭治疗。新型多巴胺激动药，如培高利特（Pergolide）、卡麦角林（Cabergoline）等药物不但可以将血PRL降至正常水平，还可以抑制肿瘤细胞生长，其总体疗效优于手术治疗。长效生长抑素激动药奥曲肽等在用药期间可以有效治疗垂体生长激素（GH）腺瘤，对垂体TSH腺瘤也有一定疗效，可以降低血GH和TSH水平并使肿瘤缩小。对垂体促肾上腺皮质激素（ACTH）腺瘤的药物治疗可采用美拉替酮（甲吡酮）、双氯苯二氯乙烷（米托坦）、氨鲁米特（氨基导眠能）、氨基苯乙哌啶酮和酮康唑等，可以抑制皮质类固醇的合成，使症状得以缓解，但疗效不佳，临床上尚未推广使用。

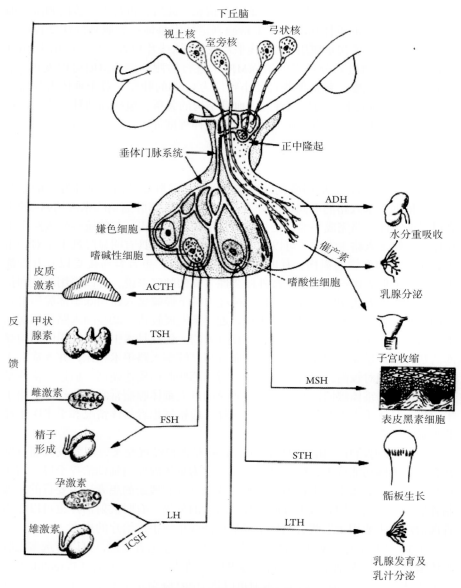

視上核 室旁核 弓状核

下丘脑

垂体门脉系统

正中隆起

ADH

水分重吸收

嫌色细胞

嗜碱性细胞

催产素

乳腺分泌

嗜酸性细胞

皮质激素

ACTH

甲状腺素

TSH

反馈

雌激素

FSH

精子形成

子宫收缩

MSH

表皮黑素细胞

孕激素

STH

骺板生长

雄激素

LH

LTH

ICSH

乳腺发育及乳汁分泌

▲ 下丘脑—垂体—靶腺功能示意图

姚勇　包新杰　刘小海
北京协和医院神经外科

目　录

第二部分　同行视角

第三部分　患者心声

后记：少留遗憾，果断且勇敢地前行

第一部分
我们的历程

1

内分泌科

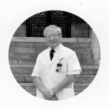

陆召麟

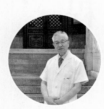

金自孟

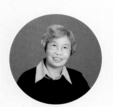

邓洁英

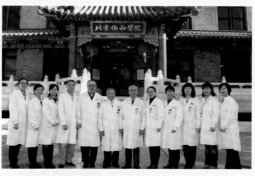

内分泌团队

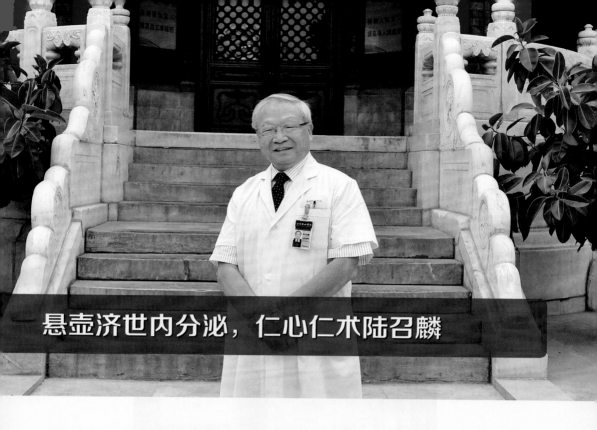

悬壶济世内分泌，仁心仁术陆召麟

陆召麟，主任医师、教授。1963年毕业于上海第一医学院（现复旦大学上海医学院）医疗系。1962年9月—1963年8月在北京协和医院实习。毕业后一直在北京协和医院内科和内分泌科工作。曾赴英国（1974年1月—1975年8月）和加拿大（1980年9月—1982年12月）进修内分泌基础和临床。历任住院医师、主治医师、副主任医师，于1990年晋升主任医师、教授。从事内分泌学的医疗、教学和研究工作40余年，重点研究方向是垂体—肾上腺疾病。作为硕士研究生和博士研究生导师，培养了多名医学硕士和医学博士。发表学术论文120余篇，参与撰写了10余本专业相关书籍，共同主编全国研究生教材《内分泌内科学》。陆召麟曾任北京协和医院院长和中国协和医科大学副校长，中华医学会三届常务理事，北京医学会副会长，中华医学会内分泌学会肾上腺学组组长，中国老科学技术工作者协会理事。2012年获北京协和医院"杰出贡献奖"，2013年获中华医学会内分泌学分会授予的"终身成就奖"。

前言

传闻东汉一位名医，为纪念传授自己医技的老翁，特将"药葫芦"悬挂于药铺外作为行医的标志，"悬壶济世"也因此成为了治病救人的代名词。

如今，悬壶做法已不再，医者仁心却永传。

1963年毕业于上海第一医学院医疗系的陆召麟教授，将自己从医近60年的时光，悉数奉献给了北京协和医院内分泌科，是协和内分泌科乃至我国内分泌学科发展壮大的见证人之一。

后辈们常常亲切地称陆召麟教授为"陆老"。

在北京协和医院老楼6号楼的2层，有个"专家巷"（图1-1）。推开那扇有着年代印记的大门，可以看到一条不长的走廊，走廊两边办公室的主人是协和医院部分享有盛名的退休老专家。

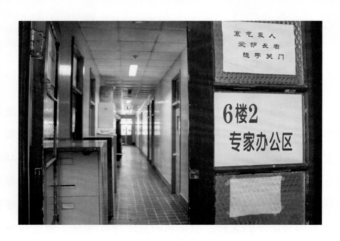

图1-1　北京协和医院的"专家巷"

陆老早早地就等在办公室里了。"我今天没准备其他事情，就专门空出时间跟你们聊聊协和内分泌。"

陆老的办公桌上，放着两本书，一本是我国内分泌学界首位院士、内分泌科老主任史轶蘩教授（1928—2013）主编的《协和内分泌和代谢学》；另一本是陆老1974年于英国求学期间所购的 *Methods of Hormone Radioimmunoassay*（《激素放射免疫学测定法》）（图1-2）。其中，前者是集内分泌代谢病的基础和临床、普遍规律和协和经验于一体的经典之作，已成为国内许多内分泌专科医生案头必备参考书。

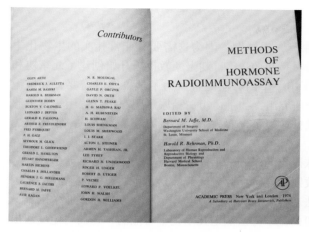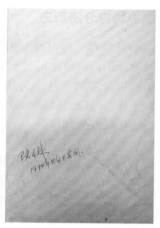

图1-2　陆老1974年于英国求学期间所购的*Methods of Hormone Radioimmunoassay*内页

　　陆老曾先后两次出国留学。"那时出国学习跟现在还是很不一样的，带回来的一些先进技术和产品，很多都是国内眼巴巴等着治病救人的关键东西，甚至会直接影响整个学科的发展。"

　　陆老作为主要研究者之一参加的"激素分泌性垂体瘤的临床及基础研究"项目，分别荣获国家级和卫生部级科学技术进步一等奖。同时，他还曾于1986年至1999年先后任北京协和医院的副院长和院长。"担任医院行政职务期间，您还兼着临床工作么？""当然，医生不能脱离临床。"

　　采访最后，我们征求陆老意见能否录一段视频，请他说说对未来协和内分泌科还有年轻一辈的期望。他欣然答应："协和精神的发扬光大，需要靠一代又一代后辈的薪火传承。"（图1-3）

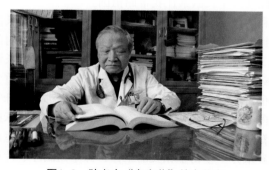

图1-3　陆老在"专家巷"的办公室

以下为陆老的口述。

谈协和内分泌历史

很多人觉得内分泌很深奥，不好做，因为这需要有非常扎实的生物化学基础。国内内分泌科起步最早是在1958年，刘士豪教授等开始创建了北京协和医院内分泌科，这也是我国第一个内分泌专科。为了学科发展需要，20世纪70年代，内分泌科分成多个研究组，如垂体组、糖尿病组、甲状腺组、肾上腺组、代谢性骨病组等，史轶蘩教授负责起一个几乎没有起步的组——垂体组，我负责肾上腺组。

激素测定是内分泌临床研究的基础。垂体组重点抓的第一件事就是建立方法学。20世纪60年代初，放射免疫法在西方兴起。1974年初，医院派我去英国学习激素的放射免疫测定法。当时在国内，激素测定在技术层面上非常困难，因为激素含量很低，用一般的化学方法测定几乎是不可能的。在放射免疫法出现之前，国内医生在临床上只能靠临床表现和一般化验结果来诊断内分泌疾病，如肢端肥大症患者一般有高颧骨、高眉弓、容貌变丑、高血压、高血糖等临床表现。

放射免疫测定法将放射学的灵敏度与免疫学的特异性结合，能简便准确地实现激素微量定量，同时又灵敏可靠，被称为"革命性的进步"。其创立者——美国免疫学家耶洛，也因此荣获了1977年诺贝尔生理学或医学奖。

我们都知道，现在用放射免疫法测定激素比较容易，因为有现成的试剂盒。那时我们什么也没有，需要自己纯化抗原、制备抗体、做标记化合物。我到了英国之后，学习了垂体激素放射免疫测定的全过程，包括抗原的制备——人垂体激素的提取和纯化，免疫动物得到特异性高、灵敏度好的抗体，制备高质量的同位素^{125}I标记抗原。我的英国导师、来自英国伦敦大学圣·巴塞洛缪医学院内分泌学系的迈克尔·贝塞尔教授很友好，为我提供了很好的学习条件。我不仅学理论，还参与每一步实验操作。在学成回国时，导师还赠予我该实验室制备的高纯度人生长激素让我带回祖国。

回国后，我和内分泌科邓洁英教授等一起着手建立人生长激素放射免疫测定法，从制备生长激素抗体、自己做标记做起，花了一年多时间终于将方法建立起来，并于第二年开始用于临床。这也是国内第一次将生长激素放射免疫测定法建立起来，对于后来垂体生长激素瘤临床和科研打下了重要的基础。

内分泌科有个特点——疾病的诊断、治疗和科研都离不开实验室。北京协和医院内分泌科多年来一直在默默践行着临床—实验室—临床的特色和精髓。协和内分泌科有专门的实验室，有专门的技术人员开展实验室研究。不仅是激素测定，还有很多跟分子生物学相关的工作，像基因测序、片段的敲除等，都有专人在做。

垂体瘤研究的第一步就是功能试验，包括兴奋试验和抑制试验。现在协和医院所采用的功能试验的正常参考值往往跟一些试剂盒上标注的不一样，因为试剂盒上那些多是根据国外的正常人试验数据得出，协和的则是在国内约100个正常人身上测定得出，而这些正常人，大部分都是协和自己的职工和亲属。

正是在这些协和人"严谨、求精、勤奋、奉献"等精神的指引下，协和内分泌科在国内率先建立了10种垂体激素的11种测定方法以及11种下丘脑—垂体—靶腺的功能试验，使垂体疾病诊断进入定量评价阶段，为临床诊治提供了可靠的基础。

谈协和内分泌特色

这些年来，协和医院与垂体疾病相关的多个科室建立了紧密的联系，积累了很多宝贵经验，我觉得这是非常值得跟大家分享一下的。

例如，史轶蘩院士的团队在使用生长抑素类似物治疗垂体生长激素瘤的过程中，注意到了胆石症患者明显增加，当时这种现象在全世界范围内还未曾报道过。之后大家进行了深入的实验设计和系列临床研究，得出结论：奥曲肽可使胆石症的发生增加，对于肢端肥大症患者，在长期使用奥曲肽治疗的过程中，建议监测其胆囊功能。

另外，眼科专门从事视野学研究的劳远琇教授曾经发现，不仅垂体大腺瘤会压迫视交叉，出现颞侧偏盲。垂体微腺瘤也会影响视交叉血运，出现颞侧偏盲。

特别值得一提的是，协和医院这些年来在库欣综合征的诊断及不同病因的鉴别诊断方面，也开展了大量研究和工作，在国内可以说开展得最早，现在发展得也比较完善。

在协和内分泌科住院的库欣综合征患者所占的病床数接近于全科病床总数的1/3，这在其他医院是难以想象的。这本来是一种罕见病，到了北京协和医院就变成内分泌科的常见病了。病因不同，治疗方法可以完全不同，所以病因鉴别很重要。最难鉴别的是垂体促肾上腺皮质激素（ACTH）腺瘤和异位ACTH综合征，有时候即使临床上高度怀疑为异位ACTH分泌瘤，也很难找到肿瘤。经过内分泌科和放射科的共同努力，我们在国内最早建立了双侧岩下窦静脉取血（BIPSS）+去氨加压素（DDAVP）刺激试验，这是目前鉴别两者的最佳选择。另外，有的垂体ACTH微腺瘤的手术治疗也是国际性难题。我院神经外科经过长期努力，积累了非常丰富的经验，跻身于国际先进水平。

这些年来，内分泌科一直严格按照指南或者共识来进行库欣综合征的鉴别诊断，对每个环节、每个细节都严格把控。而且，在国内最早开展岩下窦静脉取血的整个过程，体现了内分泌科、放射科、检验科等多个科室的密切协作。同时，协和内分泌科还担负着患者术后复发评估的重要工作。通过手术后ACTH和皮质醇测定值与术前的对比，可以评估患者术后复发率。

可以说，虽然库欣综合征的治疗手段主要是手术，但手术前的明确诊断、具体病因的判断、病变部位的确定、术后复发评估等大量工作，都是由内分泌科完成的。协和医院在这类疾病诊断和治疗方面的丰富经验，也正是基于协和医院各个科室的强有力配合、坚持医疗第一的原则下才能实现的。由内分泌科、神经外科、放射科、放射治疗科、麻醉科、检验科等参加的垂体MDT在医院的领导和支持下越办越好。

谈协和内分泌未来

协和医院一向以严格著称，内分泌科更是严上加严，病例报告中只要出现一个错别字就会被要求重写，每位医生做病例汇报时都是要求把病历摘要完整背下来的。可是，回想一下，越是严格的环境，就越是能培养出严谨、求实、坚强的品格来。

现在的年轻一代，无论是外部大环境还是科室硬件软件配备，都比我们那个时候要好很多了。我们那时条件有限，连听诊器都是乳胶管制成的，到了夏天会软化。那时血尿便三大常规检查都是实习住院医生自己亲自做，包括每例患者的复查，也都是医生自己在严密观察着。可即便是在那样艰苦的条件下，大家也时刻没忘记思考和钻研，对未知领域永远保持着探索的精神。

有时，我们常常感叹医学上还有很多"无奈"。记得有位来自江西的女孩儿，不到30岁，得了垂体腺瘤，当时是神经外科给她做的手术。但奇怪的是，这例患者后来经常复发，而且复发得越来越频繁。最后，发生了垂体瘤颅内转移，确诊为垂体ACTH癌。临床上，垂体ACTH癌非常罕见，而且病理学细胞形态上与垂体腺瘤基本没有差异，无法早期明确诊断，只有发生转移后才能确诊。当今医学进入高速发展的时代，但仍有这样的"无奈"有待年轻一代在未来的研究和工作中去发现、解决。

协和医院的特色是病种多、患者数量也多，全国的很多疑难病例都集中到这里来了。希望年轻一代，能利用这样得天独厚的条件，开展深入的临床研究，这对于协和内分泌科甚至是整个内分泌学科的发展都将会有很大帮助。出国学习的时候，别只顾着闷头做基础研究，多看看国外临床上都在做着什么，一定要多跟着出出门诊，因为很多问题都是藏在临床中的。

老一辈协和内分泌人为了学科的发展进步，付出了很多鲜为人知的努力。希望未来在你们的努力下，让协和内分泌精神在国内甚至国际上发扬光大，占据应有的一席之地。

后辈眼中的陆老

在北京协和医院众多年轻医生的眼中，陆老给人的感觉就是如沐春风，总是那么温和。查房的时候，年轻医生有时难免会犯错。与大部分人的严厉批评不同，陆老的处理方式常常是告诉对方："这次错了要注意改，下次可不能再错，患者会遭殃的。"虽然态度是温和的，但语气却是严厉的，会让大家印象非常深刻。

　　现在陆老因为身体原因，只是在周二上午专家查房和专家门诊时才会来医院。但无论何时大家遇到问题找他探讨，他从来都不会拒绝，总是尽可能地认真回答。另外，特别值得后辈学习的是，每次开会陆老都会非常认真、严谨地对待。即便是作为大会主席，或者是某一专场的主持，他也会预先要来相关讲者的资料、PPT摘要，对于每个学术领域都提前了解，遇到自己不懂的还要查资料，做好充分的准备。

　　这些细节，也正是协和医院内分泌科后辈们要学习、传承下去的重要精神所在。

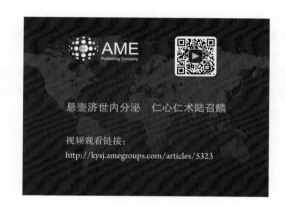

悬壶济世内分泌　　仁心仁术陆召麟

视频观看链接：
http://kysj.amegroups.com/articles/5323

采访编辑：廖莉莉、张晗，AME Publishing Company
成文编辑：廖莉莉，AME Publishing Company

点评

作为中国内分泌肾上腺疾病专家和垂体促肾上腺皮质激素腺瘤（库欣病）专家，再多的溢美之词放在他身上都不为过。他是内分泌学科中较早专门从事肾上腺疾病研究的学者，又是与史轶蘩教授等一道最早在中国建立垂体激素检测方法和标准值的专家，这些研究结果对推动协和医院乃至整个中国垂体疾病临床诊治以及科学研究的工作起着至关重要的作用，是名副其实的中国垂体疾病研究的奠基人之一。尽管陆召麟教授已经年逾八旬，但每周都会有众多患者从全国四面八方慕名来请他会诊，包括我们神经外科医生在遇到难题时，也愿意咨询他的意见和建议后，才决定是否给予手术治疗。本文篇幅虽然不长，但也还是看出陆召麟教授这一辈人的不懈努力和追求，从一个侧面反映了所谓的"协和精神"，这些都值得我们后辈人去体会，去学习。

作为系列报道的第一弹，陆召麟教授当之无愧，也希望后续报道会给大家完整展示北京协和医院垂体MDT 40年来走过的风风雨雨和取得的一些成绩，敬请批评指导。谢谢大家！

——王任直

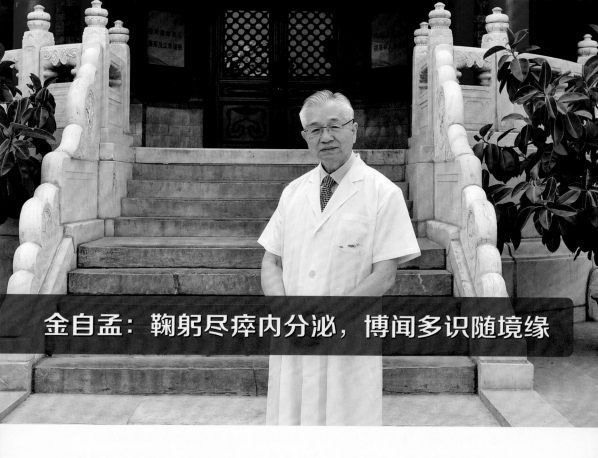

金自孟：鞠躬尽瘁内分泌，博闻多识随境缘

金自孟，主任医师，教授，1941年出生，1965年毕业于上海第一医学院，从事内分泌疾病的诊断、治疗、教学和临床研究工作50余年，具有非常丰富的临床经验。曾任北京协和医院内分泌科主任，现为中国垂体腺瘤协作组名誉顾问。在多年的临床工作中，积累了丰富的内分泌疾病的诊疗经验，尤其擅长垂体疾病和生长发育障碍等的诊治。在全国开展垂体瘤规范化治疗工作中做了大量的前期基础工作，也是我国最早开展药物治疗垂体瘤、生长激素治疗各类矮小症的专家之一。参加了多项内分泌药物治疗的临床药理研究，参加"激素分泌性垂体瘤的临床及基础研究"项目并荣获国家科学技术进步一等奖。2015年获北京协和医院"杰出贡献奖"，2016年12月获科技部"全国科普工作先进工作者"称号。

印象金老

笔者丝毫不想掩饰对金自孟教授由衷的敬佩。

内分泌实验室。

"迁安啊，你们那里的铁矿石含铁量低，要粉碎烧结后成才能炼铁，之前从迁安到遵化办了好多小铁矿，但因为里面石头多，能源耗费太大，环境污染严重。现在钢铁厂一般都建在海边，用进口精矿粉、电脑控制的自动化生产线，出来就是线材板材成品。"

"在仍健在的人中，我是和我国首位内分泌院士、协和医院垂体疾病协作组发起人史轶蘩教授共事时间比较长的人之一。我记得史医生是1981年1月7日去美国进修的，那天是中美建交后直航的第一架航班通航的日子，她当时坐的就是那架航班。"

门诊。

"你是襄汾县的啊，过去说金襄陵银太平，你们那里过去农耕发达，县域面积是1 020平方公里。"

"一般这个比例书上说是16%，也就是6个里面有1个。这样理解了吧？"

"这孩子从2009年8岁多的时候第一次来，到今年已经8年了，随诊了至少14次，眼看着从小娃娃长到今年要上大学了。他可能是我们第一个没有手术而用药物控制使垂体瘤消失的巨人症患者。上次复查时生长激素是1.63 ng/mL，这次是1.71 ng/mL。这几年IGF-1（注：评估疾病活动性的指标）水平都正常。"

对金老的采访，也创下了笔者从业以来的多个记录——面对面专访时间长达5个半小时；跟访门诊从上午8点一直持续到下午3点，时长7个小时，期间金老滴水未进，共看了15位患者；笔者离开时，金老已经无缝衔接地开始了下午的咨询门诊，依然精神矍铄、思路清晰；仅采访录音文字整理稿就多达54页（图1-4）。

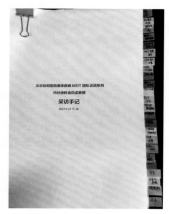

图1-4　笔者采访手记

金老是谁？

"一部行走的'百科全书'"

> 随心、随境、随缘，说易行难。
> 然而，年过古稀的金老做到了。

境远不求——顺其自然

随缘，就是凡事不妄求于前。

1965年毕业于上海第一医学院的金老，是当年全年级309人中第4位被分配的毕业生。当时，毕业教育"三个面向"，即面向农村、面向工矿、面向边疆，做好了去边疆准备的金老，没想到自己幸运地受到北京协和医院的青睐。"老师跟我聊了20分钟，告诉我分配到了北京协和医院工作。"

忆起那段难忘的时光，金老仍难掩心中的激动，模仿起当年老师做的"嘘"的动作："还没有正式公布，可不要张扬。"

从办公室走出来的金老，感到满面荣光。北京，那可是毛主席的地方。原本心中遥不可及的协和医院，竟然向自己抛来了橄榄枝。"你们可能不能理解当时协和医院对于我们的意义。那时有个说法，一个医生不知道协和医院就像一个共产党员不知道马克思一样。"

本来还以为这是秘密，结果不到半小时，300多名学生就都知道了。"好消息传遍了全校。大家把我们宿舍门口挤得水泄不通，纷纷向我表示祝贺。"金老笑着说。

喜欢"动手"的金老，原本填的志愿是外科、眼科和皮肤科。之所以选择皮肤科，是因为"大跃进"年代教学改革，提早进入临床的他，在上海华山医院（现复旦大学附属华山医院）呆了近4年，彼时华山医院皮肤科有百余张床位，在全国影响力颇大。"科里有位韩老师特别喜欢我，曾当面跟我说，'要不是满分是100分，我都想给你105分'。"

"结果最后，三个一个都没中，竟然来到了内分泌。"

不躁进、精修炼，构成了金老的第一重境界——境远不求。

这也是刚来到协和医院内分泌科时金老心情的真实写照。那时内分泌科规模不大，甚至整个协和医院一共也就1 000多人，仅仅是现在规模的1/6。而且正赶上"文革"，外地患者数量剧增。金老成了科里最年轻的医生，来了以后就一头扎进了病房。

"那时住院医生一般轮转病房一轮的时间也就是3~6个月，而我在病房一呆就是18个月。幸运的是，来到病房，我第一个接触到的老师就是曾任中华医学会副会长、内科学会主任委员的方圻医生——一位受人尊敬的医学大家。"

　　金老回忆，方医生教会他的并不是某一例患者如何治疗，而是跟患者打交道的方式和临床思维方式。有了这样一位"上级医生"的指导和帮助，即使是每天在病房只能睡上两三个小时，经常5点就起床去给患者抽血，金老也一点没觉得辛苦。

　　"也是在那个时候，我深刻意识到，内分泌是研究体内激素的一门科学，一是一，二是二，都是要用实验室证据来说话的。当时全中国也就协和医院内分泌科有自己的实验室，我很幸运，成为了这里的一员。"（图1-5）

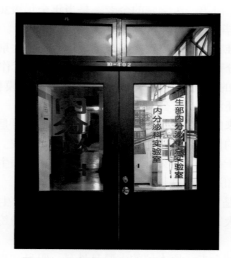

图1-5　北京协和医院内分泌科实验室

　　既来之，则安之，一切顺其自然。

境来不拒——得之淡然

　　以"入世"的态度耕耘，以"出世"的态度收获，亦为随缘。

　　说起金老，所有人的评价都类似——上知天文，下知地理，通晓古今，博闻多识。

　　对此，金老的回答是："都是自己学习和经历的，自然记得住。"金老说自己青少年时代博览群书，尤其喜爱读报。"我那时天天读书读报，中国哪个地方建了工厂、产量多少、车床多高，至今都清楚记得，所以我和各行各业的人都能聊天。协和医院从院长书记到打扫卫生看大门的，都认识我。"

这也使得金老成为我国垂体疾病诊治中的"协和名片"。在金老门诊，经常会遇到已就诊10年甚至更久的老患者。他们进门的第一句话常是："金老，想您啦，又来啦。"这种亦医亦友的关系，金老颇为重视。"有时，看病是其次，得先'套近乎'。这也是为什么我看病时会先跟患者聊家乡，再慢慢建立起彼此的信任。"

金老说，科里的护士长特别喜欢他。因为一旦有哪位患者闹情绪了，第一个想到求助的就是他。有的患者是农村来的，以为来了协和医院花了钱病就能治好了，结果只是做了检查、确诊而已，患者一下子就恼了。

对此，金老提醒，在患者情绪不稳定的情况下，依从性根本无从说起，缓和情绪是第一要务。"听你口音是湖南老乡吧？今年你家那边的那条河怎么样，没涨大水吧？"一般患者听到这，都会误以为他是半个老乡，立刻觉得亲近了许多。

等对方情绪稳定了，金老这才耐心解释："老乡你这个病查出来是可以手术的，80%一次手术把肿瘤切掉就好了。不像糖尿病、高血压这样的慢性病，一辈子都离不开药。你看你这个一次手术就解决了，多好。"

"我这个本领不是谁都会的，经常别人劝都不听，我一劝就好。"说到这，金老不自觉地露出了点小傲娇。

在金老这里，与患者之间自然的亲近，已成为医患之间的常态。

一位女性泌乳素瘤患者，从24岁第一次来看金老门诊起，中间历经怀孕、流产、再孕、生育、停经等系列过程，到今年60岁，一直在金老的指导下用药治疗。"我这里这样的患者有很多，我见证了她们从女孩到母亲甚至到外婆的整个历程。这样的医患缘分很难得。"

尽人事，但行好事，构成了金老的第二重境界——境来不拒。

1992年，"激素分泌性垂体瘤的临床及基础研究"荣获国家科学技术进步一等奖。这是协和医院垂体疾病研究者必谈及的一个重大事件，金老也不例外。作为当年参评时的亲历者，金老至今提起仍然激动不已。"中华人民共和国成立60多年来，整个内分泌领域得过国家科学技术进步一等奖的只有我们这一个。而且我们也是协和医院唯一一个从医院到中国医学科学院、卫生部、全国卫生系统、文教卫生局，最后到国家层面一步步答辩参评，又得了一等奖的。这个奖占据了'天时、地利、人和'，代表了协和9个科室的荣耀，一直是协和人的骄傲。"

"那时，史医生会结合这些年学到的经验、国外最新的研究进展，分析、思考适合我国国情的技术，而我则在临床一线做好辅助、配合工作。可以说，中国第一针生长激素、第一针生长抑素，只要是跟下丘脑—垂体激素相关药物的第一针，基本上都是我打的。"

正可谓，凡事尽力而为，而后得之淡然。

境去不留——失之坦然

荣获国家科学技术进步一等奖之后，整个垂体疾病团队在协和医院乃至全国的名气和影响力逐渐增大。金老也因在内分泌领域多年的努力工作而受到了很多特殊津贴等奖励的垂青。

"我这个人一生简单，淡泊名利，只会做临床，别的什么都不会。"

随果而受，构成了金老的第三重境界——境去不留。

一辈子没离开临床的金老，至今还保持着一个习惯：遇到复杂、值得记录的病例，自己都会整理好放到文件夹里，用于给后辈讲课、与同道交流时使用（图1-6~图1-7）。"这也是跟史医生共事时大家养成的一个习惯，每遇到一位患者，都要想到这可能成为未来研究的重要资料。这也是为什么内分泌科医生在出诊时患者的姓名、性别、身高、体重、血压、心率等这些基础资料都会逐项清楚记录。可能当时会费些时间，有的人觉得很麻烦，没必要，但等到多年后回顾时，就会发现，这是有很大益处的。"

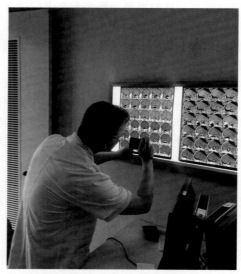

图1-6　这个小卡片机金老一直随身携带，随时记录重点病历

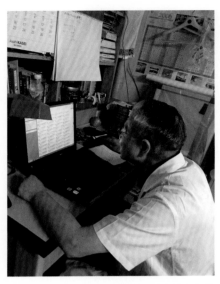

图1-7 用心整理病历是金老看完患者的
重要工作

实际上金老也的确是这样做的。在门诊，他至今仍然亲自给患者查体、数心率、记录病程、一条条写出诊断和治疗方案。（图1-8~图1-9）

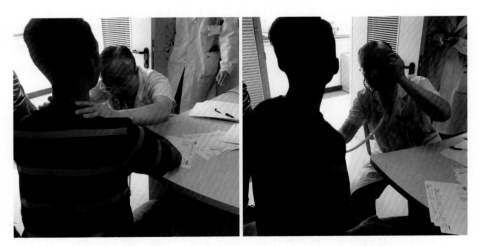

图1-8 亲自给患者查体，是金老从医50余年一直坚守的职业规范

17

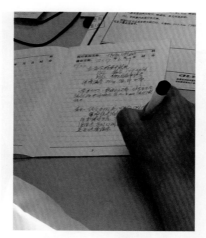

图1-9　金老会给每位就诊患者写明
诊治意见

因上努力，因果随缘，正可谓失之坦然、争其必然。

什么是幻灯片？

"要用科普的语言讲出你的成果的水平"

1977年的协和内分泌实验室

　　建立生长激素测定方法对协和医院乃至全国内分泌学界都算得上是一个
里程碑式事件。1975年，陆召麟教授从英国留学归来，带回少量生长激素标准
品。不过，根据当时常规方法去免疫动物产生的抗体量和亲和力是远远不够
的。于是，邓洁英、陆召麟、史轶蘩等经过反复多次商量后，尝试采用基础免
疫剂量1/10（5 μg）的生长激素，给兔子进行静脉注射加强免疫。

　　按照那时的概念，如果将蛋白注射到实验动物静脉中，实验动物会因为强
烈的免疫反应而致死。但是这次生长激素低剂量静脉注射加强免疫的尝试，兔
子非但没事，反而有一只还产生了高特异性、高亲和力、高滴度的抗体，为建
立人生长激素放射免疫测定方法，迈出了成功的第一步。

　　金老说，生长激素放射免疫测定方法的确立所带来的意义是不言而喻的。
首先，在此之前临床诊断水平极低，只能通过临床特征，如患者身高、外貌
等改变来判断是否患有巨人症、肢端肥大症等。而且确诊时一般患者已经是晚
期，肿瘤已经长得很大，侵袭性生长，手术无法切干净，留下后遗症的比例较
高。而建立生长激素放射免疫测定方法为后续开展生长功能试验打下良好基
础，使得早期诊断成为可能。目前由于技术的进步，一些微腺瘤也能在早期被

发现，并通过经鼻-蝶窦手术完全切除，使垂体功能得到最大保护。在20世纪70年代，中国垂体相关研究正处于空白。有了生长激素放射免疫测定方法，我们第一步就是把之前所有病例找出来，测定生长激素。肢端肥大症有190例，巨人症有32例。这个数字在当时世界上都是最大的。例如巨人症，当时全世界文献记载都没有超过6例的。而且，生长激素的测定带动了其他激素测定的进步，在此之后内分泌领域开始飞速发展进步。我国其他单位一直到20世纪80年代才有了激素测定，我们的工作等于提前了10年。

　　"吃水不忘打井人。"金老认为，当年抢占到先机，开展了放射免疫法测定生长激素，离不开老主任刘士豪前期的工作（图1-10）。"1961年，美国人耶洛在世界上首次建立了放射免疫测定方法，文章发表的第2年，老主任就开展了筹备工作，带着一位研究生，开始了建立胰岛素放射免疫测定方法的探索。那时条件艰苦，真是一切从零开始。后续生长激素放射免疫测定方法得以顺利建立起来，与老主任当年留下来的技术基础和传统不无关系。"

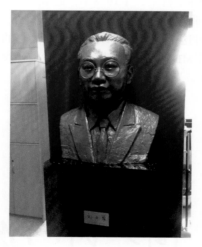

图1-10　生长激素放射免疫测定方
法的建立，老主任刘士豪功不可没

1979年的协和医院垂体疾病协作组

　　20世纪70年代，正值改革开放，协和医院内分泌科为了更好地推动亚专业的发展也正式进行了分组，分为糖尿病组、甲状腺组、垂体组。垂体组的成立，填补了当时我国垂体疾病诊治研究团队的空白，也为后续联合其他8个科室成立垂体疾病协作组创造了条件。

　　垂体是一个特殊的功能性器官，有甲状腺、性腺、肾上腺等多个靶腺，调控着身体多个器官的功能运转。"垂体疾病也因此特别需要多个学科的协作。"金老强调。

　　20世纪70年代，还没有CT、MRI、超声，诊断水平有限，患者往往等到肿瘤长大压迫视神经、视交叉造成视野缺损了才来眼科就诊。或是像泌乳素瘤，本身对女性月经有影响，很多患者是因为月经紊乱来妇科就诊，结果查着查着，发现是垂体的问题。诊断定性自然少不了病理科的协助，而诊断后必定要涉及神经外科做手术。因为垂体位置深，只有肿瘤长大到突破蝶鞍才能通过开颅手术切除，但只能是部分切除，所以术后必然会涉及放疗的辅助。

　　"20世纪70年代，耳鼻咽喉科王直中教授去国外学习了经鼻-蝶窦入路、在显微镜下行垂体瘤切除手术的方法。20世纪50年代跟钱学森一起从美国千里迢迢回国的眼科著名教授劳远琇，在神经眼科学上建树颇丰。赶上我们内分泌科又建立了生长激素的放射免疫测定方法，成立垂体组，史轶蘩教授借着各方良好时机，提倡联合眼科、妇产科、神经外科、耳鼻咽喉科、病理科、放射科、放疗科、麻醉科等8个科室，于1978年一起成立了北京协和医院垂体研究组，开始了9个科室的垂体疾病联合会诊和研究工作。"（图1-11）

　　金老说，其实当时这个协作组可以说是现在大热的MDT的雏形。"实际上我们当时做的工作跟MDT很相似，只是那时我们还没有用MDT这个名字，相当于比国外早了20年。"

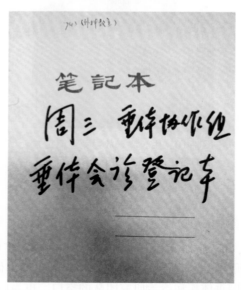

图1-11　当年邓洁英老师做的垂体协作组会诊登记本

1992年的国家科学技术进步一等奖

由史轶蘩院士带领的、共9个科室完成的"激素分泌性垂体瘤的临床及基础研究"项目，从研究伊始到获得国家科学技术进步一等奖，历时了14年。

当年配合史轶蘩院士进行现场汇报的金老，对当时参评的场景仍然历历在目。

"为了参评国家科学技术进步奖，我们做了很多准备工作。那时不像现在科技这么发达，只有286计算机，屏幕都是比较圆的，图片只能通过对着屏幕拍照片获得，所以拍出来图片的边缘都是圆的。然后，我会骑上自行车赶到中国图片社去洗印、处理成幻灯片可以用的样子。但即便是这样，在整个内分泌领域，也是首次提供出彩色照片，别人还以为我们是在国外做的图。当时为了从中挑选出适合放到幻灯里的照片也费了不少胶卷。当时卫生部有个科教司，科教司的工作人员也帮我们做了很多工作。"

"最初我们做了485张幻灯片，内容非常专业，但因为汇报时间只有20分钟，整体要推翻重新做。科教司建议，参加评奖，首先是要让评委听懂，听懂了才能进一步评价研究的意义价值，这实际上相当于利用20分钟的时间给大家做科普宣传。当时卫生部科教司副司长带着科教司的几位工作人员陪着我们一起琢磨，一起改，最后将幻灯片张数从485张压缩到40多张，内容也从深奥、专业变为简单、易懂。"（图1-12）

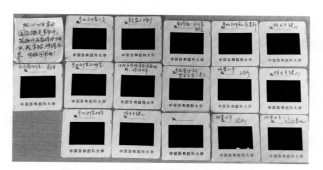

图1-12　当年参评时的部分备选幻灯片

金老说，当时去京西宾馆参加国家科学技术进步奖评选的共有143个研究项目，其中不是研究导弹的，就是研究军舰、农业的，跟医学相关的除了垂体项目组，还有两位，一位是当时的卫生部部长陈敏章，另一位是军事医学科学院的人员。"当时进到会场区的是史医生、我、神经外科任祖渊教授。任教授旁听，我与史医生进行汇报，史医生是主讲，我负责放幻灯片。在此之前，我和史医生私下练习了很长时间，就是为了在这20分钟里配合好，高效展示大家的工作。最后的答辩环节也由我和史医生一同进行，因为平时我在临床上比较多，看的病例也多。"

经过汇报和答辩，最终"激素分泌性垂体瘤的临床及基础研究"征服了评委，拔得头筹。这其中，20分钟简洁明了的"科普幻灯片"功不可没。

最后，针对以后幻灯片怎么做，大家得出一个结论：要用科普的语言讲出你的成果的水平。

什么是垂体MDT？

"应该涵盖患者终身的疾病评估、最佳的治疗选择和难治性病例各种治疗之间的合理衔接，MDT不仅适合垂体腺瘤初诊、复诊患者，复发复治患者和出现严重并发症、内分泌和代谢紊乱患者更需要。"

MDT，什么是协作？协作什么？

对良好的垂体MDT治疗模式，金老自己特别进行了总结：应该涵盖患者终身的疾病评估、最佳的治疗选择和难治性病例各种治疗之间的合理衔接，MDT不仅适合垂体腺瘤初诊、复诊患者，复发复治患者和出现严重并发症、内分泌和代谢紊乱患者更需要。其中的关键词分别是：终身、最佳、合理衔接、复发复治。

金老说，他这个总结可能略显复杂，但每一句都值得认真推敲、体会。垂体本身作为一个功能器官，掌管着全身多个器官的运转。"看到一个病例，我们不仅要想第一步治疗，还要考虑复发复治后的第二步、第三步甚至更久的治疗；手术和放疗可能涉及垂体功能低减，长期管理必不可少；年轻女性治疗后会涉及垂体功能重建和生育问题；手术、放疗、药物孰先孰后、如何联合的问题；年轻患者得了肢端肥大症，外貌有了改变，为了治疗的顺利进行，有时还要心理科的参与等等。"

金老强调，在垂体MDT中，"协作"不仅仅是多个学科的横向讨论，还涉及患者全身各个系统的纵向合作，而且会贯穿患者的终身治疗、每一步治疗调整。

协和医院垂体MDT 40年来的变与不变

从成立至今，北京协和医院垂体MDT已历经40年风雨。无论是组成人员，还是配合模式，这些年来都经过了数次调整和演变。

"为了使患者就医更便捷，内分泌科与神经外科专门成立了联合门诊。过去经常是患者来到神经外科，因为术前术后还需要做激素评估再去挂内分泌科的号，现在联合门诊成立后，可以大大节省患者的时间和精力，治疗也更高效。两个科室对于病情的处理意见也可以通过联合门诊讨论确定，这种模式非常受患者欢迎。"金老至今仍然坚持每周二下午，坐镇与神经外科的联合门诊，风雨无阻。

金老对于以神经外科主任王任直为代表的后辈，对于协和垂体MDT的发扬光大，给予了高度肯定。2012年，在杭州正式宣布成立"中国垂体腺瘤协作组"，这相当于把协和垂体MDT模式推向全国，影响力将不日而语。

"那这些年来协作组不变的是什么？"

"首先，我们把协和垂体多学科协作模式坚持下来了，而且一做就是40年。另外，协和还有一个传统，有不同的意见当面提出，不管是主任还是进修医生，只要有想法就指出，这样的面对面讨论，特别有利于大家的共同进步、提高。"（图1-13）

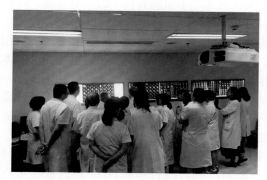

图1-13　每周三下午的协和医院垂体疾病疑难病会诊已经坚持了多年

当然，也常有奇迹

2008年3月，一位11岁半的男孩初次来到协和医院，因瘦小、发育落后并发现鞍区占位性病变就诊。经检查发现患儿矮小，第二性征无发育，双睾丸3.0 mL（正常4.0 mL），泌乳素高达8 000 ng/mL（正常20 ng/mL）。诊断为儿童侵袭性生长垂体泌乳素大腺瘤，腺垂体功能减退，生长发育障碍。影像学检查发现患者肿瘤呈侵袭性生长并包绕血管。

"患者是安徽人，跑了上海、北京几家大医院，医生都说治疗有难度。"

"为什么？"

"泌乳素瘤一般好发于成年女性，这例正好相反，未成年、男性。除了考虑治疗本身，还要注意今后的生长发育问题。而且现在患者已经有生长发育迟缓的症状，更是加大了治疗难度。"

经过协和医院垂体MDT团队的讨论，第一阶段先尝试进行多巴胺激动药溴隐亭治疗21个月，等情况稳定了再干预生长发育。结果泌乳素降低了近90%，降到1 000 ng/mL，MRI检查显示肿瘤有明显缩小，但生长发育仍然无改善。

接下来怎么办？已经用了当前最有效的药物，但结果仍然不理想。大家商量，采用手术进一步缩小残瘤来加强多巴胺激动药的效果。通过经蝶窦垂体瘤部分切除术，联合术后溴隐亭10 mg/d治疗，术后残瘤有缩小，泌乳素为800 ng/mL，但孩子的生长发育依然无改善。

治疗进入了一个艰难时期。经过药物和手术治疗，虽然肿瘤有明显缩小，泌乳素也较之前明显降低，但距离正常值仍有较大差距。而且，孩子此时已经14岁半了，因为生长发育落后，心理和情绪上已受到严重影响，出现了抑郁症状。而年龄留给生长发育的空间很有限。孩子的心理问题也进一步加重了家庭的紧张情绪，家长要无时无刻不监测着孩子的一举一动，以免出现轻生等不可避免的后果。

"说到底还是肿瘤没有得到根本的控制。下面唯一还能用的武器就是放疗这把双刃剑了，虽然放疗可能对肿瘤有效，但也可能对垂体功能造成一定影响。这对于本来生长发育就落后的孩子来说无疑是一个挑战。但肿瘤的问题不解决，其他更无从说起。事不宜迟，只能先采用放疗控制肿瘤，之后给予生长激素调整生长发育。不过，这也冒着不小的风险，因为生长激素有可能会进一步促进肿瘤的生长。"

经过讨论，第三阶段，给予了患儿X线加速器定向适形分割放疗，并保留溴隐亭10 mg/d治疗。治疗后1年和2年，泌乳素逐步降至470 ng/mL、210 ng/mL，放疗效果逐步显现，肿瘤进一步缩小，仅有少量残留。此时孩子已经16岁半，身高150 cm，体重36 kg，第二性征无发育，双睾丸3.0 mL，骨龄14岁。促生长发育迫在眉睫，因为骨龄到了16岁，孩子成长也就基本停止了。而且孩子现在情绪波动更大，已经不愿意去上学了。

于是，在谨慎观察下给予孩子试用重组人生长激素（rhGH）11个月，无不良反应。孩子身高长到160.2 cm，体重42.5 kg，喉结微凸，上唇小须，睾丸10 mL，泌乳素133.0 ng/mL，垂体肿瘤不但没有增大，反而已成典型空蝶鞍。

"我们的担心都没有发生，孩子长成了一个标准的小伙子了。最近他刚来过，身高已经长到了174 cm，泌乳素已经降到了23 ng/mL。所以，当初用放疗看似一招'险棋'，实则是一盘'妙棋'。"

对此，金老又再次强调了MDT的重要作用："这例患者，在协作组这里整整随诊了9年。期间，每一步治疗决策都是多个学科一起讨论最终决定的。尤其是在遇到难以抉择的情况下，仅凭单个科室的力量难以作出明确的决定，有了其他兄弟科室的协助和指导，这例患者才得以如此成功。这是协和垂体疾病多科合作的典范，也是优势所在。"

误诊误治，虽可能不致命，但常"生不如死"

虽然垂体肿瘤多是良性，但因为垂体这一功能器官的特殊性，使得临床上治疗不规范、误诊误治的病例不在少数。

金老指出，现在的治疗手段越来越多，怎么把这些治疗用好、用对是关键。以泌乳素瘤为例，目前无论是指南还是临床经验都推荐泌乳素瘤首选药物治疗。"但在临床上看见垂体上长瘤子就手术或放疗的例子仍然比比皆是。"金老痛心地说。

"不恰当的手术或放疗破坏了垂体，虽可能不致命，但可能造成患者内分泌功能的永久损害，患者可能一辈子就跟医院打上交道了。而且，很多功能的减退或丧失是痛苦不堪的。年轻女性患者治疗不当，垂体功能受损，一生无法生育，这是难以弥补的过失。还有的患者激素替代治疗药物用量不当，没能及时评估和调整，造成患者股骨头坏死，年纪轻轻就开始挂拐了。这些不仅可能影响一个人的一生，甚至可能改变一个家庭的结局。有的患者形容自己是——'生不如死'。"

同一疾病，不同结局

"所以说，这也是多学科协作的一个优势——提高诊断治疗的准确性，避免误诊误治。每个学科各司其职，给予每个个体最佳的治疗。"

金老举了两个"同一疾病，不同结局"的例子。

"第一例是一位13岁的女孩。近两三年来身高几乎没有变化，疑似垂体瘤来到北京。找到当时一位知名教授，教授看了CT和MRI结果，认为不需要别的检查，推荐直接给予伽玛刀治疗。另一位做伽玛刀的教授一看是知名教授推荐来的，确定第2周就可以进行治疗了。一天时间，两位教授给患者就定了治疗决策。第二天，患者又来到北京协和医院就诊，挂的是史轶蘩医生的号。史医生当时就觉得有些草率，建议患者做全面的检查。患者一下子不乐意了，怎么到了协和要做这么多检查，又花钱又花时间，说了一句'协和医院不行'，转去做了伽玛刀手术。"

"第二例是这位女孩的老乡，都来自陕西，两人年龄相仿，临床表现、影像检查结果也类似。这例患者在协和医院经过详细的检查，发现根本无须手术或放疗，直接用药控制即可。"

18年后，也就是第一例患者31岁的时候，又来到了协和医院，不过，这次她就诊的是妇科。因为那次治疗后月经不规则、婚后一直未能生育。

金老揭开了谜底——"这两例患者，其实都是因原发性甲状腺功能低下引起的反应性垂体增生，垂体本身并无器质性疾病。"

第一例患者接受了伽玛刀治疗后，垂体病变是显著缩小了，于是医患皆大欢喜，可实际上垂体功能却受到了无法弥补的损坏。而第二例患者确诊甲状腺功能低下后，经过甲状腺激素治疗后甲状腺功能恢复正常。5个月后身高长了4 cm，体重下降10.5 kg，垂体高度从16 mm降到5.6 mm，现在完全是一个正常人了。

"本来是一个很简单的问题，结果患者没少花钱，垂体功能还受到了损坏。这两个同病不同结局的例子告诉我们，医生的一个决断对患者的未来有多么大的影响，我们在下处方时应该谨慎再谨慎。"

垂体MDT的"终身"和"全身"

金老提醒，垂体疾病的特点是，不是手术之后就一劳永逸了。例如肢端肥大症，现在全世界手术治疗仅能使60%~80%的患者痊愈，剩余的患者需要长期随诊，给予其他辅助治疗。

此外，金老在垂体MDT治疗模式的定义中也特别加上了"复发复治患者和出现严重并发症、内分泌和代谢紊乱患者更需要"。有时放疗后患者垂体功能会发生低减，这种低减可能是终身的，而且会引起免疫力的降低从而导致患者对其他疾病的易感性增强，因此特别需要内分泌科的协助进行替代治疗。

"所以，垂体瘤做完手术或者放疗只是第一步，接下来的长期随诊必不可少。"

金老还指出，垂体瘤是个全身性的疾病，不能只观其一，不顾其二。例如肢端肥大症患者，不仅有肢端也就是手脚的肥大，心肌也基本会有肥厚的表现，因此患者常伴有心功能不全，所以在给予治疗前一定注意评估和调整；另外还有一半左右的患者伴有糖尿病或是糖耐量低减，血糖问题也不容忽视；再有就是阻塞性睡眠呼吸暂停低通气综合征，也是常有的并发症，如果不注意，患者很可能在治疗期间会发生心脏骤停、猝死……

科普宣传必不可少，医生经验积累至关重要

金老说，今时不同往日，无论是诊断手段还是技术水平，都有了大幅度改善，希望年轻医生在临床工作中要不断积累，切勿盲目下决断。

曾有一位5岁女孩，因饮水多、尿多在当地医院就诊。医生当时给开了CT检查，结果报告显示未见异常，于是告知家属小孩子多饮多尿不是什么大问题。结果孩子母亲在当时协和医院内分泌科组织的健康报道中，无意间看到这是尿崩症的典型表现，于是带着报纸来到了协和医院。

"当时我们就给患儿做了MRI检查，同时加做了矢状面CT检查，这是因为有时垂体瘤位置、大小等原因，只做CT横扫是看不到的。结果就发现了孩子患有生殖细胞瘤。"金老认为，当时在报纸上的科普宣传起到了一定作用，同时也提醒医生：当发现患者症状疑似垂体瘤时，一定要多思考、多观察，不能放过任何一个细节。

金老说，脑垂体过去被称为"内分泌的司令部"，直接影响着肾上腺、性腺、甲状腺等靶腺的功能。

"来就诊的患者真是遍布各个科室，儿科、妇科、眼科、中医科、神经外科、内科等等都有。肿瘤压迫视神经造成视力障碍就诊眼科，孩子生长发育迟缓或是过快就诊儿科，月经不规则或原发性闭经就诊妇科、中医科。还有很多患者是因为常年糖尿病和高血压一直治疗效果不佳，才偶然想到查垂体而发现患有垂体瘤的。要用一组症状来描述垂体瘤几乎是不可能的。这也对临床医生提出了更高要求，脑子里要时刻有根弦，这一系列症状的'上面'还有个脑垂体。"

"一个脑垂体，半部内分泌。"（图1-14）

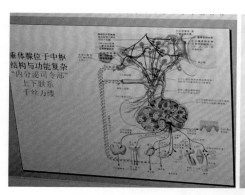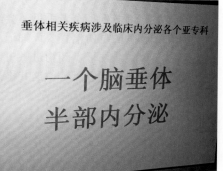

图1-14　金老对于垂体功能重要性的总结一针见血

为什么是协和内分泌？
"安下心来，扎根到专业中去"

慢病快治

北京协和医院内分泌科成立于1958年，2018年就要迎来60华诞了。毕业后就来到这里的金老，也与内分泌科共度了53载春秋。无论是史轶蘩院士，还是后来的王姮教授，都把金老作为工作中得力的合作伙伴，金老一直主持指导着科里的临床医疗业务。

"协和医院内分泌科开展的很多工作在当时都是处于领先的。1958年'大跃进'的时候,科里的池芝盛医生提出要把糖尿病的知识科普给患者。于是他带着我们深入首钢,举办糖尿病防治学习班,那时没有打字机,用于宣传教育的资料都是手写和手工制成的,在蜡纸上画图,之后去油印。即使是在'文革'时期,这种'慢病快治'的理念一直也都没断,而且也鼓励病友之间面对面交流、学习。"金老认为,那时虽然条件有限,但学习班的成效显著,糖尿病控制得一点不比现在差。

"一直到20世纪60年代,有位以色列学者提出了糖尿病教育,其实这不就跟我们在'大跃进'的时候做的工作类似么?"

协和内分泌三传统

金老回忆,协和内分泌的60年,有三个传统是一直保持下来的。

其一,待患者如亲人。

金老的门诊,常常会围着一群人。其中,有患者及其家属,而更多的则是学生和年轻医生。与现在很多专家门诊配备助理用于记录病史、开化验单不同,在金老这里,大家的主要任务是——学习。

门诊病历手册到了金老手里,会经过一次"大变身"。

首先,患者的身份信息要详细记录。病历手册扉页上患者的姓名、性别、出生年月、单位或住址、药物过敏史等信息金老会亲自一一补齐。一边补着,一边还会跟患者先聊着天。"这并不是简单的聊天,患者来到我们这里,首先从年龄、家乡聊起,容易拉近彼此之间的距离,同时有些病是有地域性特点的。"(图1-15)

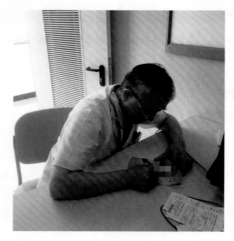

图1-15 金老把患者的病历手册补齐"身份"

其次，不仅病史，每一条治疗建议金老也会亲自写明。"不能让患者糊里糊涂地离开，不仅要知道自己得了什么病，还要清楚了解接下来做什么检查、治疗目的是什么。即便当时患者不记得，自己回家后还可以翻翻病历手册记起来。"

其二，病历字迹要清楚，病史、体格检查一个都不能少。

金老介绍，对待病历和患者的任何事情都认真、严谨，是协和医院内分泌科60年来一直坚持的传统。

"现在经常有医生写病历时写'矮小''肥胖''泌乳素瘤5年'等内容，这在我们这里是绝对不允许的。写病历要从症状写起，而不是从结论写起：身高具体是多少厘米，体重具体是多少公斤，发现月经异常多长时间，如提前或延后多少天、闭经多长时间等。"

金老说，他一看病历上写的什么，就知道这个病历的质量如何。

"另外，患儿的病历，一定要从母亲怀孕的时候写起，包括母亲孕期曾患什么病，用过什么药，孩子出生是否足月，胎位头位还是臀位，出生时体重、身长等。"

"为什么连胎位都要写？"

"这个很重要。经常我们说孩子矮小，原因一般有两个。一是生长激素缺乏，二是原发性甲状腺功能低减，也就是呆小病。其中，生长激素缺乏的患儿，85%出生时胎位不正。"

其三，床旁亲自到场。

金老认为，内分泌科是"严谨、求精、勤奋、奉献"的协和精神在临床实际中的典范。

"工作严谨是对每个内分泌科医护人员的基本要求。自己负责的患者，病情出现变化，我们要求医生一定亲自到场，一个电话委托别人或者转告护士如何处理是绝对不能出现的。上级医生也是一样，只要下级医生报告说患者情况需要指导，都是亲自来到床旁，一起处理。这种传统，内分泌科一直都坚持得很好。"

对年轻人的期望

金老很欣慰，在协和医院内分泌科，中坚力量起到了承上启下的作用，年轻一辈也非常努力，时刻准备着接过接力棒，不断把60年的优良传统发扬光大。

"现在的年轻人所处的环境和条件，比我们那时候好太多了。利用现有先进技术和手段，在坚持协和内分泌多年传统的基础上，多做创新工作，是他们这一代的重任。"（图1-16）

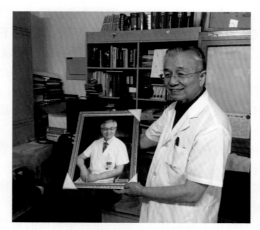

图1-16　手持科里后辈精心准备的照片，金老
满心欢喜

"想对年轻人说点什么期待？"
"安下心来，扎根到你的专业里去。"

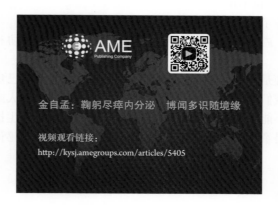

金自孟：鞠躬尽瘁内分泌　博闻多识随境缘

视频观看链接：
http://kysj.amegroups.com/articles/5405

采访编辑：廖莉莉、钟清华、王仁芳，AME Publishing Company
成文编辑：廖莉莉，AME Publishing Company

点评

　　金自孟老师是目前垂体多科协作团队中的灵魂人物和主心骨，其为人做事特点文中已有描述，优秀品质令人钦佩。我们尽管专业不同，但从学习、接受指导和帮助的角度说，金老师是我从医道路上的三位恩师之一，令我崇拜。也曾想用几个词，或者几句话表达一下自己的感受，但反复写了几遍，仍觉得苍白得很，无法与金老师的"德技双馨"相匹配。协和医院刚刚举办过"张孝骞教授诞辰一百二十周年庆典活动"，我反复看了几遍，觉得金自孟老师就是这样一个人：平凡中透着伟大，伟大中露出平凡。"鞠躬尽瘁"或许是金老的座右铭，他就是为"垂体"而生的。衷心祝愿他永葆青春，幸福永远！

——王任直

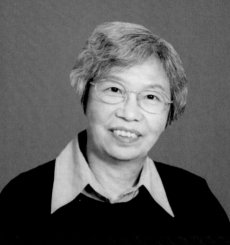

邓洁英：基础临床，双生双长

邓洁英，1962年毕业于广州中山医学院（现中山大学中山医学院）医疗系，毕业后到北京协和医院内分泌科从事内分泌基础和临床应用基础的研究工作。1984年1月—1985年7月在加拿大蒙特利尔临床研究所生物化学和神经内分泌研究室，研究垂体新多肽-7B2的分泌调节。先后于1985年8月和1990年12月晋升为副教授和教授；1994年荣获人事部（现人力资源和社会保障部）授予的"国家级有突出贡献的中青年专家"的称号；1995年被聘为博士研究生导师，同年享受国务院特殊津贴。在40多年的学术生涯中，主要进行内分泌疾病的早期诊断和发病机制的研究。曾先后建立了尿中肾上腺素和去甲肾上腺素荧光分析法、尿中儿茶酚胺代谢产生VMA的层析分析法、人生长激素的放射免疫和放射受体分析法以及人催乳素、生长介素、卵泡刺激素、黄体生成素、生长抑素的放射免疫分析法等9种激素的检测方法。其中，后6种为国内首先建立，为嗜铬细胞瘤和垂体前叶疾病的早期诊断和疗效观察提供了可靠的指标。

前言

基础医学研究与临床医学研究如同一对双生花，同生共长，双影共分红。基础是临床发展的基石，没有它，临床就如同无本之木；而临床则是基础的方向，失去它，基础就像一艘无帆之舟。

这有些像史轶蘩教授与邓洁英教授的关系，两人相差11岁，因为对医学共同的追求走到了一起，这一合作，就是30多年。

她们共同在国内率先建立了6种激素的测定方法，以及一整套评价垂体前叶激素分泌功能的功能试验，使我国垂体疾病的诊断进入到功能评价阶段，大大提高了我国垂体疾病的诊断和治疗水平。

在协和医院于1992年获得国家科学技术进步一等奖的"激素分泌性垂体瘤的临床及基础研究"中，史轶蘩教授作为项目牵头人，署名在第1位；邓洁英教授作为基础研究负责人，名列第3位。

0的突破——建立血清生长激素等垂体前叶激素放射免疫测定法

北京协和医学院基础医学研究所，是几代从事基础研究的协和人奋斗的"战场"。岁月在这里凝结成一组组研究数据、一项项研究成果。这里正是当年邓洁英教授与她的同事们一起成功建立"生长激素放射免疫测定法"的场所。

20世纪70年代，协和医院内分泌科出于学科发展的需求，成立了多个研究组，垂体组就是其中之一。史轶蘩教授担任组长，她强烈要求，一定要有一位基础研究人员与她合作。在此背景下，邓洁英成为这个组里唯一一名做基础研究的成员。

彼时，这是一个"几乎没有任何研究基础"的研究组。为什么这么说？因为那时连一项"垂体激素检测方法"都还没有建立，临床医生只能依靠表象症状和出现了明显并发症才能诊断垂体前叶疾病。

比如说肢端肥大症（生长激素分泌瘤），当时都是看见患者鼻子大了、外貌有明显的改变或者出现了视力障碍和糖尿病才得以诊断，而此时已经耽误了治疗。肿瘤很大，手术很难根治，只能控制并发症，外形的改变已无法恢复。

作为垂体组的负责人，史轶蘩教授很清楚，建立垂体激素的直接测定法是提高垂体疾病临床诊断和治疗水平的关键。在20世纪50年代末，放射免疫（放免）测定法的横空出世，开启了激素测定的新纪元。虽然早在1962年，我国内分泌学的奠基人——刘士豪教授就紧跟国际潮流，首次在中国开始建立胰岛素放免测定法，但这个势头并没能发展下去。

"要建立人生长激素（hGH）等垂体激素放免测定法，困难重重，因为激素放免测定的两大要素——标准纯品（抗原）及其特异性抗体，我们都不具备，又没钱购买。"邓教授回忆。1975年，陆召麟教授从英国进修回国，为问题的解决带来了转机。他不仅在英国学习了放射免疫测定技术的全过程，还获赠了少量hGH纯品，为建立hGH放射免疫测定方法提供了必要条件。

接下来，如何利用有限量的hGH获得高效特异的hGH抗体，成为摆在邓洁英教授和陆召麟教授面前的首要问题。他们绞尽脑汁，最后决定采用低剂量（50~100 μg）hGH多点皮内注射法，给4只实验兔子进行基础免疫。幸运的是，这4只实验兔子都产生了高滴度的hGH抗体。但进一步的检测发现，这些抗体的亲和力都不高，还不足以建立高灵敏度的测定方法。要提高抗体的亲和力，还必须继续进行加强免疫注射。但是hGH纯品已所剩无几，继续按照原来的方法，进行皮下注射加强免疫，剂量已经远远不够。

此时，邓教授及其同事大胆革新，冒着可能产生免疫抑制、前面的一切努力都有可能前功尽弃的风险，采用基础免疫剂量1/10（5 μg）的hGH，给兔子进行了4次静脉注射加强免疫。这时，奇迹出现了！有1只兔子产生了高特异性、高亲和力、高滴度的抗血清。建立人生长激素放免测定法，邓教授迈出了成功的第一步。

紧接着，邓教授马不停蹄，和陆召麟教授亲自动手，做hGH放射性同位素标记，一遍一遍地进行方法学的摸索，经过不计其数的反复实验，终于首次成功建立了血清hGH放免测定法。通过特异性、灵敏度、精确度、准确性、平行性等方法学的评估，证明该测定法达到了国外同类方法的先进水平。

这是国内首次成功建立的人生长激素放免测定法。该方法的建立，使垂体生长激素瘤的诊断和治疗有了可靠的指标，极大提高了我国垂体生长激素瘤的早期诊断和疗效判断的水平。为此，邓洁英教授作为"血清人生长激素的放射免疫分析法及其临床应用"的牵头人，于1981年荣获了卫生部科技进步二等奖。

生长激素是通过刺激组织产生胰岛素样生长因子-1（IGF-1）发挥促生长的作用。IGF-1主要由肝脏和肾脏合成，血清中IGF-1的水平可反映生长激素的活性水平，而且IGF-1在血液中的水平比较恒定，一天中无明显变化。因此，测定血清中IGF-1的水平，能克服血清中生长激素水平波动大、难以用一次生长激素测定结果来判断生长激素活性的缺点。所以，IGF-1的水平能很好地反映生长激素的分泌功能。国外从20世纪70年代就开始进行IGF-1的放免测定。20世纪80年代初，邓洁英教授在国内首先建立了IGF-1的放免测定方法，为垂体生长激素瘤的诊断和生长激素活性判断提供了又一项简便和敏感的指标。

垂体前叶是一个多功能的内分泌腺，至少包含7种不同功能的细胞，每一种细胞都有可能产生肿瘤，所以垂体前叶细胞瘤是多种不同垂体细胞肿瘤的统称。在垂体瘤中泌乳素瘤也是比较多发的。为了对垂体生长激素瘤以外的垂体瘤进行及时诊断和治疗，邓教授及其同事在建立血清人生长激素放免测定法后，相继率先在国内建立了人血清泌乳素、卵泡刺激素和黄体生成素的放免测定法，为人垂体泌乳素瘤和促性腺激素瘤的诊断和治疗提供了可靠的指标。

开启垂体瘤临床研究之路——建立生长激素等垂体前叶激素分泌功能试验

生长激素是一种脉冲性分泌的激素，睡眠、应激、活动和饮食等均可影响血清中生长激素的水平。因此，它在血液循环中的水平波动很大，一个小小的刺激都可能使生长激素的水平升高。如何判断这种升高的临床意义？是疾病导致？还是受其他因素影响？必需借助生长激素抑制试验才能判明。

高血糖是生长激素分泌的强烈抑制因素。口服葡萄糖后，正常人垂体生长激素的分泌完全被抑制，血清中生长激素水平明显降低；而垂体生长激素瘤患者血清生长激素的水平则不被抑制，仍然保持在高水平。因此，生长激素的葡萄糖抑制试验被认为是确诊垂体生长激素瘤和评价垂体生长激素瘤活动性的金标准。当血清生长激素放射免疫测定法建立之后，史轶蘩教授首先着手建立了这项金标准。

垂体前叶作为一个含有多种不同功能细胞的内分泌腺体，是机体中具有多种功能的内分泌统帅腺体。当垂体前叶中某种细胞出现病理改变（肿瘤）时，必然会影响到垂体前叶其他细胞的功能。所以，史教授在精心治疗主要疾病的同时，还很注意垂体前叶其他细胞功能的改变，并及时采取相应的治疗措施，以便在治疗主要疾病的同时还顾及到其他内分泌功能的改变，力求使患者身体健康得到全面恢复。

为此，史教授带领垂体组成员在建立抑制试验的同时，还建立了多种垂体前叶细胞分泌功能的兴奋试验。兴奋试验分两类，一类是利用下丘脑的调节激素，如生长激素释放激素（GHRH）、生长抑素（SS）、促肾上腺皮质激素释放激素（CRH）、促甲状腺激素释放激素（TRH）和促性腺激素释放激素（GnRH）等，刺激垂体前叶细胞的分泌功能，结果发现垂体生长激素瘤细胞对GHRH和TRH有异常的反应；另一类兴奋试验是利用外周因子，如低血糖、氨基酸、左旋多巴胺等刺激垂体前叶激素分泌。前者是通过观察垂体前叶肿瘤细胞对下丘脑激素的反应，以研究垂体前叶肿瘤细胞的分泌功能是否仍保留正常的调节；后者是研究垂体肿瘤细胞及其他垂体前叶细胞中激素分泌的储备功能。

在当时人力、物力和资金极其匮乏的情况下，要开展上述研究困难重重。史教授凭借她的勇气、决心和毅力和邓教授等同事齐心协力，解决了一个又一个难题。

在进行这些兴奋试验的过程中，设计好的试验首先要在正常人身上进行，以便建立这些试验的正常值，否则无法判断患者的功能状态。在测定正常值时，史轶蘩、邓洁英两位教授为了掌握这些试验所用药品剂量是否合适、有没有不良反应，身先士卒，充当了第一批受试者。史教授是第一位接受胰岛素低血糖试验的正常人，试验中，她出现了大汗淋漓、心率加快等明显的低血糖症状；邓教授不但有明显的低血糖反应，注射胰岛素后2小时，血糖水平仍未恢复正常。

"除了垂体组外，内分泌科及我院其他科室的同仁也抱着为科学献身的精神，勇当受试者，热情支持此项工作。在试验中，他们都要接受注射或口服一些药物、扎5次针、取5次血。除了胰岛素低血糖试验的受试者在试验后有早餐外，其他受试者都是空着肚子来，饿着肚子走，没有任何报酬。他们都无怨无悔。没有他们的无私奉献就不会有垂体瘤的研究成果。"邓洁英教授指出，这些垂体前叶功能试验的建立，不但可以确诊垂体瘤，还可对手术和放疗前后垂体前叶各种细胞的分泌功能进行全面的评估和研究，并及时调整治疗方案。

百尺竿头更进一步——垂体生长激素瘤发病机制的研究

垂体前叶激素测定方法及垂体前叶功能试验的建立，不但大大提高了垂体前叶疾病的诊治水平，还为内分泌科与其他科室的大协作打下了坚实的基础。大家都意识到多科精诚大协作、集各学科专家的智慧，不仅对患者有好处，还可有力促进各学科的发展。

例如在大协作中，内分泌科同神经外科的协作：内分泌科对垂体瘤的早期诊断，使神经外科能在垂体瘤较小的时候进行手术，从而提高手术效果；手术切下的肿瘤组织，为内分泌科开展肿瘤的体外研究提供了条件。

邓洁英教授利用手术切下的垂体生长激素瘤组织进行体外细胞培养，在国内首先开始从体外细胞水平探讨生长激素瘤发病机制的研究。她在细胞水平上观察到肿瘤细胞对下丘脑的调节激素（GHRH、SS、TRH）反应异常；通过对肿瘤细胞内第二信使的研究发现，约2/3肿瘤细胞有受体后cAMP和/或Ca^{2+}传导系统障碍。在分子水平上又发现，有55%垂体生长激素瘤细胞的G蛋白突变成癌基因。

从整体、细胞和分子水平上的研究均表明，大部分垂体生长激素瘤细胞已不接受正常的调节，是自主分泌腺瘤，手术切除应该是首选的治疗方法，为对生长激素瘤进行手术治疗提供了理论依据。

邓洁英教授表示："垂体瘤的研究过程是一个典型的转化医学过程，基础研究的成果马上转化到临床，提高了临床的诊治水平。"

理念代代相传——基础、临床共面难题

实际上，这种基础和临床结合的理念，自协和医院内分泌科成立开始，就代代相传。作为协和医院内分泌科第一任主任，刘士豪教授本身曾是世界知名

的中国协和医学院生物化学系主任，他绝大多数的科研成果都是临床和基础密切合作的产物。史轶蘩教授秉承了这一理念。

邓洁英教授说："史教授特别鼓励研究人员参加查房。这样有两个好处：一个是研究人员可以从临床工作中发现和提出问题，制定基础研究计划，使基础研究与临床密切结合；二是当有些检查结果与临床不符时，可以进行一些实验研究，以便究其原因，为临床的精准诊断提供依据。"

有一件事情，邓洁英教授至今记忆犹新。曾经有一位甲状腺结节患者，出现了检查结果与临床症状不符的情况。患者游离甲状腺素（T4）高，但总T4低于正常，三碘甲状腺原氨酸（T3）正常，促甲状腺激素（TSH）高，微粒体（甲状腺过氧化物酶）抗体和抗甲状腺球蛋白抗体都强阳性。上述检查结果中，除了游离T4高外，其他各项结果均符合自身免疫性甲状腺炎和甲状腺功能减退症的诊断，但多次游离T4测定都明显高于正常。

查完房，史轶蘩教授马上到邓教授那里寻求帮助，希望她看看是不是检测出了什么问题。后来，邓教授同研究室的有关人员将检验样本经过层析、沉淀，发现患者血清中T4抗体很高，是抗体干扰了正常甲状腺激素的测定。从此以后，大家就知道，激素的自身抗体会干扰测定结果。

可见，基础与临床的有机结合，使基础研究更有的放矢，基础研究反过来可通过临床观察，令问题能更迅速、更有效地得到解决。也正是在这种基础到临床、临床到基础的不断良性向上循环中，中国垂体疾病的研究，从过去几乎是一片空白的状态，赶上并达到了国际先进水平。

如今，随着科技飞速发展，垂体疾病研究已经进入了基因层面；曾经是协和独特的激素测定方法和功能试验已在国内普及。我们永远不会忘记，是协和人开拓了我国功能性垂体瘤的诊治和研究的先河。今天垂体疾病研究所走出的每一步，都延伸在前人披荆斩棘所开拓的道路上。

致谢

感谢北京协和医院内分泌科陆召麟教授、朱惠娟教授、龚凤英研究员对本文的大力帮助！

参考资料

《协和名医》（第二版）。

采访编辑：高晨，AME Publishing Company
成文编辑：高晨，AME Publishing Company

点评

  邓洁英老师是我们的前辈，她主要做基础研究工作，我们只知道她很"厉害"，但平时接触不多。后来在撰写"肢端肥大症诊疗共识"时一起开过几次会，并请教过一些问题。通过这篇采访，让我们更好地认识了邓老师，同时对前辈们的工作感到由衷地钦佩。之前，对垂体组获得国家科学技术进步一等奖认识不深，现在，才真正认识到他们工作的伟大性。文章生动地诠释了基础研究和临床研究相互依赖、相互促进的关系；详实地记录了他们开创中国垂体激素测定方法和标准的艰辛历程；客观地描述了具有医学大家风范的史轶蘩院士的顶层设计和不懈努力是多么难能可贵。作为后来人，深深体会到一种幸福。

  "也正是在这种基础到临床、临床到基础的不断良性向上循环中，中国垂体疾病的研究，从过去几乎是一片空白的状态，赶上并达到了国际先进水平。

  如今，随着科技飞速发展，垂体疾病研究已经进入了基因层面；曾经是协和独特的激素测定方法和功能试验已在国内普及。我们永远不会忘记，是协和人开拓了我国功能性垂体瘤的诊治和研究的先河。今天垂体疾病研究所走出的每一步，都延伸在前人披荆斩棘所开拓的道路上。"

  垂体疾病研究——我们永远都在路上！

——王任直

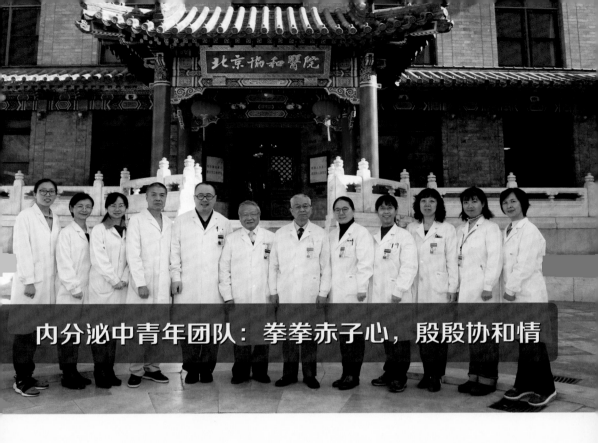

内分泌中青年团队：拳拳赤子心，殷殷协和情

北京协和医院内分泌科是我国第一个内分泌专科，半个多世纪以来，几代协和内分泌人为我国垂体疾病诊疗水平的提高及临床诊疗规范化付出了不懈努力。图为北京协和医院内分泌科部分人员合影，左起分别为：马淑洁，阳洪波（主治医师），段炼（主治医师），吴勤勇（主管技师），潘慧（主任医师、教授），陆召麟（主任医师、教授），金自孟（主任医师、教授），朱惠娟（主任医师、教授），龚凤英（研究员），卢琳（副主任医师、副教授），王林杰（主治医师），马萍。

1992年，"激素分泌性垂体瘤的临床及基础研究"获得国家科学技术进步一等奖，该研究凝聚了协和医院9个科室的合力，历经14年，终得大成。其灵魂人物——史轶蘩教授，是中国内分泌领域第一位院士，在协和医院乃至中国内分泌专业发展史上，具有举足轻重的地位。

20世纪70年代，史轶蘩教授首先提出以患者为中心，多学科协作诊疗，真正发挥协和医院的综合优势，继而开启了协和垂体多学科协作的先河；由她领导的垂体研究组在国内率先建立了10种垂体激素的11种测定方法，以及11种下丘脑-垂体-靶腺的功能试验，并首次把生长抑素、生长激素、促性腺激素释放激素等多种垂体疾病相关治疗药物引入中国。

史轶蘩教授传奇的一生，可以说是极致地践行了"严谨、求精、勤奋、奉献"的协和精神。2013年，这位可敬的长者带着她未竟的事业，因病故去，她的精神却仍然盘亘在这片土地，历久弥香。老一辈内分泌人，如陆召麟教授、金自孟教授、邓洁英教授等，依旧以实际行动诠释着协和精神，影响着年轻人。

老一辈的成就，是动力，也是压力——如何将老一辈的精神传承下去，同时在这个新时代实现更好的发展？内分泌科中青年一代以自己的方式，寻找着答案。

"严谨" "求精"

诊病如探案，细微之处觅病因

福尔摩斯有句家喻户晓的名言：把一切不可能的结论都排除，那其余的，不管多么离奇、难以置信，也必然是无可辩驳的事实。与"探案"相似，这种抽丝剥茧的分析能力与逻辑判断能力，正是内分泌科医生的核心能力。

实际上，人体内分泌系统就像一支纪律严明的"部队"，从下丘脑到垂体，再到各个靶腺、器官，等级森严、各司其职。所以，内分泌疾病的诊断具有一个鲜明特点：逻辑顺序严密。医生只有具备了缜密的逻辑思维能力，才能够从细枝末节中发现关键点，借此拨开层层迷雾，最终觅得病因。

朋朋（化名）是一位因生长激素腺瘤出现巨人症表现的患者，在外院接受手术治疗完全切除肿瘤，激素达到完全治愈的水平。但令人百思不得其解的是，孩子依旧说自己"浑身疼"，父母一度怀疑，孩子是因为不愿上学而在说谎。通过一系列问诊、查体、实验室检查，医生敏锐地捕捉到了朋朋的"高钙血症"。进一步检查发现，朋朋的甲状旁腺上长了一个腺瘤，手术后，朋朋的症状很快得到缓解。

"垂体瘤可能是一个单一的疾病，也可能是单基因缺陷导致的多系统疾病的表现之一。内分泌科医生要具有广阔的知识面与思维，优秀的医生和普通医生最大区别是优秀的医生更关注细节，能够看到或者想到别人没看到、没想到，甚至不知道的事情。"朱惠娟解释，朋朋实际上是一位"多发内分泌腺瘤病1型（MEN1）"患者，这是由单基因缺陷导致的疾病。"这么小的孩子，垂体瘤疾病一定要考虑到是否和遗传缺陷相关。"

协和医院内分泌科作为"全国内分泌和代谢病疑难重症诊治中心"，开设有独具协和特色的糖尿病、甲状腺、骨代谢、肾上腺、垂体、性腺、肥胖和矮小等多种亚专业门诊，年门诊量高达176 000余人次，许多疑难重症患者在这里得到了诊治。

疾病无定式，临床教学添经验

北京协和医院自成立以来，就极其重视临床教学。每一次门诊、每一次床旁示教、每一次专科查房都是临床教学的一部分。

内分泌科的门诊也渗透着教学和传承。在科室特有的咨询门诊和专科门诊上，年轻医生在接诊患者后，首先要独立完成问诊、查体、读片等基本流程，形成初步判断。而后，交由高年资医生将患者资料复核一遍，并在高年资医生的帮助下，进行下一步的分析、诊断。内分泌科所有的临床医生，都会有意识地在诊疗过程中为年轻医生提供指导，承担起临床教师的职责。在这个过程中，年轻医生的实践经验得到了积累。

写好病历是协和医院对临床医生培养的第一步，内分泌科更是"高标准、严要求"，不仅要一条条列出患者症状、检查结果、家族史，还要在拟诊讨论部分，将病因分析写得清清楚楚：病症是因为什么激素改变引起的，其病理生理机制是什么，关于病因分析考虑几点，各自支持点是什么，不支持点是什么。内分泌科的总值班，每周都会抽查病历，不仅要检查病历格式，还要检查病历内涵，多个环节、层层把关，才成就了内分泌科"全院出名的优秀病历"。曾有进修医生感叹："每次认真看完你们写的拟诊讨论，知识点都用实际病例给串起来了，收获巨大。"

这种临床教学传统在协和代代相传。潘慧说："个人的认识总有盲区，直到现在，我有拿不准的问题时，还会请金（自孟）教授、朱（惠娟）医生等一起进行小组讨论。"朱惠娟则坦言："每次与金老交流，都感到受益良多。"这是协和内分泌科一个非常好的传统：无论什么职称，无论什么年资，只要有问题，大家就一起讨论，最终的目的，是为患者提供一个最佳的治疗方案。（图1-17）

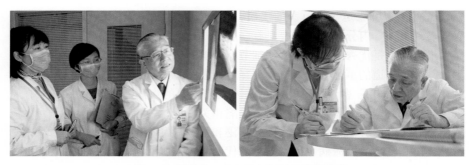

图1-17　门诊中，金老为年轻医生答疑解惑

"细节决定成败"，不仅在内分泌临床工作中显得尤为突出，在基础研究上更是如此。任何一点细小的失误，比如取样剂量、加样顺序，都可能影响实验的结果，令之前的努力前功尽弃。

实验记录是实验过程最原始的记录，它不仅能够鉴定实验的真实性、可靠性，面对失败的实验结果，它更是寻找失败原因，确定下一步实验方向的重要依据。因此，内分泌实验室每年进行一次研究生"优秀实验记录评选"，这是研究生考核的重要标准之一（图1-18）。

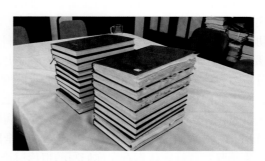

图1-18　内分泌实验室待评选的研究生实验记录

严字当头，科室传统代代相传

协和内分泌科自成立便将"严"字代代相传。现在的高标准、严要求，与老一辈的言传身教密不可分。

在内分泌科工作多年的卢琳对此有着深刻体会，在她还是实习住院医生的时候，上级医生就对书写病历要求特别严格：不能有错别字，必须手写，错误数量达到一定程度要重新抄写一遍。"这是对待事情认真与否的一个重要体现。"

潘慧回忆，在他刚到协和医院时，还没有受过太严格的训练，"有一次，史轶蘩教授突然要求将原定30分钟的文献汇报，压缩到10分钟，最后用一句话概括。我一个南方孩子，一着急说话就特别快，一快大家就听不懂了，直接被老太太轰了下来"。作为检验科内分泌组副主任技师，时隔多年，张殿喜依旧对史教授的严格记忆犹新："那时候全科所有中级以上人员必须参加每周的文献汇报，可以在中文与英文文献汇报间选择，在史教授的严格要求下，我毫无选择，只能做英文的。"

在研究方法上，史轶蘩教授有着"近乎严酷"的认真，她的研究生往往需要花大量时间，将自己的研究方法完善到极致，才能得到认可，并进行下一步的研究。

严字当头，史教授眼里揉不得沙子，批评人从来不留情面。潘慧、张殿喜等人在刚开始接触史教授时，都经历了一段长达两三年的"磨合期"——"害怕、反感"，"史教授严谨到让人接受不了，刚参加工作时，我是有抵触心理的"。

然而，恰恰是这种严格，使年轻医生受益最大。为什么压缩文献汇报时间？这样能让大家对自己所讲的内容，做到完全地融会贯通，并有重点地表达出来。为什么"死揪"研究方法？研究方法不过关，结果能可信吗？潘慧表示："史教授会跟我们沟通，让我们了解她的想法，然后言传身教，慢慢感染你。"

史教授自己就是个做事极认真的人，每一个患者的病史、体征，她都要核对，碰到疑难病例，会亲自带学生去图书馆查资料，而后讨论，抓住患者的主要病史或者体征，具体分析；她甚至会在大查房前一天晚上，就开始准备问题，她的问题永远是启发式的，每个问题和问题之间，都贯穿着清晰的思维。挺过了"磨合期"，学生们不约而同地对这样一位老师"服了，且心悦诚服"。

邓洁英教授作为垂体组老一辈的研究员，同样治学严谨。在实验记录的书写上，她不仅要求学生们做到及时、真实、完整，还会定期进行检查。"老师不能天天跟着你，实验记录可以天天跟着你。"作为邓教授的博士研究生，龚凤英当年就是在这种严格要求下，逐步成长起来的。（图1-19~图1-20）

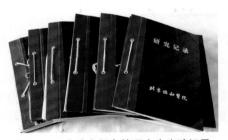

图1-19　实验室保存的研究生实验记录

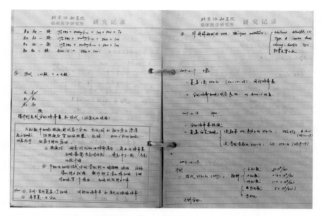

图1-20　红框部分详细分析了细胞培养失败的原因，并列出了3条解决方案（朱惠娟实验记录）

　　有时候，一个人的改变，就是从一些小习惯开始的。张殿喜感慨："以前在实验室，器械没有放在规定的位置、桌子没擦，都会被老师说。虽然都是小事儿，但是这些小事儿能培养一个人做事的习惯。现在不管去哪儿，我的桌面都是整整齐齐的。很幸运在垂体组碰到的都是非常严谨、非常认真的老师，造就了现在的我也非常地认真。"

多学科协作，谋求患者利益最大化

　　协和医院是垂体多学科协作模式的发源地，40年来，多科协作的优良传统被一代代"垂体人"继承并发扬，成为协和医院垂体疾病诊疗水平一直保持领先的基石。

　　"目前在垂体瘤的诊断治疗上，存在主要的误区是什么？"

　　朱惠娟毫不犹豫地答道："第一，是不按规范治疗，没有在术前给患者做明确的定性、定位，相应的并发症评估，没有按照我们中国垂体瘤诊治的规范性诊疗流程去治疗，这为后续的治疗增添了很多麻烦；第二，则是忽略了垂体瘤是一类涉及多系统和多种治疗手段的疾病，需要多学科协作发挥优势共同诊断治疗。如果片面突出某个专科在垂体瘤诊治过程中的作用，就不能实现患者利益的最大化。协和的特点是，各个科室随时沟通交流，围绕患者，讨论出对患者最好的治疗方案。"

　　库欣综合征是一种在临床上既罕见、又容易合并多种严重并发症的疾病。最常见的病灶是垂体瘤（库欣病），但肿瘤也可异位于全身各处。对于库欣病患者而言，垂体病灶往往很小很隐匿，甚至常规影像学检查都不能发现，需要借助岩下窦静脉取血来帮助寻找病灶，堪称内分泌领域的疑难杂症。

卢琳介绍，目前库欣综合征在协和的诊断已发展成为一套"成熟的流程"。例如，患者来到医院就诊的第一站主要是在内分泌科，通过详尽的检查，确定病灶在哪里。如果病情比较复杂，则需要影像科、放疗科、核医学科等多科联合会诊，讨论下一步处理方案，手术、放疗或是综合治疗。若需要手术治疗，则术后患者需要回到内分泌科，由内分泌科来处理术后患者常会遇到的激素减量和激素替代问题。卢琳将这一套流程比喻为一场"接力赛"，内分泌科作为第一棒和最后一棒，中间还需要外科、放疗科等科室的连续接力，才能使患者得到最适合的治疗。

所谓独木难成林，协和强大的临床实力，正是缘于这种多学科协作诊疗的模式，而绝非某一个人或一个专科的力量。在多学科协作过程中，各专业互相学习促进、取长补短，不断提升诊疗水平；同时，各科积累的临床资料也为开展高水平的科研工作奠定了基础。

科研服务临床，问题从临床中来，成果回临床中去

重视临床科研是内分泌科一直以来的传统。协和医院内分泌实验室是我国内分泌学界第一个卫生部重点实验室。多年来，一代代内分泌人潜移默化地践行着转化医学的理念——从临床到实验室，再从实验室回到临床。（图1-21）

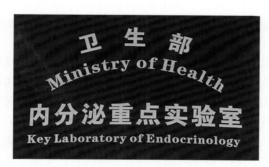

图1-21　1988年，北京协和医院内分泌实验室成为我国内分泌学界第一个卫生部重点实验室

20世纪70年代，面对我国垂体疾病无法早期诊断、早期治疗的困境，史轶蘩教授与邓洁英教授等人在国内率先建立了多种垂体及其靶腺激素的测定方法，一整套评价垂体前叶激素分泌功能的功能试验，使我国垂体疾病的诊断进入到功能评价阶段，大大提高了我国垂体疾病的诊断和治疗水平；同样在20世纪70年代，内分泌科吴从愿教授、陆召麟教授等在国内率先建立了皮质醇检测方法，20世纪80年代又建立了N-POMC（ACTH的前体物质）检测方法，大大

提高了我国库欣综合征的诊断水平。

如今，随着分子生物学技术的快速发展，大规模高通量二代基因测序技术的日益成熟。实验室与临床的合作方式也发生了一些变化。在龚凤英看来，"作为临床科室的基础研究人员，要努力成为架起临床医生与生物公司之间的桥梁。"根据临床医生提出的问题，借助生物公司的基因测序技术，探索致病基因和致病机制，最终解决患者的诊断问题。

以矮小症为例，史轶蘩教授、金自孟教授这代人做出了开创性的工作，在中国最早建立生长激素和胰岛素样生长因子-1（IGF-1）测定平台、生长激素功能试验规范，以及中国青少年儿童生长发育正常参考值；早在20世纪80年代他们就把重组人生长激素（rhGH）引入中国用于治疗矮小症患者。在传承老一辈所做工作的基础上，中青年一代进一步推广了矮小症的规范化诊疗、建立数据库，同时紧跟技术发展趋势，探索基因检测技术在临床诊断和治疗上的应用。

内分泌科通过对2 000余例矮小症患者的研究发现，依靠生化诊断方法，只能找到约48%的矮小症患者的病因，非激素分泌异常相关患者发生矮小症的原因是什么？非生长激素分泌异常相关矮小症的发病机制又是什么？如何预测rhGH治疗矮小症的疗效？矮小症患者接受rhGH治疗有何风险？这些都是矮小症临床诊疗面临的困境，这也就催生了"矮小症临床'精准'诊疗模式的探索"的研究，该研究致力于利用基因检测技术，实现矮小症的"精准"诊疗。2016年，朱惠娟、潘慧的团队因该项研究荣获"北京协和医院医疗成果一等奖"。

"先找到致病原因、诊断标志物，再研究发病机制，寻找可能的靶向治疗药物，未来医学发展就是这样的一个过程，我们还在探索的初始阶段。"龚凤英表示，"科研与临床相似，都处于探索的路上，一定要有对未知事物的探究精神，才能为临床服务"。

在潘慧看来，"作为一个协和的医生，必须要学会转化研究，善于从临床中发现问题、思考问题、凝练问题，然后去解决它，完成'从临床到实验室，再从实验室回到临床'这种螺旋式的上升"。

"勤奋" "奉献"

一生执一事

有人形容史轶蘩教授是协和垂体协作组之"魂"，在此次采访过程中，她的大名不断被人提起，言语中除了对她医学成就的钦佩，更多的是对她职业精神的仰慕。

"她离开的时间越久，我们越能体会到她身上品质的可贵。"自1994年起，潘慧已在协和内分泌科工作了24年，在他的记忆中，"专家巷"办公室的老沙发上坐着的那个"老太太（史教授）"，至今鲜活依旧。"史教授晚年的时候，身体不太好了，但仍雷打不动地每天来医院，就坐在办公室的沙发上，招呼我，'小胖，来聊聊，病房的患者有什么情况呀？'"说着，潘慧学着史教授当初的样子，招了招手，"对她来说，谈患者的事情是一种享受。看病就是她唯一的爱好，就是她生活的全部"。

据了解，史教授很喜欢读小说，像金庸的武侠小说、柯南·道尔的《福尔摩斯探案集》等等，但是年轻的时候，工作忙，能看小说的时间少。2013年，史教授与世长辞，在她的追悼会上，潘慧对着她的遗像说："希望您老人家在天堂能安心地看小说。"

史轶蘩教授用她的一辈子，诠释了什么叫做"一生执一事"，她对工作的这份专注与热爱，至今仍深深影响着内分泌科中青年一代人。

不轻易放弃任何一位患者

"不怕疑难病例"是很多协和医生的"共性"，这是一种自信，更是一种担当。深耕内分泌临床工作50余年的金自孟教授表示："如果患者都是一个模子出来的，就不会有经验积累了，不一致的患者碰到多了，就能找到普遍规律，进而上升成为一个新的发现。"朱惠娟表示："患者是最好的老师，我们通过实践，不断学习、提高自身的诊疗能力；同时也不断提高我们对疾病的认识水平。"

笔者曾亲历过一次朱惠娟的门诊，从下午13:30持续到晚上18:30，从艳阳高照到华灯初上，眼见走廊上一排十多个诊室灯光接连熄灭，她的诊室中依旧人头攒动。某次约访结束，钟表时针已悄然滑过"6"，她匆匆看了一眼，"那先这样，我那还有患者等我。"这种投入，或许正是神经外科姚勇医生评价她"用信念在当医生"的原因。

"史教授那代人，一生关注的都是专业，特别地投入，他们不用物质来评价自己的人生价值或者社会价值，而就在这份职业中，找到了自身价值。"朱惠娟说，"史教授、金教授的这种职业价值观影响了我，让我觉得，当一个医生，解决一些患者的问题，对别人有点帮助，一辈子也挺好的。"

竭尽全力为临床工作提供支撑

内分泌科自成立之日起，对实验室的依赖，就远比其他科室强。一代代内分泌人在这里挥洒汗水，成就了内分泌科一项项研究成果。

曾经，史轶蘩教授与邓洁英教授等老一辈以自身做试验，建立了生长激素等垂体前叶激素分泌功能试验的正常值，进而开启了垂体瘤临床研究之路。如今，中青年一代人虽然不再需要用自己的身体做试验，但他们每一个人都为实验室贡献了自己的血清与DNA样本，甚至他们的家人也是如此。

在对一例罕见疾病患者的病因研究中，需要测定患者血清糖皮质激素受体的水平，这就需要有正常人作对照。当时，龚凤英的儿子与内分泌科董颖越护士长的儿子刚好与患者同岁，便充当了对照组的正常人。"当时我儿子的血还是我亲自抽的，他早上刚一睁眼，就被我抽走了一管血。上班时，我直接把血样带到了实验室，做离心，然后和患者的血一起，测定血清中的糖皮质激素受体的水平。"朱惠娟的女儿也曾被抽血为一位同龄小患者做基因拷贝数研究的正常对照。龚凤英感慨，"临床科研要做好，其实是非常难的，除了坚持不懈的努力，不断加深自己对疾病发病机制的认知外，还要具有始终如一的奉献精神，包括自己和自己的家人"。

在协和，医生是被氛围熏陶出来的，老师的一举一动都影响着学生。"如今，我们的学生也继承了这份无私奉献的精神，临床只要有患者需要做对照，学生们就是第一批献血者。"曾经，有一位男性戈谢病患者需要做葡萄糖脑苷脂酶的活性检测，以证实血液中这种酶活性确实降低了。男同学们就充当了对照组的正常人，贡献了自己的血样。"没有一个人有怨言，我们的学生就像曾经的老师以及我们一样，一切都是为了科研工作，为临床服务。"龚凤英说。

至今，龚凤英已经在内分泌基础研究领域工作了近20年，当被问到"基础研究的探索难在哪儿"时，她毫不犹豫地回答："基础研究最大的挑战，在于探索未知。那完全就是'瞎子摸象'，你真不知道各个方向走下去会面对什么，只能先选择一个方向，想方设法研究一下，成功总是凤毛麟角，最后1次的成功，前面一定铺垫了99次失败。"同时，"科研又是一个不断遇到问题，解决问题的过程。有句话叫'一山放过一山拦'，我越来越觉得，生命奥秘无穷，探索永无止境"。

"关键药品断档，我们比患者还急"

双侧岩下窦静脉取血联合去氨加压素（DDAVP）刺激试验，是判断垂体分泌ACTH肿瘤（库欣病）的重要依据。但DDAVP曾一度受到国家有关政策影响而退市。"为了寻找药物，我们可谓经历了一波三折。"卢琳回忆道。

实际上，DDAVP价格并不贵，但临床上用量不大，所以供应商在没有任何通知的情况下，突然在中国退市，这一举动使得协和内分泌科经历了很长一段时间的药物断档。卢琳说："那个时候最着急的是谁？是我们，我们比患者还着急，因为没有了DDAVP，检查结果的可靠性将大打折扣。"

于是，协和内分泌科主任邢小平请求协和医院药剂科主任梅丹帮忙，查找国内还有哪个厂家在生产这种药物。几经周折，总算找到一家供应商，卢琳亲自打电话咨询，接电话的人非常惊讶，因为DDAVP在国内的治疗适应证主要是血友病，没想到竟然是一位内分泌科临床医生主动来联系用药事宜。但其实，国外指南早已经把DDAVP刺激试验作为库欣病诊断时的强烈推荐，协和医院也经过医院伦理委员会的申请获批了超适应证用药。

随着近年来医改政策的变化，内分泌科又遭遇了一次DDAVP药品短缺的问题。还好，通过发动大家的力量，在一个月之内就找到了替代药品，没有耽误临床工作。

"不能因为药品缺失就放弃做刺激试验，这样会影响检查结果判断，影响患者的最终疗效和结局。"在卢琳的言谈中，"为患者负责"是常常出现的字眼。

"科普是医生践行社会使命的重要手段和平台"

潘慧身兼协和医院教育处处长，平均每天在医院工作时间长达14个小时。即便这样，他依旧坚持做科普，在各种媒体平台上，发表科普文章近千篇。"很多人觉得我潘医生在不务正业，在搞科普。"对此，潘慧有些无奈。

当被问到"这样做的原因是什么"时，潘慧没有急着回答，而是讲了一个故事："我收过一个11岁的小女孩，她一直在吃某款'效果特别好'的口服增高药，吃了3年，也没长高，最后就诊时身高1.37 m，骨骺愈合，再也长不高了。孩子得知这个消息后，当时就哭了出来。作为一个医生，这是很挫败的一刻。我明明知道是什么原因，却没有任何办法。"

实际上，这个小女孩并非个例，我国约2/3的家长还没有养成定期监测孩子身高的意识，家长健康知识的缺口非常大。为此，潘慧与朱惠娟等人一同主编了《矮小症365个怎么办》《矮小儿童营养百问》等科普图书，并组建学校健康学组，对校医进行培训，为的就是提高整个社会对矮小症的认识。潘慧希望各领域专家占领科普的平台，减少悲剧发生。"家长的知识决定了孩子的'高度'。"

"科普"是内分泌科一以贯之的优良传统。"史教授很早就提倡加强社会对垂体疾病的认知，争取做到早诊断，早治疗。并且，她很早就有一个'全人观'，对于她来说，疾病不仅一个生物学概念，同时又是一个社会学概念。所以她特别关注患者从小到大心理上的成长，他在社会上的定位，以及他融入社会方方面面的事情。"潘慧解释。

对于矮小症患者来说，一个很大的问题是心理上的自卑感。矮小症最早被称为"侏儒症"。史教授当年特别反对这个称呼，提出应该叫做"矮小症"。有一次她问潘慧："小胖，你再琢磨琢磨，'矮小症'这么叫会不会还是有问题？"后来，他们经过反复推敲，将组织开展的俱乐部、沙龙、夏令营统一以"增高"开头命名。潘慧说："这一字一词的改变都能反映出史教授高度关注诊疗过程中的人文关怀。"

医生绝不仅仅是治病救人那么简单。在潘慧看来，慢病时代，预防大于治疗，要全方位对疾病宣战，要从全生命维度思考、解决问题。"因此，科普绝不是可有可无的东西，它是一个医生践行社会使命的重要手段和平台。作为医生，我很享受这一系列围绕着人类健康做的事情。"

"每一份报告都要保证100%正确"

张殿喜目前虽然在检验科工作，但她从垂体组老一辈人身上继承来的精神依旧能体现在工作的一言一行中。

比如合作精神——DDAVP刺激试验之后，需要通过观察岩下窦与外周静脉血样ACTH浓度比值来进行判断。但在临床实际中，往往库欣病患者因为有肿瘤的存在，导致岩下窦ACTH的数值会超出最高可测定数值（>1 250 pg/mL），此时如果外周血ACTH检测值是一个接近1 000的数值，那么临床医生对比值的计算就会非常困难，还是难以判断病因，这时就需要实验室将ACTH进行稀释。

"当我看到岩下窦ACTH值>1 250 pg/mL时，会在临床医生提出要求之前，把样本冻存起来，减慢样本降解速度。如果临床医生提出要求，马上进行1:10的手工稀释。"张殿喜说："我们整个垂体组是一个团队，任何一个人有问题，大家都会互相帮助。"

再比如严谨——检验科每天能收到约五六百份糖化血红蛋白标本。虽然现在都是机器自动检验，但结果必须有人严格把关。像地中海贫血患者，标本中的变异体会影响机器的检验结果。"我们要看它的曲线图，峰值有没有异常，如果有异常，这个结果就不能发报告，必须用其他方法，如'毛细管电泳法'重新测定。"一天五六百份标本，就是五六百张曲线图，每张图都要仔细观察它的图形，张殿喜估算了一下，"一周近3 000张曲线图，总能碰上三四例异常的"。

"我发的每一份报告都要保证是可信的，但凡发错一个报告，对于患者来说，就是100%的损失。"张殿喜感慨："无论是做临床检验，还是做科研，要想做好，都需要加倍地认真和努力！"

回到文章一开始的问题：内分泌中青年一代如何将老一辈的精神传承下去，同时在这个新时代实现更好的发展？答案似乎已经浮现眼前——

"当一个医生，解决患者的问题，对别人有所帮助，这样一辈子也挺好。"

"我越来越觉得，生命奥秘无穷，探索永无止境。"

"作为医生，我很享受这一系列围绕着人类健康做的事情。"

"我发的每一份报告都要保证是可信的。"

……

　　"传承"一词，虽然听起来很大，但其实就是靠团队中每一个人持之以恒地身体力行，共同实现的。如今，协和老一辈的故事已渐渐成为传奇，新的篇章正由年轻一辈执笔续写。

参考资料

《史轶蘩院士：经年铸剑垂体瘤》
《协和潘慧教授：科普不只是一种情怀》

采访编辑：高晨，廖莉莉，AME Publishing Company
成文编辑：高晨，廖莉莉，AME Publishing Company

点评

　　文章详细生动地记录了在前辈指导下的内分泌中青年专家团队的工作和心路历程，虽然篇幅不长，但也能从中看出他们的努力和付出。常常有朋友问我："为什么协和神经外科在垂体腺瘤的基础与临床研究方面能取得那么大的成绩？"每一次我都这样骄傲地回答："因为我们有强大的内分泌科垂体团队。"此话没有半点儿虚伪和做作，协和神经外科区区40几张床位20几条枪（22名医生），能够在强手林立的神经外科界拥有一席之地，能够在复旦专科排名中位列第12、医科院信息研究所专科科技影响力排名中位列全国第10，垂体团队功不可没。如果没有强大的内分泌科垂体团队和多科协作团队的支持和帮助，会怎么样？不敢想象。内分泌垂体团队是"严谨、求精、勤奋、奉献"协和精神的最佳践行者；是"聪慧、睿智、执着、传承"协和风采的最佳展示者。朱惠娟、潘慧、卢琳、龚凤英、段炼、阳洪波、王林杰……个个都是垂体领域响当当的高手，能够独当一面的专家教授，协和垂体MDT的宝贵财富。

　　搜肠刮肚希望想出几个词来表达我们对内分泌团队的敬仰和感谢之情，但反复改了几次，还是删掉了。不是不想表达，而是找不出恰当的词。只能用努力工作来表达对他们的敬意和祝福吧！协和内分泌科垂体团队——你们是最棒的！

——王任直

2

眼科

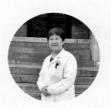

艾凤荣

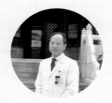

钟勇

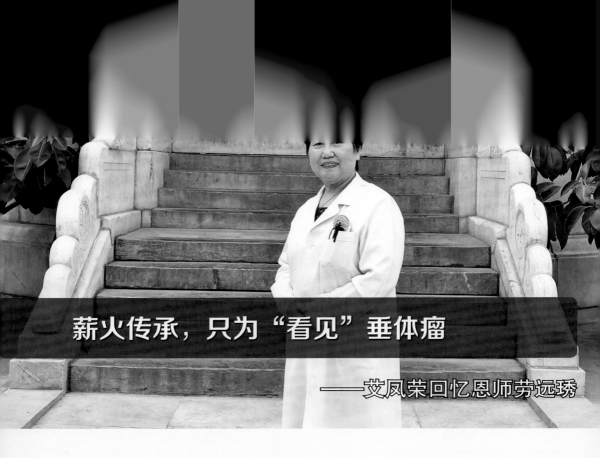

薪火传承，只为"看见"垂体瘤

——艾凤荣回忆恩师劳远琇

艾凤荣，北京协和医院眼科高级验光师，我国著名视光学专家，在准分子激光技术、视野检查和诊断等方面都有极高的造诣。

劳远琇（1919—2013），1944年毕业于湘雅医学院（现中南大学湘雅医学院），获医学博士学位。1949年获奖学金赴美留学，毕业于宾夕法尼亚大学研究生院。中华人民共和国成立后，受聘任到北京协和医院工作，历任眼科讲师、教授、博士生导师、中国医学科学院（以下简称医科院）研究员、医科院学术委员会临床学术委员。并兼任国家科学技术委员会发明评定委员会委员、原卫生部医学科学委员会眼科专题委员会委员、中华医学会眼科学会常委、北京医学会眼科学分会主任委员、《中华眼科杂志》及《眼科研究》杂志编委、中华医学会资深会员，国际视野学会会员。是我国"神经眼科学"的奠基人。曾获卫生部科技成果进步奖，中国医学科学院科研成果奖（2项），国家教育委员会、北京市高教局、医科院及协和医科大学多次颁发的奖状，以及享受国务院政府特殊津贴。

前言

　　"眼球好比是电灯泡，视神经纤维好比是电线，大脑视皮质好比是电站。人们的眼球接受到外界物体发出的各种信号，经过视神经纤维传到大脑后，形成物象由大脑识别东西，而眼球本身并不能看到、识别东西。灯不亮，不一定是灯泡坏了，可能是电线或电站出了毛病。同样的道理，眼睛看不清东西，不一定是眼球有病，很可能是视神经纤维的某一部分出了问题。"

　　这是劳远琇1986年接受《光明日报》采访时以浅显易通的比喻阐释了什么是神经眼科学——研究视神经与视功能缺陷之间关系的科学。

　　当眼球固定向前平视时，眼睛所能看到的最大空间就是视野。人眼球视网膜里层有上百万个神经节细胞，它们各伸出一丝纤维，这些纤维汇合到一起成为视神经。当不同阶段上的视神经发生病变或有了障碍时，眼睛会出现部位不同、范围不同的盲区，通过视野检查把这些盲区标记下来，就可以绘制出视野图。视野检查是一种物理和心理的检查。

　　对于垂体瘤而言，尤其是在对该疾病的认识尚浅、诊断技术不完善时，视野检查可以帮助诊断垂体瘤。更重要的是，很多情况下检查结果不但是首发诊断的判据，而且能够为垂体瘤的手术定位提供参考依据。

　　为了深入了解神经眼科学在垂体瘤诊疗中的作用和意义，笔者专访了我国神经眼科学的奠基人劳远琇的学生艾凤荣。

　　艾凤荣与劳远琇共事逾30年。（图2-1）

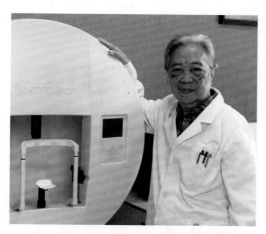

图2-1　20世纪90年代初，劳远琇与当时科室的新视野仪

"我与劳医生共事逾30年"

　　1949年，劳远琇在美国宾夕法尼亚大学研究生院深造期间首次接触到神经眼科学，并对其产生了浓厚兴趣，1950年回国后来到协和医院，成为当时协和医院第一位全职眼科医生。1954年，在罗宗贤教授的建议和鼓励下，劳远琇在协和医院组建了当时全国第一个也是唯一的神经眼科学专业组，自此，她全身心地投入到了神经眼科学事业中去，逐步填补了我国在视野学领域的空白。（图2-2）

　　"在20世纪70年代的一次培训上，外地来参加培训的一名眼科主任说：'我快50岁了，手发抖、眼也花，做不了手术了，我也想改行做视野。'当时，劳医生饶有风趣不客气地说，'我不是年龄大了、眼花了、手抖了才做神经视野，我30几岁就开始做了'。"

　　——采访那天，艾凤荣极其自豪地又跟笔者补充道："劳医生手术做得很漂亮的，她是来填补空白的。"

　　艾凤荣回忆，1970年整个协和医院大概仅有800人，"文革"已进入尾声，在时代大背景下，协和医院开始"掺沙子"，自己就是1970年"掺"到协和的，在卫校学习两年，1972年毕业进入眼科，1976年到门诊，自此，一直跟随劳远琇，直到劳教授2008年因病离开临床。

　　与劳远琇相识时，艾凤荣刚20岁出头，和劳教授女儿年龄相仿，对学术、学科都还懵懵懂懂。"劳医生工作中要求严苛，但生活中和蔼可亲，待我就像待自己的女儿一般，早年她给我起了个昵称'姑奶奶'。"四五十年过去了，艾凤荣跟笔者聊至此，对劳远琇的孺慕之情仍流露无遗。

　　艾凤荣说："从查出第一个视野图起，我就深深喜欢上了神经眼科学。"

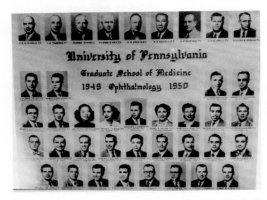

图2-2　劳远琇（三排左三）美国宾夕法尼亚大学研究生院的毕业照

"早在20世纪七八十年代，劳医生就对垂体瘤有了深入研究"

神经眼科学与人体多个器官联系广泛，除了与多种眼球本身的疾病有关以外，与颅内疾患和周身中毒性疾病的关系尤为密切。

视野的改变可能与视觉形成传导通路的每一个环节有关，"可能是电灯泡、电线、电站中的任何一个部件损坏了"。其中与视神经、视交叉损害（"电线"损坏）相关的疾病里包括垂体瘤。艾凤荣在学习神经眼科学的过程中，垂体瘤患者的视野改变是令其印象格外深刻的。

20世纪50年代，在劳远琇编著的国内第一本视野学专著《临床视野学》中（图2-3），对垂体瘤导致的视野缺损有着详细的描述。

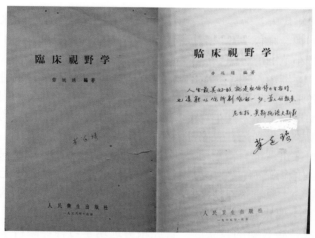

图2-3　劳远琇的专著《临床视野学》，1958年第一版，1965年第二版

20世纪80年代以前，垂体瘤的诊断水平有限，国内尚无CT、MRI等影像学诊断技术，除了X线摄影、脑血管造影和气脑造影可以"模棱两可"地"看见"垂体瘤以外，几乎没有其他影像学上的办法可以"看清"垂体瘤。

诊断水平的滞后加上对垂体瘤认知的不足，大部分垂体瘤在发现时都已是晚期，并且患者往往是以眼部症状、内分泌症状或头痛呕吐为首发症状到眼科、妇科、神经内科就诊。在那个年代，约半数以上的垂体瘤患者会有视野缺损，眼科会收诊到很大一部分已患有垂体瘤的患者，视野改变很可能就是这个疾病的首发诊断依据。

当时的观点认为，如果患有垂体瘤，随着肿瘤生长，并向上伸展，压迫视神经和视交叉，从而会导致视野缺损。"如果不及时找出病因并进行治疗，视野缺损会逐渐扩大，伴随视力减退，甚至全盲。"

　　尽管劳远琇已发现了垂体瘤的视野改变规律，但是根据视野的临床表现，"诊断"垂体瘤的道路并非一帆风顺。实际碰到的患者在临床表现上往往个体差异大，很容易遇到"不寻常"的情况，给临床诊断增加了难度。为了更好地探究垂体瘤的诊疗策略，早年劳远琇会时常跟当时的尹昭炎、史轶蘩、王直中教授等进行讨论，其实，这种会诊的模式和方法应该就是现在北京协和医院垂体MDT（1978年成立）的雏形。

　　我们可以看出，在国内影像诊断技术、病理学研究尚不发达的20世纪七八十年代，劳远琇已经对垂体瘤有了很深刻的认识和研究。

"大家都因跟着劳医生学习而感到自豪"

　　20世纪70年代末，劳远琇为了增强艾凤荣和高老师（从天津来的一位年轻进修医生）的神经眼科学知识，每周四等大家看完门诊患者，下午四点以后，会给他俩进行小范围的讲课。

　　"后来，逐渐影响到了科里的其他人，包括研究生和外地的进修医生，再后来，全国各地的医生都会来跟着劳医生学习神经眼科学。每个周四的下午劳医生雷打不动地给大家'开小灶'，几十年如一日，直到她因病离开临床。劳医生学术渊博，待人和蔼，大家都因为跟着她学习而感到自豪。"

　　劳远琇每次讲课都会特别用心地备课，手把手地教授，哪怕只有几个人，也会非常仔细地讲解每一个知识点，深入浅出，有条不紊，知无不言、言无不尽。那时候，大家学习热情高涨，对神经眼科学的知识如饥似渴，听得都非常认真，甚至会要来她的笔记认真记录。"劳医生讲同一课题，听过一次，以后再听一次，必有新的收获。"曾经跟劳远琇学习神经眼科学的有来自北京医院、同仁医院、广州中山医院、南京鼓楼医院等全国各地医院的医生。（图2-4）

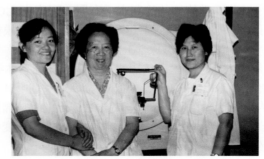

图2-4　1991年，劳远琇（中）与艾凤荣（右）和张铭志（左）合影

　　"为了给学生更生动、透彻地讲解，劳医生经常用课余时间从大量病例中挑出典型案例，亲自画视野图、配文字，然后到医院的图片室拍照，再将胶卷放到幻灯片模块里，在原始的幻灯仪上放映。虽然那时候医院非常鼓励将临床资料以图片的形式保存下来，但制作一张幻灯片真的非常费时间。到后来有了286计算机，现在有了PowerPoint软件，做幻灯片已经简单多了。"

　　协和的老一辈医生，都是一心扑在临床和科研上，没有加班的概念，没有周末，没有休假概念，没有奖金，也不讲价钱。对待患者更是"一条龙"式的服务，比如眼科"根据视野的临床表现，考虑是垂体瘤"，都会赶紧为患者"写条儿"，标明让患者去找谁，"请神经外科任老／苏老会诊"，患者拿着条儿去了，任祖渊教授和苏长保教授真的会立马给患者加号。

"劳医生教会我们如何'看见'垂体瘤"

　　艾凤荣说："因视力问题来眼科就诊的患者，我们在排除了眼球本身的问题以后，通过视野检查，就可以推测患者是否有垂体瘤。"

　　当然，那时候，会有一部分垂体瘤的患者被误诊、误治，直到患者有机会接触到视野检查，才有可能得到正确的治疗。

[病例1]，这位患者曾被误以为是精神病

　　"20世纪七八十年代，一名来自东方歌舞团的打击乐手，男性，40岁，因受到了刺激，一向寡言少语的他突然变得精神兴奋，曾在精神病医院接受多次电休克治疗。在治疗期间反映自己眼睛模糊甚至要'看不见了'，开始医生认为是镇静药所致，后来家人带他来我们科，当时排除其他眼部疾病后，我为他查了视野，通过分析认为是垂体的问题，因此建议他到放射科进行影像学检查，最后确诊为垂体瘤，后来患者接受手术切除了垂体瘤，视野也变好了，他现在仍在世。"

[病例2]，这位患者曾被误以为是神经炎

　　"一名北京师范大学的女性患者，孕后出现视力下降（女性妊娠时，生长激素高于正常人，垂体会出现生理性增生），妊娠7个月时，视力严重下降到已几近失明，曾在外院接受视神经炎相关治疗，效果不佳。后来到我们科，我帮她查了视野，视野图（图2-5）显示为非常小的管状视野，提示是垂体瘤。当时她非常高兴，因为查明了病因。后来妇产科、神经外科、眼科、内分泌科等一起参加了她的病例讨论，主要围绕'是先生育还是先进行垂体瘤切除挽救视力？'展开的讨论。会上妇产科林巧稚教授非常果断地提出，'切除垂体瘤、挽救视力第一，神经外科与我们妇产科一同上手术台，先进行垂体瘤切除。妊娠7个月，胎儿已经能够成活，如果手术期间出现宫缩，产科随时准备上台'。结果，手术非常顺利，患者术中未生产，术后顺利生产。"

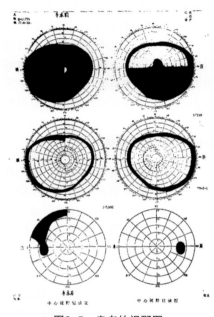

图2-5　患者的视野图

[病例3]，"看见"垂体瘤

有一次在门诊时，一个患者亲属带着患者来看病，劳医生跟这位患者亲属说："您什么时候有空，来找我看看吧。""我没有病，我是带家人来看病的。""没有关系，我哪天有门诊，您过来看看吧。"后来，这位患者亲属回家后应该是认真思考了劳远琇的话，果然找来了。经过视野检查，发现果真是垂体瘤。事实上，有的垂体瘤是有一些体征的——鼻子高大、下巴弯、额头翘、手指短粗、说话声音吭哧吭哧的等（肢端肥大症的体征）。

自这次"看相"后，还闹过一次笑话。有一天晚上，邻居家老太太领着自家两个小孩敲开劳远琇家的门，说："听别人说您会相面，帮我们家小孩儿看看吧，他俩不爱吃饭。"

说到这儿，艾凤荣不由得回忆起自己帮同事"看出"垂体瘤的经历。她满怀思念之情感慨道：每当查明某种视野缺损类型，需要进一步明确病因时，尤其怀念劳医生，因为如果劳医生还在世，就可以请教她，患者为何会出现这样的视野缺损了。

"一位同事，毕业后就来了协和医院工作，结婚，生子，大家是看着她长大的。生育完以后，我发现她的鼻子越来越大，当时感觉她应该是有问题的，因此建议她查了视野、CT，结果的确是垂体瘤，无功能性垂体腺瘤。后来，神经外科的任祖渊教授给她做的手术。当时，任老还跟我感慨：'小艾，燕儿的垂体瘤位置不太好，正好卡在了视交叉和海绵窦，手术肯定是切不干净的。'手术后，她的面容改变许多，鼻子没那么大了。"

后来科室的人还跟艾凤荣开玩笑说，"您跟劳医生学得会看相了"。

在劳远琇的研究和指导下，神经眼科学从无到有，逐渐完善。在垂体瘤方面，已经帮助垂体瘤的诊疗水平取得了长足进步。到了20世纪80年代中期，协和医院已经配备了CT，影像诊断水平的进步，使有人会误认为CT诊断可替代视野检查，劳远琇每每都会纠正——二者是相辅的。比如对于垂体瘤患者而言，视野检查可以表明视功能损伤的多少及推测病灶所在的位置，帮助手术进行定位。

"劳医生教导年轻人时，点滴入微，精益求精"

艾凤荣说，与现在相比，那时候视野检查的条件很艰苦，手工制作的小视标在原始视野屏上要一点一点移动，手动为患者检查视野。患者需要坐在离视野屏1米远的距离，眼睛盯住视野屏中心的小白点用眼睛余光看视标，以确定视野的范围，判断视野是否有缺损，视野图也是手画的。

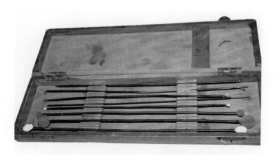

图2-6　20世纪70年代手工制作的视标

视标是在劳远琇的指导下，当时科室的王子政老师带着艾凤荣制作的（图2-6）。每根视标的柄里面都是铜丝，外面包裹常规医用白色胶布，细铜丝外面的胶布不能相互压边，必须用手指甲慢慢将胶布对得严丝合缝，再反复多遍涂漆。视标最两端是用锤子砸压而成或是焊接上的，尺寸要经过精确测量；红、白、黑色漆是艾凤荣四处跑到正在装修的人家那里要来的，不能用反光的漆。最大的视标是20 mm，最小的是1 mm。

艾凤荣回忆，那时劳医生总是强调，查视野时"医患双方的配合"非常重要，只有跟患者讲明白了他才会配合，因为只有患者配合了，才能查出真正的问题所在。查视野最终要的是图形，而不是"大黑疙瘩"或者"向心性缩小"（这两种视野图都说明不了问题）。"因此，查视野的时候必须做到不厌其烦，不停地说，并时刻注意观察患者，通常一个上午也仅能查五六个患者。"此外，还必须看病历，了解病史，查完要确认是否与眼底病变和主诉相符合。

要用大白话与患者沟通——不能说"用眼睛的余光看"。

您看到中间这个小白点了吗？

看到了。

盯住它，不要动。看到旁边小棍上的小红点了吗？（或为白色，视标有颜色和大小之分。）

嗯。

什么时候看不见了，您就告诉我，可是呢，眼睛不要跟着它（小红点）走，不要找它。

因为对于一些专业术语，不仅文化程度稍低的患者，就算高学历者也不一定真正懂什么叫"余光"。

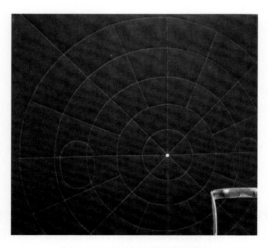

图2-7　30°中心手查视野屏

当年，由劳远琇设计、用黑绒布手工制作的视野屏，至今仍保留在视野室（图2-7）。艾凤荣仍会不时用它来教学，为视野机难以查出视野的患者或者为不配合的小孩查视野。

艾凤荣补充，在检查视野的时候的确有很多细节。"有一次，已经成为院士的史轶蘩教授拿着病历风风火火亲自跑到眼科门诊找到我，质问：'这个视野是怎么查的！CT查出来是往蝶窦走的，并没有影响到视交叉（那时候医院已经有了CT）！'后来我又亲自给这位患者复查了视野。"当时患者的视野是一位进修的医生查的，患者的确是垂体瘤，但病变还未影响到视交叉，也就是说之前查的视野图并不真实。艾凤荣后来去问过那位医生，才知道他查视野时与患者的沟通方式不对。

　　有吗？有吧。
　　有。
　　有吗？有吧。
　　有。
　　没了吗？没有了吧。
　　嗯。

一定不要误导患者，因为患者往往会因为医生说"没有了吧"，他就会觉得没有了。

"您眼睛盯住中间的白点不要动，看旁边这个小红点，如果看到有，就说'有，有，有'，如果看不到了，就说'没有，没有，没有'。"

"挖掘垂体瘤引起视野缺损的'根'"

20世纪七八十年代，垂体瘤的治疗手段还非常有限，主要的治疗手段是手术，加以辅助放疗。针对一些疑难患者，虽然可以通过视野检查推测出垂体瘤，但是X线摄影、脑血管造影、气脑造影等原始的影像学手段只能提供大概的判据。神经外科的医生认为，"不能凭一个小小的视标、视野图就开刀！贸然手术风险大"，在这种情况下，就非常需要多个科室的会诊和讨论。

1978年，为了能更有效地诊断和治疗垂体瘤，在协和内分泌科史轶蘩教授的倡导下，正式成立了垂体MDT，开始对垂体疾病进行联合会诊和研究工作，内分泌科、神经外科、眼科、耳鼻咽喉科、病理科、放射科、放射治疗科、麻醉科、计算机室9个相关科室参与其中。

　　"那时候，除了眼科接诊的垂体瘤患者，有内分泌相关症状（如闭经、溢乳、尿崩、甲亢等）的患者也都会被送到眼科检查视野，如果检查结果显示为垂体瘤，通常会再将患者转至神经外科进行进一步的影像学检查，对于疑难病例会再进行垂体MDT的多学科讨论，最终确诊。"

　　据资料统计，1978—1989年，劳远琇带领眼科共查垂体瘤患者视野近4 000人次，观察垂体瘤对视功能的损伤，为垂体瘤协作组的研究项目做出了不可或缺的贡献。

　　通过分析上千例垂体瘤视交叉综合征，劳远琇发现虽然临床资料表明有的肿瘤很小，但是视野损害却很明显，因此大胆地提出"视交叉与垂体分享同一血供"的假说。1984年开始，劳远琇指导学生高桦、钟勇等进行了"视交叉的血供研究"，证实了自己提出的假说——垂体瘤"窃血"的重要特征，为垂体瘤引起的视野缺损找到了解剖学和病理学依据（图2-8）。

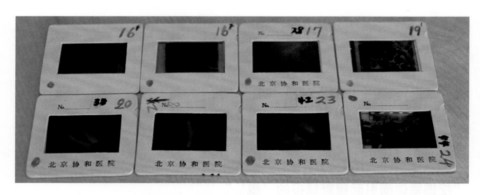

图2-8　1986年，"人体视交叉血液供应解剖的实验研究"的主要成果图（研究者为劳远琇、高桦、钟勇）

　　1992年，垂体MDT最终的主要研究成果"激素分泌性垂体瘤的临床及基础研究"获得了国家科学技术进步一等奖（图2-9）。"项目进行的十几年间，垂体MDT的医生们兢兢业业、严谨求实，实现了多个国内垂体瘤领域的'第一次'，有的成果已跻身国际先进行列。因此，垂体瘤项目的获奖是实至名归，老一代协和人付出了血汗，这种团结、合作的精神应该永远发扬下去。"

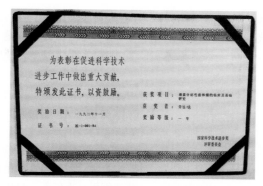

图2-9　劳远琇的获奖证书——国家科学技术进步一等奖

劳远琇退休以后仍然经常来科里，给晚辈指导疑难病例的诊疗，后来生病以后待在家里，还常跟艾凤荣说："姑奶奶，我还想来科里，来科里看看，跟你们聊聊天。"为了让劳远琇安心修养，艾凤荣会经常给她打电话，去家里看她。

"指穷于为薪，火传也，不知其尽也。"

劳远琇的一生为神经眼科学立下了汗马功劳。

如今，随着视野机的进步，视野检查的过程由过去的人工变成了全机械化，检查的时间由过去的1小时左右缩短到了十几分钟。现在视野检查已经成为很大一部分眼科疾病的必查项目之一，北京协和医院眼科门诊每天平均需要为20多位患者检查视野，帮助确诊相关疾病。

劳远琇开创的神经眼科学在发扬光大。"协和精神"要传承下去！

后记

与艾凤荣老师的第一次采访约在协和医院眼科门诊的一个诊室，我们早到几分钟。随后艾老师手捧一个长方形木盒进来，原木色，有两个合页，其中一个掉了一半，一看便知有些年头了，我顿时想起了小时候外婆收纳用的小"百宝箱"。

这个写着"视野视标"的木盒里面装的东西跟今天的采访有什么关系？我们心里想。

不需多问、不需说什么，"珍惜"两个字就写在艾老师的脸上。

艾老师打开木盒，小心摊放在桌子上，"以前我们查视野就是用这个小视标"。这个小木盒在我们看来也许仅是个旧物，而它对于艾凤荣老师来说却是一种情怀，薪火相传，师情难忘。

它承载了一代人对一个学科的期待、一代人的技艺和智慧、一代人对未知领域的不懈探索、一代人的无私奉献，同时肩负着相邻学科疾病对神经眼科学的重托。

时间会流逝，人终将老去，唯有"木盒"不惧时光，唯有医者的精神代代相传。

采访编辑：王仁芳，廖莉莉，AME Publishing Company

成文编辑：王仁芳，AME Publishing Company

点评

　　本文详细介绍了眼科团队在劳远琇教授带领下走过的路程，真是感人并催人奋进！回想1992年获得国家科学技术进步一等奖时，拿到鎏金大字证书的15人中，已有数位离我们远去，但他（她）们的品德和风采以及做出的成绩会永远记录在协和垂体MDT的发展史中。艾凤荣老师也是全程参加了垂体腺瘤的研究工作，这次又拿出那么多真实史料，谢谢！

——王任直

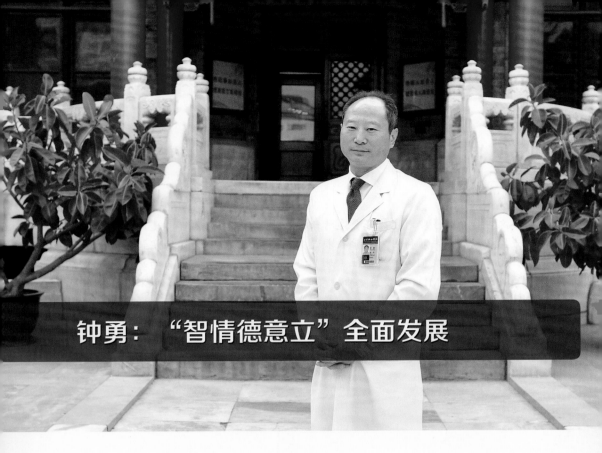

钟勇："智情德意立" 全面发展

钟勇，1985年毕业于华西医科大学（现四川大学华西医学中心）医学系，同年考取了北京协和医学院的研究生。毕业后一直在协和医院眼科工作，现为北京协和医院眼科主任医师，北京协和医学院眼科学系主任，教授，博士研究生导师。现为中华医学会眼科学分会神经眼科学组副组长，北京市医学会眼科学分会副主任委员，中国医师协会眼科学分会委员，欧美同学会医师协会眼科分会主任委员，中华医学会微循环学会眼科学分会副主任委员，北京市中西医结合学会眼科学分会常务委员，北京市自然科学基金评审库成员，教育部科技进步奖评审成员。《中华眼科杂志》《中华眼底病杂志》和《眼科》杂志编委，《中华医学杂志》专家，美国白内障及屈光手术协会（ASCRS）会员，*Ophthalmology*，*IOVS*和*Journal of Neuropthalmology*杂志特约审稿者。

前言

何为精神品味？

智、情、德、意、立。

——柏拉图

在与北京协和医院眼科主任钟勇的对话中，我们仿佛看到了这五种精神境界的样子。

智，拥有发现、发展自身禀赋的能力

"您觉得自己的哪些特质打动了劳教授？"

"可能是安静、细心吧。"

作为北京协和医院首位全职眼科医生劳远琇的"关门弟子"，钟勇深知自己肩上的重任所在。

"学养深厚的劳教授既是我的老师，注重培育英才，又像我的母亲一样，永远平易近人。她在神经眼科学等眼科基础理论和实用知识的研究和推广上奉献了自己的一生。我们这一代协和人愿永葆初心，不畏将来，将这种协和之魂传承下去。"

1985年，毕业于华西医科大学的钟勇，报考了北京协和医学院眼科的研究生。

"我记得面试那天，劳教授和其他几位老教授坐在我对面，她让我一笔画一个圆。我有点奇怪，但还是照做了。她看了一眼说：'还行，挺圆的。'原来，劳教授这是在考我呢，目的是看看我的手巧不巧。"

无巧不成书，高考前的几年，钟勇一直在学习绘画。也是因为机缘巧合，立志于攻读工科专业的他转向了医学之门。

"研习绘画的经历帮了我，我一笔就画了一个蛮圆的圆。也就是在那时，我与劳教授结下了不解之缘，后来有幸成为了她的第三位、也是最后一位研究生。"

"您觉得自己的哪些特质打动了劳教授？"

"我想，可能是安静、细心吧。"

钟勇介绍，劳教授在中华人民共和国成立初期远涉重洋，回国后建立了中国最早的神经视野学，即现在的神经眼科学。劳教授工作、生活中的点滴深刻影响着钟勇，也对他职业习惯的养成起到了至关重要的作用。

"要成为一名优秀的神经眼科医生，需要首先成为一名优秀的眼科医生，这需要有扎实的眼科基础知识，还要清楚眼科疾病的特点，树立神经眼科的专科诊断思路。"

　　钟勇举了一个例子。他介绍，很多垂体瘤患者就诊时都是因为眼部症状来的，即使是视野检查已经发现有严重缺损的情况了，患者也一般不会直接告诉医生自己视野有缺损。

　　"事实是，一般患者都会说，我眼睛看东西有些模糊，这些日子越来越模糊了。"钟勇强调，这就是在神经眼科学领域，器质性疾病与患者主诉之间的显著差别。"如果这时医生因为经验不足或相关基础知识不熟练等原因作出误判或漏判，就很容易耽误患者最好的治疗时机，后果是不堪设想的。"

情，拥有感知患者的能力

　　"在您眼中，什么是最可怕的？"

　　"当然是误诊。"

　　2017年6月初，钟勇的诊室来了一位在同学搀扶下就诊的大二女生。

　　"她是从南方某城市考到北京来的，这次来协和看病的时候双眼已经基本看不到了。"

　　"为什么拖到这时才来？"

　　"她从去年8月份就觉得看东西有点模糊，但她选择的是回到家乡（南方某二线城市）去看的眼科。当地医院的诊断结果是：屈光不正，弱视。"

　　钟勇介绍，这在眼科也是一个"陷阱"。有些疾病的早期表现很像弱视，尤其是伴有屈光不正时，因为在早期视神经乳头往往还未发生改变。"所以，眼科医生心里要时刻有根弦，一定不能因为患者症状看起来像弱视就忽略了随诊，因为很多患者的视力会在接下来发生进行性下降。"

　　钟勇立刻给这位患者进行了视野检查，结果发现两只眼睛已经发生了严重的视野缺损。经过后续CT和MRI检查证实（图2-10~图2-11），患者垂体上长了一个巨大的肿物。

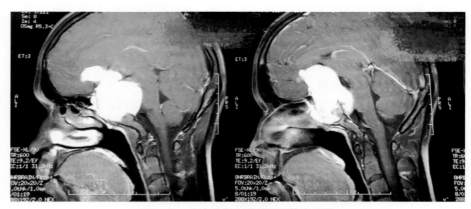

图2-10　患者头部矢状位MRI检查结果

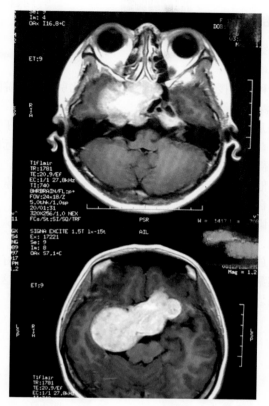

图2-11　患者头部水平位MRI检查结果

钟勇介绍，每年他都会遇到一些没有任何其他症状，只有视力一直在缓慢、进行性下降的患者。"临床上，当我们发现患者有'前部'视路疾病的症状而无法解释或疗效不佳时，一定要想想'后面'是不是有问题，要从蛛丝马迹中追踪病因。"

"在为这位患者做眼底检查时，我们正常的视神经表现在视乳头上是橘红色的，而这个女孩已经是白色了，也就是说，即便她在神经外科接受了垂体肿物切除手术，也会因为严重的视神经受损而几乎没有逆转的希望了。如果初诊就给她做视野检查和增强MRI检查的话，结局或许就不一样了。眼看着一位花季少女面临失明甚至是更严重的结果，真的很痛心。"

"视野检查在下级医院的普及情况如何？"

"据我所知，现在在地方医院视野检查应该普及得也很好。视野检查现在是一个常规、传统的眼科检查了，只是有的医生在解读或者使用上还是不娴熟。怎么使用、判读视野检查，是眼科医生需要不断自我提高和努力的方向。"

德，拥有严谨治学、医德修养的能力

　　"跟患者打交道最重要是什么？"

　　"是尊重和理解。"

　　对于劳教授和钟教授严谨治学的学风，来到北京协和医院眼科工作已经近10年的马瑾医生深有感触。

　　她说，自己从事神经眼科这些年来，一直跟着钟勇学习。劳教授和钟教授身上严谨和认真的作风，对她的影响是潜移默化且意义深远的。从日常的细节，包括如何对待每个病例、每项研究，都让她深深体会到，做学问，先得做人。她认为，从他们身上，她明白了一个医生该具备的基本素质是——医德。人做好了，学问自然会有长进。

　　对此，钟勇谦虚地说，他这些年在医德上的修养，也是从劳教授身上慢慢学习和体会到的，仍然还有需要提升的空间。"劳教授常说，在看病前，要先跟患者聊几句，放松下来。在病房里，第一句话永远是：你好，我是你的主管医生，我叫某某某。这是基本，不能忽略。对于患者而言，这体现出来的是一种尊重，而医患之间的信任正是建立在彼此尊重的基础上。"（图2-12）

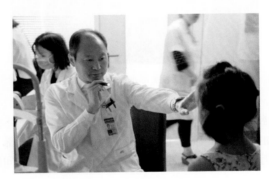

图2-12　钟勇在门诊为患儿检查

　　钟勇说，劳教授平时很少对他们说教，而是用自己的一言一行诠释着一位医者的德行和修养。"在她那个年代学医的女生很多都是出自书香门第，有着大家闺秀的风范。劳教授是湖南人，说话总是细声细语的，我印象中她基本没发过火，声音稍微高一些就是她的极限了。"

　　劳教授深厚的学术造诣和高尚的人格魅力，源自长沙劳氏家族的血脉传承，也跟她对自身素养的严格要求和求知若渴的学习态度不无关系。

　　劳教授编著的《临床视野学》1978年曾在全国卫生医药科学大会上获奖，填补了当时国内有关神经眼科学方面研究的空白。她参与撰写的神经眼科学

论文多达60余篇，已被汇编为《劳远琇教授文集》（图2-13），深受读者的
欢迎。

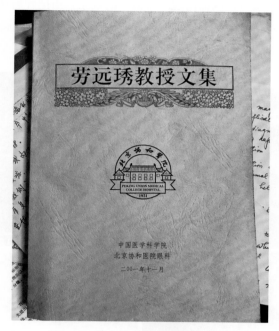

图2-13　著名的《劳远琇教授文集》

　　钟勇谦虚地认为，在"教学相长"方面，自己跟劳教授还有很大差距。但
他在神经眼科学方面，和专科学组的同道们一同努力，这些年来为在全国推广
神经眼科上做出的贡献，学界有目共睹。

　　马瑾医生也告诉我们，钟教授让她明白，要成为一名优秀的眼科医生，离
不开扎实的眼科基础知识；要脚踏实地，才能稳步成长、提高。

意，坚持自己的原则，做真实自己的能力

　　"作为临床医生，您在科研方面有哪些体会？"

　　"实践出真知。"

　　视交叉与垂体解剖位置的关系，决定了当垂体肿瘤增大后突出颅中窝、对
视交叉造成压迫时会引起双颞侧视野缺损。临床上也不乏会有虽然肿瘤很小、
但视野损害却很严重的患者。

　　钟勇介绍，早在20世纪70年代，劳教授就大胆提出了"视交叉与垂体分享

同一血供"的假说。于是，她指导研究生进行了大量人体解剖实验，最后在国际上首次证实了垂体瘤导致视野缺损的"窃血"理论并被国内外同行认可，即因为视交叉与垂体有共享的血源，当垂体因为肿瘤的生长血供增加时，会导致视交叉的血供相对减少，因而出现"窃血"的现象。当把肿瘤切除后，视交叉的血供及时恢复，视野也会相应恢复。（图2-14）

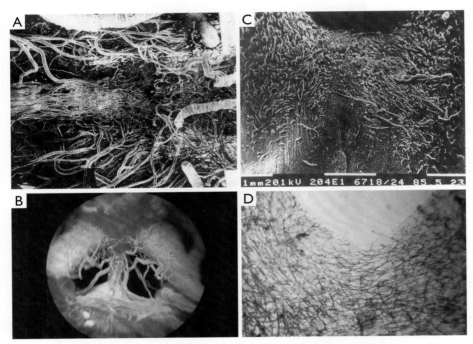

图2-14　"人体视交叉血液供应"相关实验研究的部分成果图

（A）血管树脂造型后的扫描电镜图，显示垂体漏斗（柄）周围血管网与其上方的视交叉有共享血液供应；（B）显示垂体漏斗周围血管网（中央上为垂体、下为漏斗、两侧为颈内动脉、后为交通动脉），它们发出10~12支小动脉，各分为2支，一支供应视交叉，称视交叉下动脉，另一支在漏斗周围形成吻合，自吻合中发出分支，供应漏斗、垂体；（C）显示视交叉表面中部的微血管稀疏；（D）视交叉中部的微血管密度明显低于两侧，是血液供应的薄弱环节——鞍区病变是导致发生视野双颞侧缺损的辅助因素。

　　"防大于治"。这些年来，钟勇和专科学组同道们也一直积极呼吁：早期从患者的视野缺损中发现蛛丝马迹，从而尽早进行干预、治疗，将会显著改善患者的视功能甚至生命预后，希望能引起大家的重视。"否则，无论是因为误诊还是因为患者本身未予以重视，等到病程晚期，对视神经功能的损坏就将是不可逆转的。"

　　钟勇强调，这些年来，自己在"实践出真知"方面的践行，都是源自劳教授当年的点滴教诲。

　　"劳教授最大的特点是荣辱不惊，淡泊名利。虽然她在神经眼科学方面早就已经造诣颇深，但在退休后，很多新的进展她接触得相对有限。如果和劳教授谈起一个不熟悉的话题，她一定会告诉我：钟勇，你等等，我要回去查查书。"

　　钟勇说，有自己要坚持的原则，并且永远不会打破，是他从劳教授身上学会的重要品德。钟勇至今仍清楚记得，有一次，永远都会无私帮忙改文章的劳教授，第一次拒绝了自己。

　　"钟勇，你这篇文章的主题我真的不了解，你千万不要把我的名字写在上面。"

　　"可能有的人会随便查点资料，之后顺理成章地把自己的名字列上。但在劳教授这里，永远是有自己的原则的。"钟勇感慨道。

　　后来，劳教授因为年事已高，自己提出来不再出诊："钟勇啊，我老了，不要给我安排门诊了，不要耽误患者。"但只要科里年轻人有疑难病例向她请教和汇报，她永远都是认真聆听、仔细分析、帮忙解答。

　　一直用心给后辈文章做批注、坚持写优美古典圆体英文的劳教授，临终时留下了大量手稿（图2-15~图2-16）。劳教授的子女，将这些珍贵的手稿悉数交给了钟勇——这位劳教授外孙女口中的"钟舅舅"。

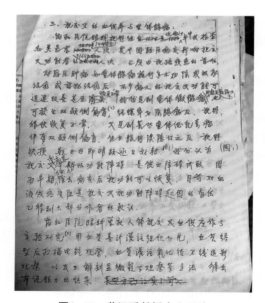

图2-15　劳远琇教授中文手稿

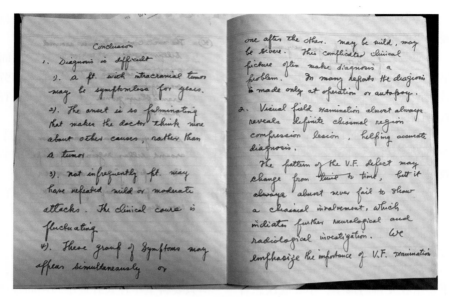

图2-16　劳远琇教授的圆体英文

立，拥有独立思考的能力

"眼科在垂体瘤多学科协作组中的位置是什么？"

"配角，但很多垂体瘤患者首诊的主诉则是眼部症状。"

钟勇介绍，一般因垂体瘤来就诊眼科的患者分为两大类，一是已在神经外科、内分泌科等确诊为垂体瘤，眼科来配合进行视功能等检查；二是首诊即是以眼部症状来就诊的患者。

为此，钟勇强调："第二种情况尤其应该引起重视。"据他介绍，早在20世纪八九十年代，视野改变作为主要就诊症状的鞍区肿瘤患者，能占到全部颅内视路相关肿瘤患者的40%，而其中垂体瘤占据第一位。"

"因此，眼科医生对于垂体瘤的常见症状也要有所了解。垂体瘤分为功能性和无功能性两种。功能性垂体瘤一般会导致相应改变，例如停经、泌乳、尿崩、特定面容改变等。如果在视野改变的基础上还有上述改变，就要注意患垂体瘤的可能。"

钟勇说，并非像大家之前所认为的垂体瘤患者的首诊科室是神经外科，反而多是内分泌科、妇产科、眼科等首发症状所在的科室。"这也是为何垂体瘤特别需要开展多学科协作组的原因。以史轶蘩院士为首的老一辈协和专家，意识到了这一点，垂体MDT应运而生。"

"北京协和医院在组织垂体MDT上有哪些优势？"

"北京协和医院作为全国排名前列的综合医院，各个科室的实力都很强，这相对一些专科医院来说开展垂体MDT的能力会比较均衡。这也是为何以某些科作为强势科室的医院有时会开展跨医院合作垂体MDT的原因。因为垂体瘤涉及全身多个器官，影响和调节范围也是比较大的。现在，每周三下午的垂体瘤疑难病会诊赋予了多学科协作组新的涵义。通过多学科的现场讨论、制定治疗计划、患者亲自参与其中，使得垂体瘤的诊治更加高效，疗效也更佳。"

"您认为眼科在垂体MDT中发挥的作用是什么？"

"到目前为止，我们还是配角，但在垂体瘤的诊断、治疗及随诊中起着举足轻重的作用。"

后记

用"谦谦君子、温润如玉"来形容钟勇教授一点都不为过。

在访谈过程中，他一直保持微笑，语气清和平缓，只有在说起一些临床上的误诊病例时才会眉头微蹙，语气也沉了几分。

采访最后，钟教授答应回去帮忙找一下《劳远琇教授文集》等资料，之后便匆匆赶去会诊了。

当天晚上23点，笔者手机屏幕逐一闪现出钟教授发来的劳教授生前珍贵的影像图片和丰富的文字资料。

此时，我有点明白了：为何在劳教授故去后，她的子女会将这些珍贵的资料放心交由钟勇教授保管。

正可谓——

勉之期不止，多获由力耕。

采访编辑：廖莉莉、黎少灵，AME Publishing Company
成文编辑：廖莉莉，AME Publishing Company

点评

　　文章不仅全面展示了协和医院眼科主任、著名神经眼科专家钟勇教授的工作和内心世界，并通过钟勇教授的亲身经历展示了老一辈神经眼科专家——劳远琇教授的精神和事迹。协和医院垂体MDT正是在一代又一代协和人的共同努力下，历经数十年，不断发扬光大的。尽管劳教授已经离我们远去，但她的精神和业绩，仍然会成为激励我们前行的动力。

——王任直

3

耳鼻咽喉科

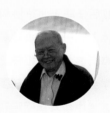

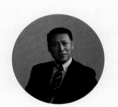

王直中   高志强

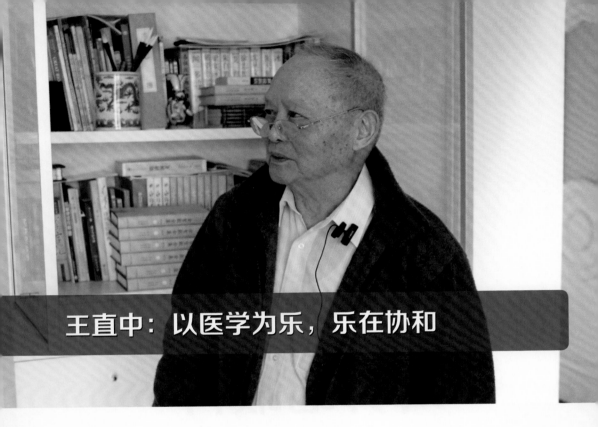

王直中：以医学为乐，乐在协和

王直中，主任医师、教授、博士生导师。1946年就读于上海国立同济大学（现同济大学）医学院，1951年9月毕业后任职于北京协和医院，为北京协和医院耳鼻咽喉科著名的专家（已退休），一直从事耳鼻咽喉临床、教学和科研工作，在国内外耳鼻咽喉学界享有盛名。曾担任北京协和医院耳鼻咽喉科主任，中华医学会耳鼻咽喉科学会第四届副主任委员，中华医学会耳鼻咽喉科学会第五、六届主任委员，《中华耳鼻咽喉科杂志》主编，世界卫生组织专家咨询委员会委员等职务。20世纪五六十年代深入研究传导性耳聋和耳硬化症；20世纪七八十年代与内分泌科、神经外科一起书写"垂体瘤"手术切除的协和传奇；此外，还首创悬雍垂腭咽成型术，让阻塞性睡眠呼吸暂停低通气综合征患者"舒服自由地呼吸"；成功研制国产单通道人工耳蜗，在国内首先开展人工耳蜗植入术，让全聋患者从无声世界重回有声世界等，这些成果先后获得了国家和卫生部科技进步奖。

前言

"在职时倾心投入，离开后云淡风轻，老爷子真是拿得起抛得下。"北京协和医院耳鼻咽喉科陈晓巍教授这样介绍道。

淡泊名利，步入鲐背之年的王老几次婉拒我们的采访请求。几经周折，笔者终于在王老江苏常州的家中见到了他，他衣着简朴但精神矍铄。初次见面，王老和蔼可亲地起身从客厅上前迎接，目光炯炯，喜笑盈盈。

在下属心中，

他是一位工作严谨而耐心的好医生；

一位年逾90仍会爬楼探望自己的好领导；

一位退休后仍不忘关心科室、关心伙伴的好榜样。

在学生心中，

他是一位有求必应的人生良师；

尊重学生的每个想法，鼓励学生的每次尝试；

工作时尽全力，闲暇时爱生活，是每位学生奋进的目标。

他，就是北京协和医院耳鼻咽喉科的领军人物、国内首例经鼻-蝶窦垂体瘤切除术的实施者——王直中教授。

妙手承仁术，白衣秉丹心

从医已逾40年，王老在协和有着无数难忘的记忆。谈及从医史上有哪些至今都难以忘记的事，王老感慨道："难忘的事啊，很多很多了。"

一丝不苟，对患者毫不马虎

在学生高志强眼中，王老平易近人，工作严谨，却从不发火。在患者问题上，王老却丝毫不懈怠，如果学生做得不足定会严辞指出，要求学生反思总结，从而进一步改进。对于一些处理不得当的重点病例，王老还会在科里进行公开探讨，明确具体操作，通过举一反三避免再次犯错。重大手术前，王老习惯早起琢磨一阵儿，有时兴起还会拿上颅骨仔细研究一番。

王老特别注重培养学生的临床思维，"望、触、叩、听"是行医的基本功，是获得第一手资料的重要过程。他强调，临床中，不应只依赖于各种检查结果，而是在各种检测结果出来前，就要有自己的初步判断，这就要求我们要通过患者的病史、症状、体征及必要辅助检查，进行全面性诊断，给出后续治疗计划。

令高志强记忆深刻的是，王老总是一心想着患者的恢复情况，即使在炎炎夏日，他也会非常仔细认真地触摸喉癌患者的颈部淋巴结，从耳朵周围向下逐步触摸到颈部，丝毫不介意触摸后满手的汗水。此外，王老还曾经将一位慢性中耳炎患者的脓性分泌物取出让学生"闻味"，来指导学生如何通过"闻味"进行感染判断。

在协和医院，查房不单单是医疗查房，更是教学查房，王老正是通过这样的一种方式，培养学生的临床能力以及他们与患者沟通的能力。

一心一意，对生命深怀敬畏

有一次，有位家长带着小孩来耳鼻咽喉科就诊，孩子约五六岁，由于发烧伴扁桃体肿大，影响了正常呼吸。当患者亲属心急如焚地冲进来说"医生，我孩子快不行了……"时，孩子已全脸发紫，没了呼吸。

医生们立刻开始积极抢救，王老更是不愿轻言放弃，将孩子急忙抱到旁边的手术室，不厌其烦地一遍一遍地做人工呼吸和心肺复苏。皇天不负有心人，7分钟后，孩子竟奇迹般地醒过来了……

自此，王老更加深刻体会了"不放弃每一个生命"的真谛。（图3-1）

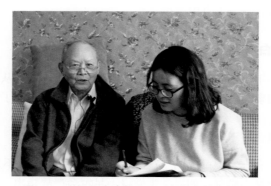

图3-1　现场采访情景（于王直中常州家中）

医者精诚，灵活应变危急状况

还有一次，一位患者因鼻内大出血入院就诊，经核查此患者系先天性易出血体质。由于出血量太大，难以有效止住，现场血迹斑斑，患者更是一度晕厥。正当王老实施抢救之际，忽然听到身后的患者亲属"扑通"一声倒地，不省人事，场面更加混乱，原来，此患者和亲属还都是晕血体质。

"作为一名医生，平时需要应付多种突发状况，不过现在想想还怪有意思的，挺考验我们应变能力的。"在讲述往事的过程中，王老一脸平和，说到精彩之处也不失孩童般纯真。

王老正是用自己的一言一行，践行着"不放弃每一位患者"的承诺。

结缘医学，邂逅协和

"您当时为何选择踏上学医这条路？"

王老一脸坚定地说："学医好啊！在那个时代，学医对我们而言是一种向往。"正是在这种信念的影响下，王老开始了与医学的结缘之路。

1951年5月，即将从国立同济大学毕业的王老面临着分配地点的选择。因王老的夫人已被分配到北京的国际书店（现中国国际图书贸易总公司），王老毫不犹豫地申报了三个位于北京的志愿，其中之一便是北京协和医院。

"那个时候北京协和医院是众多学医人梦寐以求的地方，我下了决心一定要试一试！"1951年10月，怀揣着这样一种坚定的向往，带着对耳鼻咽喉泰斗刘瑞华、张庆松和徐荫祥三位主任的崇拜之情，王老顺利进入了北京协和医院的耳鼻咽喉科。

1948年，北京协和医院刚刚复院。王老细细道来协和耳鼻咽喉科的历史沿革。自协和复院，由刘瑞华负责耳科，张庆松负责鼻科，徐荫祥负责咽喉和气管食管科，这样的分工模式一直延续至1949年。1951年，起步不久的耳鼻咽喉科，各项手术设备都不完善，条件也较为艰苦。中华人民共和国成立后一段时期，在三位主任的带领下，耳鼻咽喉科逐渐蓬勃发展起来。

一切为患者：参与第一例现代经口鼻–蝶窦显微外科垂体瘤切除术

20世纪70年代，针对垂体瘤治疗，临床上还缺乏有效的治疗药物，但前来协和医院就诊的垂体瘤患者却与日增多。如何为垂体瘤患者提供可靠有效的治疗方案，让其早日康复，成为众多协和医生思考的难题。

1978年，由协和医院内分泌科和神经外科牵头，耳鼻咽喉科、眼科、妇产科、放射科、放疗科等9个科室积极参与的"垂体MDT"正式成立。同年，在简陋的医疗条件下，在王直中教授的帮助下，协和医院神经外科尹昭炎教授、王维钧教授完成了国内第一例现代经口鼻–蝶窦显微外科垂体瘤切除术，填补了我国医疗史上的这项空白，并于1981年获得"卫生部科技进步乙等奖"。

自第一例现代经口鼻–蝶窦显微外科垂体瘤切除术开展至今已40年，王老感慨道："这是一个翻天覆地的改革了。"

"您当时是出于怎样的一种考虑，决定参与此种新型手术模式的？"

"当时，垂体瘤一般通过开颅手术进行治疗，手术做起来难度大，风险也大。而且，开颅手术做起来有不小的创伤，而通过口鼻–蝶窦进行垂体瘤切除手术，创伤小，也相对安全，所以我特别希望这一技术能推广开来。最初，经鼻腔手术是协和的一位东北老医生卜国铉在国内首次开展的，卜医生当时主要是经鼻底开展手术，具有开创意义。在卜医生的基础上，我改良了技术，并教给了外科。"

其实，早在1974年，王老就率先完成了首例经鼻-蝶窦垂体瘤切除术。在那个器械不发达的年代，通常都是借助显微镜或鼻内镜等器材开展手术的，而有时显微镜在如此精细的操作中并不好用。善于思考的王老，经常琢磨如何可以将手术做得更好。后来，基于多年的临床经验和手术习惯，王老设计了一套专属于自己的手术器材。此后，在许多大大小小的手术中，都可以看到这套器材的身影。

据王老介绍，当时国内许多医院的内部还较为保守，一般不会将此新技术传给外科。而王老一心为患者，丝毫没有保留地将经鼻-蝶窦技术教出去，从而使更多垂体瘤患者从中获益，顺利康复。1978年，作为神经外科医生的王维钧教授、尹昭炎教授对经鼻腔手术并不十分熟练，王老便担起了技术指导的重任，协助手术操作，为国内第一例现代经口鼻-蝶窦显微外科垂体瘤切除术的顺利完成画上圆满句号。

第一例现代经口鼻-蝶窦显微外科垂体瘤切除术顺利开展后，北京协和医院神经外科受到国内外医学界的广泛关注，来神经外科和耳鼻咽喉科就诊的患者也日益增多。随着技术开展得愈加顺利，北京协和医院的垂体瘤治疗水平也逐渐在国内发挥了重要的引领作用；同时，北京协和医院垂体MDT的蓬勃发展，也带动了内分泌科、放疗科等多个科室的蓬勃发展。

北京协和医院垂体MDT至今已成立40个年头。如今，协和医院的优良传统仍在延续，各科专家不管多忙，仍会找个固定的时间汇聚一室，就患者情况深入探讨，从而制定出适合每个患者的个性化治疗方案。协和大家庭一直保持着团结、严肃、紧张、活泼的风格，成为我国垂体疾病多学科诊治模式的典范。

这就是协和医院的精神传承，每一位医生都在身体力行地践行、发扬着。

注重前沿创新：成功研制国产单通道人工耳蜗

具有创新思维的王老，从医生涯中有众多可载入史册的重大研究。这些研究相继获得过多项卫生部和教育部颁发的重要奖项，而其中最令王老骄傲的一项便是——成为国内研制国产单通道人工耳蜗的第一人，使全聋患者从无声世界重回有声世界。

20世纪70年代末至20世纪80年代初，时任协和医院耳鼻咽喉科主任的王老，为突破聋人患者的听障难题，在邹路得教授早期的研究成果上，孜孜不倦地致力于单通道人工耳蜗的自主研发。1979年，王老通过结合动物实验、听力学研究等，将自行设计的人工耳蜗装置试戴在全聋动物（主要为猫和豚鼠）的耳内以测试成效，结果人工耳蜗顺利通过测试！1980年，王老将自主设计的人工耳蜗装置植入全聋患者的内耳，使得数例全聋患者获得"新声"。1982年，这项从研发到临床的完美跨越荣获了"卫生部科技进步三等奖"。

实现从研发到临床的成功跨越后，在王老的倡导下，针对单通道人工耳蜗的学习班在国内陆续开展，为全国各地的耳鼻咽喉科医生提供了宝贵的学习平台；国产人工耳蜗技术也借此平台发扬推广，使国内大批聋哑人受益。

1982年，得益于人工耳蜗的成功研制，王老获得了一笔不菲的奖金。而他却分毫未动，将这笔钱全部用在科室人员的英语培训上。在王老的赞助下，科室里的每位医生、技术员、行政工作者都报了英语学习班，开始认真学起了英语。对于科室人员来说，王老的这份慷慨无私带去的不仅是无限的感动，更是奋发的决心与动力。

1985年，注重前沿创新的王老还指导学生张华（现为北京同仁医院耳鼻咽喉科主任医师）进行"普通话的言语辨别分辨率"研究，推进"人工耳蜗配套词表"的完善。

聋人为什么会说不清楚？其实主要还是对词句的分辨不准。在王老的指导下，张华医生投入人工耳蜗的配套词表开发，通过让佩戴者模仿播音员，配合朗读不同的词语和句子，评估聋哑人对言语的分辨能力，不断规范词表，从而进一步完善人工耳蜗的工作性能。此卓识远见不仅对张华医生的未来发展大有助益，更为后期人工耳蜗的"普通话言语测听"奠定了基础。

人工耳蜗发展至今，款式多样，尺寸也愈加精巧。王老感慨道："真好，患者受益了。"

首创悬雍垂腭咽成形术：让患者舒服自由地呼吸

人的一生大约有三分之一的时间在睡梦中度过，好的睡眠可使大脑、身体得到充足的休息和恢复，以更好地投入学习和工作。据调查，全球约29%的人存在各种睡眠问题，而打鼾症已成为影响睡眠的主要疾病之一。

早在1986年，以王老带头的协和耳鼻咽喉科与呼吸内科就合作开展了阻塞性睡眠呼吸暂停低通气综合征的研究，首创悬雍垂腭咽成形术。1996年，由王老带头的课题"阻塞性睡眠呼吸暂停低通气综合征诊断治疗的推广应用"获得教育部二等奖。

据王老介绍，当时做完手术的患者在短期（1~2年）内恢复较好，但有些瘢痕体质的患者，瘢痕化严重，鼻腔经常被堵住，导致呼吸不顺畅。在此情况之下，王老突发奇想，首创了"悬雍垂腭咽成形术"。令人惊喜的是，此方法术后疗效立竿见影，患者的呼吸顺畅了，打鼾症状也消失了，后期恢复越来越好，逐渐摆脱了鼾症的困扰。

当时，悬雍垂腭咽成形术的原理是在鼻内窥镜、手术显微镜的帮助下，进行呼吸道消炎、消肿和颌咽成形，从而较为彻底地去除包括腭帆间隙脂肪在内的咽腔阻塞，使咽腔的水平、垂直空间及腭后间隙显著扩大，又能再造并保留悬雍垂功能，适应范围广，对睡眠呼吸困难的患者效果显著。

随着手术方法的不断改进以及临床研究的不断深入，阻塞性睡眠呼吸暂停低通气综合征的诊断与治疗，日益成熟。发展至今，悬雍垂腭咽成形术仍是阻塞性睡眠呼吸暂停低通气综合征的有效治疗方法，而这一切还要得益于王老当初的前沿思考。

桑榆末景：爱好读书与散步

退休后，王老夫妇离开北京，定居夫人老家——江苏常州。

平日里，王老最喜看书、散步，时而陪夫人弹弹琴（图3-2~图3-3）。退休后有一段时间里，王老热爱研究《福尔摩斯探案》，闲暇时余，还会跑去科室给学生们说上一段，十分有趣。

采访间隙，王老还热情地向我们介绍了他在常州家中的新书柜，里面陈列了《三国志》《红楼梦》《水浒传》《说文解字》等中国古典小说及近代名家著作，每日阅读早已成为王老生活的一部分。最近，王老一直在读《三国志》，说起书中的人物，王老表示自己最欣赏曹操："他有勇有谋、魄力十足，具有成大事者的风范！"

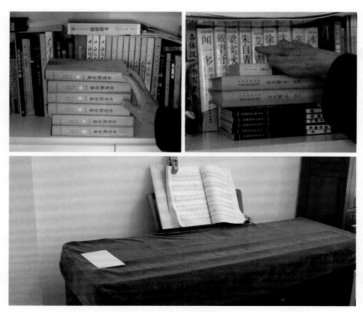

图3-2　王老向笔者介绍自己的书柜和夫人的琴

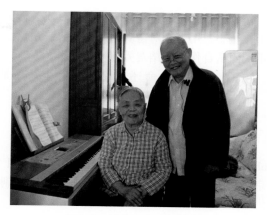

图3-3　王老与夫人谢婉若

致后辈

长江后浪推前浪，浮事新人换旧人。

采访期间，王老也多次提到了自己的学生，现任北京协和医院耳鼻咽喉科主任高志强、副主任陈晓巍等，并对他们赞赏有加（图3-4）。现今，王老的学生已遍布全国，其中不乏行业内顶尖专家。面对恩师，高志强、陈晓巍都不约而同地提及："协和的老师都对学生好，这是传统。因为从老爷子这边感受到无限的温暖，所以我们对学生也非常好，这就是传承的力量。"

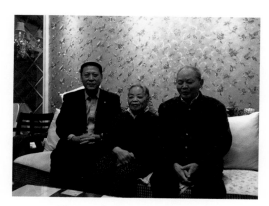

图3-4　高志强到家中看望王老

作为兢兢业业了一辈子的老前辈，王老也分享了他对年轻一代的期盼："首先，所谓'天道酬勤'，在专业上，年轻人一定要努力学习，一步一个脚印地扎实基本功，作为医生，技术过硬才是王道；其次，做人一定要讲诚信，对患者关心，对工作上心，用真心对待身边每一个人；最后，在集体里，踏实做好自己的事，重视团队合作，团结友爱每一位同事。"

正如爱默生所言，"只要生命还可珍贵，医生这个职业就永远倍受崇拜"。

致谢

感谢AME Publishing Company廖莉莉、王嘉慧、董杰女士为本文成文提供的指导！感谢北京协和医院耳鼻咽喉科高志强主任、陈晓巍副主任、何光岚老师为本文成文提供的帮助。

采访编辑：杨璐璐，王仁芳，AME Publishing Company
成文编辑：杨璐璐，AME Publishing Company

点评

　　王直中老师是我十分尊敬的前辈之一。一方面，他在十分艰苦的条件下，开创了中国经鼻-蝶窦垂体瘤切除术的先河；另一方面，他还帮助神经外科尹昭炎老师和王维钧老师完成了"经口鼻-蝶窦显微外科垂体瘤切除术"。2008年，我们写了几篇纪念神经外科开展"经口鼻-蝶窦显微外科垂体瘤切除术30周年"的文章，针对其中一些问题，曾请教过王直中老师，得到了他耐心细致的解答和鼓励。常常听高志强和陈晓巍教授说，王直中老师当年如何帮助年轻人成长，从发展的角度布局耳鼻咽喉科。现在我们为期半年的"解剖学习班"就是在耳鼻咽喉科颅底解剖室完成的。另外，可能是习惯上的原因，在很长一段时间里，垂体组的前辈老师们常常把我叫成"王直中医生"，可能是名字里都有"王"和"直"的原因吧。"在职时倾心投入，离开后云淡风轻"，应该是一种崇高的境界，需要的是对工作和患者的热爱与执着，对事业和科室发展的睿智与信心，对名和利的淡泊，对家人和朋友的关心与挚爱。"拿得起，放得下"，我们现在有几个人能做到？祝福王直中老师健康、快乐、幸福！

——王任直

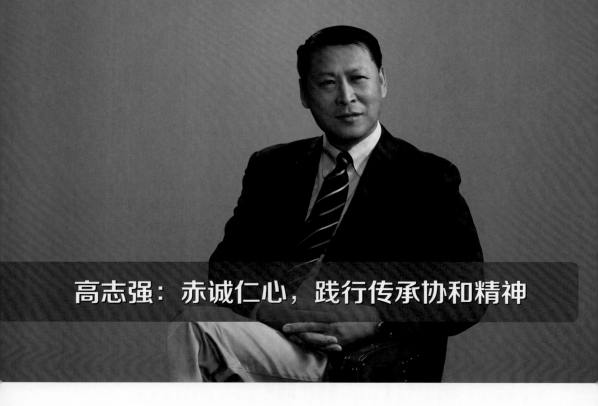

高志强：赤诚仁心，践行传承协和精神

高志强，北京协和医院耳鼻咽喉头颈外科主任，主任医师，教授，博士生导师。从事临床工作30余年，重点开展耳显微外科及耳颅底相关手术。先后获北京协和医院医疗成果二等奖4次，三等奖5次。在面神经损伤修复的探索和耳神经外科技术的方面获得较大成就，在国内外核心期刊发表论著100余篇，SCI收录论文11篇，获"华夏高科技产业创新奖"1项。中华医学会耳鼻咽喉头颈外科分会主任委员；中国医师协会耳鼻咽喉头颈外科协会常务委员；世界卫生组织防聋合作中心防聋专家委员会常务委员；《中国听力语言康复科学杂志》专家委员会委员；国际耳内科医师协会中国分会顾问主席。2014年获Fisch国际显微外科基金会教学杰出贡献奖；2015年获国家卫生与计划生育委员会（现国家卫生健康委员会）（第七届）突出贡献中青年专家奖；2016年获北京医学教育协会北京市住院医师规范化培训优秀指导导师奖；2017年获德国耳鼻咽喉头颈外科学会名誉会员；2017年获人民网和健康时报首届国之名医·卓越建树奖。

"您觉得协和老前辈身上让您感触最深的是什么？"

"从他们身上传承下来的无私奉献和使命感。每天早上七点二十，大家就到病房查房，晚上做完手术下了夜班之后，第二天有手术照样上。每一位来到协和医院的患者我们都会尽心医治。"

一次疱疹播下志为良医的种子

高志强出身于医学世家，父母都是医生，外公是当地有名的中医。伴随着高志强长大的是父母的忙碌和医院的来苏水儿的味道，而患者痊愈出院的欢欣和太平间里无助的哭声都给小时候的高志强留下了深刻的记忆。但小时候的他对医学并没有多少兴趣，陈景润、华罗庚是他心中的偶像，他一心想成为一名工程师。

在中学时候，有一次他患了严重的带状疱疹，那种疼痛的记忆至今刻骨铭心。而外公只用几剂简单的药方就治好了他的病，那时候的他对外公极其崇拜，也使他开始对这个治病救人的职业产生了很强的兴趣，也慢慢理解了父母忙碌得疲惫不堪后的欣慰，"大医精诚""不为良相，便为良医"等医界警句的道理，以及医学在国家建设、人类健康方面发挥的重要作用。"成为一名优秀的医生"便在那个时候在高志强的心田里播下了种子。

1978年，高志强高中毕业考入中国医科大学医学系。外公得知这一消息时非常高兴，嘱咐即将学医的外孙："人这一辈子，外貌是父母给的，你改变不了。但是你对人的态度，是可以改变的。"老人家还将自己正在使用的钟爱物件——手表送给了高志强，并鼓励他好好学习，做一名好医生，为更多的人消除病痛。外公的叮嘱在漫长的医学之路上对他产生了重要影响。

进入医学院后，他是学习最为刻苦的学生之一。学习医学知识的枯燥是大家公认的，摸不着感觉的概念和百思不得其解的实验伴随着他度过了一个个不眠之夜，五年的刻苦勤奋使他在1983年毕业时赢得了到北京协和医院做住院医生的机会。

协和医院实行24小时住院医生负责制，住院医生从护理员开始做起，抽血化验都是低年资住院医生工作的一部分，晚上值班时患者很多，整夜得不到休息，走路都快睡着了。由于太过劳累，他的转氨酶曾一度升高，面色蜡黄、苍白，时称"协和脸"[1]。在谈到这一段经历时，高志强倒显得很自然，他说由于工作量很大，当时很多同学都有类似经历，"协和脸"是个普遍的现象。也正是这种殚精竭虑、自觉自愿的勤学苦练，那批同学如今大都已成长为各学科的骨干。

---

[1]　"协和脸"是当时住院医生的写照和代名词。住院医生整日忙着工作和钻图书馆，久不见"天日"，因而面色蜡黄、苍白，习惯叫"协和脸"。

一根神经牵出侧颅底外科广阔的天地

在医界，有这样一句话："宁愿长流水，不愿歪着嘴"，意指慢性中耳炎的患者宁愿中耳炎治疗不好，也不愿出现面瘫。

在研究生阶段，高志强的导师王直中就对他说："耳神经外科的核心问题是面神经的问题，你抓住这根神经就抓住了耳神经外科的根本，搞好它，就能带动整个耳神经外科的发展。"从那时起，高志强就认准了这个"核心问题"，围绕着"这根神经"做了十几年的功课，直到他后来成为研究生导师，还常对他的学生们说起这句话。

1993年，高志强通过考试，获得了英国皇家医学会的奖学金，作为英国皇家学会访问学者赴伦敦大学医学院深造。

十几年来，高志强在面神经的研究方面做了大量的工作，重点开展面神经的基础与临床主要研究，包括面神经临床电生理和面神经损伤后再生与修复的研究，在国内率先开展面神经经颅磁刺激运动诱发电位，为早期明确神经病变性质、程序和判断预后提供了可靠的电生理依据，同时开展面神经损伤后非神经材料修复神经缺损的实验研究，使北京协和医院耳鼻咽喉科成为国内面神经研究做得最好的单位之一。

《医学集成》中说：医之为道，非精不能明其理，非博不能至其约。对于神经病学基础研究的广泛涉猎和耳显微外科技术的刻苦钻研使高志强对面神经疾病的治疗有了独到的理解，手术操作也进入了一种新境界。

手术台上的他精神专注，心系一处，总能化腐朽为神奇，高志强从事耳神经外科30多年来，拯救面瘫患者无数。由于面神经保护修复问题得到了较好的解决，整个侧颅底的广阔天地被打开，颈静脉球体瘤、颈动脉体瘤、巨大岩尖胆脂瘤等一大批复杂的侧颅底肿瘤患者都在他的手下得到了很好的康复。

慕名而来的患者来自全国各地，这些都归功于他前些年默默做下的功课。"救死扶伤不是一句空的口号，解除患者病痛，首先必须有渊博的知识、精湛的医术和过硬的本领，而这些只有通过艰苦的探索和不断的思考才能获得。"高志强常常对学生们说。

一个小小鼻孔做出大文章

高志强介绍，对于垂体腺瘤的治疗，北京协和医院一直处于国内领先的位置。"1974年我的导师王直中教授就完成了国内第一例经鼻–蝶窦垂体瘤切除术。王直中教授也最早参与到了协和垂体MDT中去。"内镜下行垂体手术是一种广泛使用的切除垂体瘤的方法，这种手术经鼻腔进入颅内，对肿瘤进行切除。

垂体疾病为什么特别需要多学科会诊？因为有些疾病到了一定程度，不是一个科就能独自解决的。脑垂体位于大脑底部正中，是全身内分泌腺的"司令部"，控制着其他腺体，例如甲状腺和肾上腺；是利用激素调节身体健康平衡的"总开关"，控制多种对代谢、生长、发育和生殖等有重要作用激素的分泌。垂体在内分泌系统中的地位相当重要。所以MDT团队中包括内分泌科、耳鼻咽喉科、神经外科等多个科室。

　　"一个小小鼻孔里面可以做出大文章，洞小腔深。由于垂体位置深，经鼻腔处，从鼻中隔到鼻窦，蝶鞍打开，之后便可以做垂体瘤切除术，除垂体瘤外，还可以做很多颅底的手术。关键还可以采用微创的方式，不仅能够减轻术后疼痛，缩短住院及完全康复时间，手术后还不会留下明显的伤疤，达到微创目的。"（图3-5）

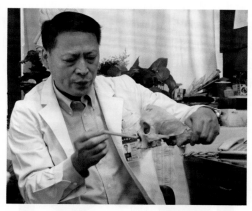

图3-5　采访中高志强认真向我们解释如何完成一台经鼻腔手术

　　高志强认为，在垂体疾病治疗中，协和垂体MDT体现出了一种合作精神，是为了让患者最大化受益。耳鼻咽喉科在其中扮演着不可或缺的角色。如同商业界提出多赢的理念，在信息化飞速发展和知识爆炸的今天，科学界也面临着相互合作、共同提高的问题，任何狭隘的、闭关自守的做法，其结果都将导致自动出局，个人如此，团队也是如此。

　　因此，作为耳鼻咽喉科主任，高志强以全新的科室运作机制及理念管理科室，他提出"科内要团结，科外要和谐"。受过齐鲁孔孟文化熏陶的他更懂得"其身正，不令而行；其身不正，虽令不从"的道理，他处处以身作则，为全科人员作出了表率。正是这种责任心和使命感，使他一次次挑战极限，"衣带渐宽终不悔"。在他的带领下，耳鼻咽喉科全体人员"内强素质，外树形象"，为了使更多的患者尽快得到治疗，参加手术的人员几乎把手术日发挥到了极限，常常从早晨八九点上手术台，一直要到晚上十点甚至更晚才下手术台，但从没有一个人抱怨喊累。

一生追求卓越，不忘初心喜得三片叶子

高志强办公室的一面墙上挂着他大大小小的奖项。离办公电脑最近的是一个精致而特殊的镜框，里面装着当年Fisch教授举办宴会时用的桌签——三片树叶。Fisch教授是原瑞士苏黎世大学附属医院耳鼻咽喉科主任，国际耳-颅底显微外科先驱和主要创始人，Fisch国际显微外科基金会（Fisch International Microsurgery Foundation，FIMF）创立者，是世界公认的20世纪最杰出的耳及侧颅底外科学家之一。

大医者，大慈恻隐身怀仁术，胸存远见腹有良谋。他未曾忘记自己曾经的梦想，一直想方设法学取这位现代耳神经及侧颅底外科之父Fisch教授卓越外科技术的真传，以受益更多患者。2011年，他极力帮助他的学生冯国栋获得Fisch国际显微外科基金会资助，赴瑞士Fisch教授所在医院学习外科技术。

2014年，高志强作为在瑞士苏黎世大学FIMF Workshop的特邀嘉宾出席会议并作报告。欢迎晚宴上，Fisch教授安排高志强坐到了身边，面前桌子上精致的树叶就写着他自己名字（图3-6）。

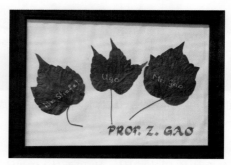

图3-6　高志强桌上苏黎世之行带回的
Fisch教授赠与的三片叶子

这次苏黎世之行，高志强对80多岁的Fisch教授的敬仰之情更上一层楼：平易近人，从不讲究排场，拍照随便找个位置，甚至有次拍照时由于劳累挂个拖把站在一旁就完成了合照。就餐时也是随意简单，盘子里的面包渣都要擦干净。从Fisch教授身上高志强领悟到，只要一个人做出了杰出贡献，不管走到哪里，坐在哪里都会受到尊重。宴会结束之后，高志强将这三片树叶带回来，裱在镜框里放在办公桌上，时刻激励着自己不断前行。

近年来，高志强团队应用Fisch技术体系在治疗耳科患者方面取得良好效果，并积极组织协和医院颞骨显微外科技术讲习班。培训班每年定期举办2次，分中英文授课，学员不仅来自全国各地，还遍布海外，培养出了一批又

一批的学员。"功夫不负有心人"，高志强在Fisch技术体系培训的突出贡献得到了Fisch教授的赞肯，被授予FIMF耳科学奖（图3-7）。他成为该奖项设立以来首次获奖的中国学者。

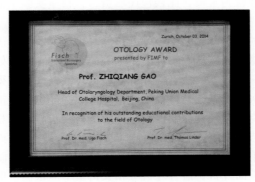

图3-7　2014年，高志强被授予FIMF耳科学奖

一颗诚爱之心赢得患者和同行尊重

一位医界前辈曾说过：当一名好医生，不仅要有政治家的冷静、艺术家的热情，还要有慈母般的爱心。前两者可以靠刻苦的学习和科学的训练获得，而后者则来自于对生命发自内心的敬畏和对患者兄弟般的感情。高志强治疗过的患者，大都在被他精湛医术折服的同时，更多的是被他心系患者、情牵患者的赤诚之心所感动。

还在做住院医生的时候，患者病故后，高志强往往还要与家属一起帮患者穿好衣服，让患者体面地离开，患者家属总是对这位身材高大的"小医生"有说不尽的感激，相信逝者若九泉有知，也定会为他这虔诚、高尚的举止而感到人间温馨。

后来高志强成了协和的专家，他更加注意自己的举止言行，因为他知道患者来到医院，尤其是协和这种有影响力的医院，医生一个不经意的动作都可能会给患者造成不必要的压力。当然也只有切身从患者角度出发为患者着想的医生，才会把事情做得如此完美。

有一位年轻的女性患者发现腮腺肿物，曾在很多医院就诊，每次听到医生说到需要手术并且会出现诸多的后遗症时，她都眼泪汪汪。后来通过网上的信息找到了高志强，患者说："在门诊时高主任坚定自信的语气、和蔼谦逊的态度让我坚定了做手术的信心。"结果手术很成功，什么后遗症都没有出现。高志强说："尽管现在整个社会大环境的医患关系不理想，但为了避免误会，医

95

生要与患者尽可能多地沟通。如何沟通体现了一个医生的水平和责任心，没有任何理由可以使一个医生拒绝救治患者。"

做一次仔细的检查并不难，难的是将这种负责的态度贯穿始终，高志强做到了。"他会把每位患者的情况记在一个手抄本上，这个本子他随身携带，任何人都不能碰，他视为宝贝，比钱包还珍贵"，科室实验室秘书孙丽华偷偷告诉我们。

"他跟所有的人都能相处得很好，这是一种能力。"高志强的学生冯国栋说。高志强的人缘很好，这源于他高瞻远瞩的眼光和随和的处世态度。颅底部位原来由于部位深邃、重要血管神经林立、危险性极大而被列为手术禁区。近年来，随着影像医学、微创外科技术的发展，颅底部位曾经被列为禁忌区域的手术一个个被攻克，涉及耳鼻咽喉科、神经外科、口腔科等相关学科，由于传统上各学科的优势和缺陷，单一学科很难完成全部治疗，然而，由于学科利益的关系，在很多单位难以实现很好的配合。但在北京协和医院，耳鼻咽喉科与神经外科、口腔颌面外科、血管外科等相关科室不但很愉快地合作完成了很多高难度的手术，耳鼻咽喉微创外科实验室还常年开放给神经外科、口腔颌面外科训练使用，医生和患者都很受益。高志强认为："治好患者是医生所做的一切的最终目标，不会的我们要学，没有的条件要想办法创造，我们自己提高诊治疾病的能力是为了治疗患者，联合相关科室一起手术是为了治疗患者，与相关医院交流相互促进也是为了救治更多的患者。"正是有了这种认识，他很容易获得同行的共鸣。

一种使命感撑起协和耳鼻咽喉科"大船"

北京协和医院耳鼻咽喉科的发展史上群星璀璨，我国著名的耳鼻咽喉科专家刘瑞华、李宝实、胡懋廉、郎健寰、张庆松、徐荫祥、林必锦，以及中华人民共和国成立后卜国铉、哈献文、秦廷权、邹路得、王直中、屠规益、叶世泰、顾瑞金等先后在该科工作，张庆松、王直中两位教授曾担任过5届中华耳鼻咽喉科学会主任委员，20世纪50年代就开展了耳显微外科治疗传导性耳聋；20世纪60年代进行噪声性耳聋的研究，致力于噪声性耳聋的预防；20世纪70年代末80年代初就开展了显微镜下经鼻中隔蝶窦垂体肿瘤切除术，喉癌术后发声重建术，颈侧切开特殊食道异物取出术，研制了人工耳蜗；20世纪80年代中后期开展了阻塞性睡眠呼吸暂停低通气综合征的研究，并率先开展悬雍垂腭咽成形术；20世纪90年代初开始了人工中耳的研究，这些前辈卓有成效的工作为协和赢得了全国乃至世界耳鼻咽喉科学界的尊重。

年轻的高志强就是在这样一个有着良好的临床和科研基础的团队里接受了严格的训练，并一步步走过主治医师、副主任医师、主任医师，成为硕士生导师、博士生导师，最后成为这个科室现在的"掌门人"，也正是因为站在了这些巨人的肩膀上，高志强一直以一种感恩的心看待协和的一切，也感到了更大的压力和责任。"我刚来科报到时，老主任王直中教授亲自带我到图书馆教我如何查文献，到病案室教我如何查病历……"每每说到这些，高志强总是带着感激和不安——"我怕辜负了协和对我的期望。"

2015年11月接任中华医学会耳鼻咽喉外科分会主任委员以后，高志强带领中国耳鼻咽喉头颈外科不断进取。在2年多的时间内，分会围绕临床、科研工作热点，开展各种国际学术交流。说到这些学术活动，高志强如数家珍。

2016年4月22—25日开展的中–韩耳鼻咽喉头颈外科学会学术交流合作，他代表中国耳鼻咽喉头颈外科学会与韩国学会主要负责人进行了深入和富有成效的讨论，双方在学术交流合作以及双方人员往来等领域取得了众多共识。（图3-8）

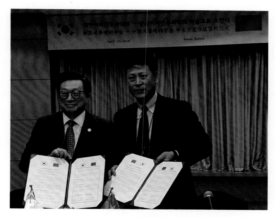

图3-8　中–韩耳鼻咽喉头颈外科学会签署学术合作

2017年5月24—27日，应德国耳鼻咽喉头颈外科学会主席Eßer教授及德国学会的盛情邀请，高志强教授还率领中国耳鼻咽喉头颈外科学会代表团参加了在德国Erfurt举行的第88届德国耳鼻咽喉头颈外科学年会暨中–德耳鼻咽喉头颈外科协会2017学术交流年会。交流会上，高志强做了"The Clinical Training System in PUMC Hospital"的主旨演讲，以北京协和医院临床培训经验为例，向德国同道们介绍了近百年来耳鼻咽喉头颈外科医生的成长轨迹与培训体会，分享了对正确培养理念的理解与坚持，得到了与会两国同道的一致共鸣。由于多年来对中德学术交流与合作的重要贡献，在本次会议上，高志强教授还荣获了德国耳鼻咽喉头颈外科学会颁发的名誉会员。（图3-9~图3-12）

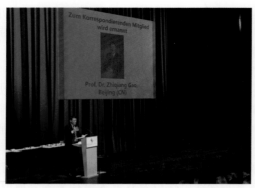

图3-9　高志强在第88届德国耳鼻咽喉头颈外科学年会暨中-德耳鼻咽喉头颈外科学会2017学术交流年会上发言

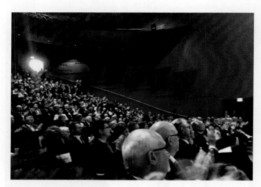

图3-10　会议上高朋满座，来自全球各地的嘉宾对高志强的演讲表示认同

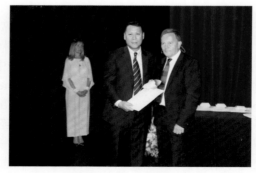

图3-11　大会开幕式上，德国大会主席Eßer教授为高志强颁发荣誉证书

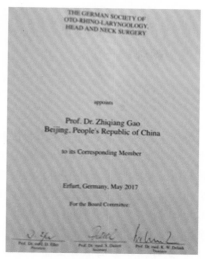

图3-12 高志强荣获德国耳鼻咽喉头颈外科学会颁发的名誉会员证书

除此之外，中-美耳鼻咽喉头颈外科学会的交流也在陆续开展中。如今中国耳鼻咽喉头颈外科学已经不再是30年前的样子了，我们有很多地方已经达到或超越了西方先进国家。"我的梦想是，未来在大家的帮助协作下，能够在中国召开世界级的耳鼻咽喉外科学学术大会，这意味着世界对我国学术水平的认可，同时我们也能从承办大会的过程中有所收获。"

"乘风破浪会有时，直挂云帆济沧海。"作为北京协和医院耳鼻咽喉科这支有着辉煌历史团队的学科带头人，高志强正带领着全体医护人员以更快的速度向更高的境界迈进。"协和的耳鼻咽喉科在我们这一代人手里必须要续写她的辉煌……"

致谢

感谢北京协和医院冯国栋、孙丽华，AME Publishing Company廖莉莉、董杰、高晨对本次采访提供的帮助和支持。

采访编辑：黄晓曼，AME Publishing Company
成文编辑：黄晓曼，AME Publishing Company

点评

　　高志强——同学，挚友。35年前，我们一起来到协和实习。由于分在一个大组，我们住"木板房、上下铺"，一起接受协和传统文化的熏陶。受当时连利娟主任、徐蕴华教授和边旭明老师等人的影响，我们曾经和沈铿等人同样立志要做一名妇产科医生，最后我俩当了逃兵，只留下沈铿。

　　尽管我二人现在不在一个科，但都是颅底外科医生，工作上有很多交叉，我们多次一起上台做手术，互相支持、帮助，我也向他学习了很多。

　　在垂体腺瘤外科手术方面，耳鼻咽喉科王直中教授是先行者，耳鼻咽喉科的许多老师都给予了我们指导，包括我在做第一台经单鼻孔垂体腺瘤切除术时，都特意请了耳鼻喉科师秀珍老师上台指导，之后慢慢开展了起来。正如文中所介绍的，高志强教授的工作业绩，取得的成就，足以说明他是一位"严谨、求精、勤奋、奉献"协和精神最好的践行者。

——王任直

4

病理科

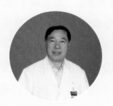

陈杰

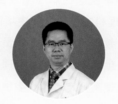

钟定荣

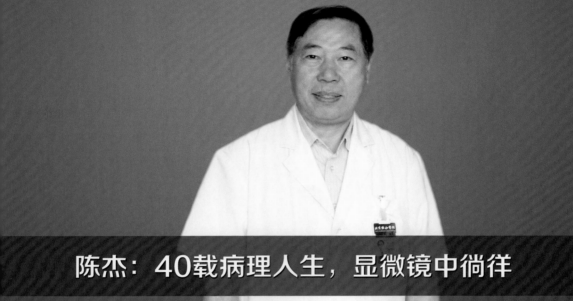

陈杰：40载病理人生，显微镜中徜徉

陈杰，曾任中华医学会病理学分会主任委员，北京协和医院副院长、党委副书记，病理科主任。现任中华医学会病理学分会名誉主任委员，中华医学会理事，教育部科学技术委员会生物与医学学部委员，国家卫生计生委（现国家卫生健康委员会）病理质控及评价中心主任及专家委员会主任委员，全国病理医师定考专家委员会主任委员，北京协和医学院病理系主任。从医40年，1994年晋升主任医师（教授），同年被遴选为博士生导师。多次获国家自然科学基金，1996年获国家杰出青年基金和国家教委跨世纪人才基金。主持国家"十一五"科技支撑课题和国家行业基金课题。已发表学术论文300余篇，SCI收录论文100余篇。获国家科学技术进步二等奖1项，省部级一等奖2项，二等奖4项，三等奖3项。主编全国长学制统编病理学教材（第一、第二、第三版），第二版获北京市及教育部精品教材。《中华病理学杂志》总编辑，主编全国住院医师培训教材《临床病理学》。曾获霍英东教育基金会青年教师奖一等奖、国家四部委"青年科技之星"、国务院政府特殊津贴、卫生部有突出贡献专家、全国抗击非典型肺炎先进科技工作者、北京协和医学院教学名师等。

前言

　　显微镜下的世界，陈杰一看就是40年。作为一名病理医生，在他眼中展现的，是一个丰富多变的别样世界。一般人看来枯燥、寂寞的病理学科，陈杰探索在其中，却能感受到特有的魅力。"病理诊断每天看到的都是新鲜事物，只要钻研进去，在探索过程中，在专心做学问中，就会找到乐趣。"

　　或许与病理工作的方式有关，陈杰本人给人一种宁静、平和的感觉，他很少言辞。在他这里，仿佛时间慢慢流淌，不急不躁。所谓静水流深，智者无言，大抵如此吧。

恢复招生后协和第一批研究生

　　1973年，陈杰考入哈尔滨医科大学医疗系。那时正是"文革"动荡的年代，学生学习没人管，全靠自觉。在这种情况下，陈杰始终没放松对自己的要求，课业、医学基本功毫未懈怠。

　　1977年1月，当毕业来临时，陈杰获得了留校的机会。"当时500多名毕业生，只有6个留校名额，我寻思怎么也轮不到我呀！"陈杰回忆："那时候都要把铺盖卷拿回家了，没想到能够留校。"

　　学校有两个附属医院，当时都很缺人，陈杰最终被基础部要了去。"其实我们本心还是想做临床，既然做不了临床，就选择了与临床比较贴近的病理科。"就这样，陈杰留校工作了一年多。

　　1978年，我国恢复研究生招生。那时，研究生在社会上还是比较新鲜的"事物"。"我们当时不知道研究生是何物，就是想再学习学习。哈尔滨医科大学没招研究生，我们一查北京招，就报了名，糊里糊涂地就考上了，成为恢复研究生招生后，中国协和医科大学第一批研究生。"于是，陈杰辗转从哈尔滨来到北京，师从全国著名病理学家刘彤华院士。

　　陈杰说："那时大家都很单纯，关于病理是不是辛苦、是不是有发展没有想太多。大家觉得病理就是医学的一个分支，无论干什么，都要用心，都应该有点作为。既然在哈尔滨做病理，报考研究生时自然就报了病理。"

　　刘彤华老师说："学病理的人是一专多能，各个系统的病理都要看，都要懂。因此，不是一朝一夕就能学会的，是一点一滴积累的功夫。"在陈杰的实验台上，摆满了各科的书籍，"由于病理诊断牵涉到太多的知识面，需要的时候方便随时查看"。

人穷志不穷

　　1981年，陈杰毕业获硕士学位，留在北京协和医院病理科工作。1983—1984年，陈杰赴英国皇家伦敦医院进修学习。陈杰发现，当时中国和国外有着巨大的差距。

"那时中国太穷。到了英国，总被问到赚多少钱。我们的工资几十块钱，相当于几个英镑，没法说。但是人穷志不穷，中国学生出去，都非常刻苦。我那时觉得出国机会难得，很拼命。在英国一年半左右的时间里，写了5篇学术论文。"陈杰说。

从英国回国后，陈杰历任协和助理研究员、助教和高级助教，1987年又入中国协和医科大学攻读博士学位。因联合国发展署的项目，1988—1990年，陈杰赴美国伍斯特实验生物学研究所作为访问学者进行学习。当时，"很多人选择留在美国，但我一想，是单位把我送到美国，如果不回来，总觉得无法交代。"1990年，陈杰登上回国的飞机，整架飞机上一共5名乘客。

1994年4月，陈杰晋升为主任医师，教授，并被遴选为博士研究生导师。1991年任北京协和医院病理科副主任，1997年任主任，2003年9月起任北京协和医院副院长，2010年10月任北京协和医院党委副书记兼纪委书记。

即便有了行政工作，陈杰也一直未离开过病理一线。年轻医生遇到不会看的疑难病理，都放到他这里，忙完行政工作回到病理科，他便开始对这些病理进行诊断。

从1978年至今，陈杰在病理这条路上走了近40年，他说："帮助患者诊断清楚病因，给患者解决了实际困难，是病理医生最有成就感的时候。"这也是他投身病理，几十年如一日坚持病理学诊断的原因所在。

在临床病理诊断方面，陈杰有深厚的造诣。"擅长疑难病理诊断"是资料介绍中对陈杰的描述，简单的几个字，写尽了这40年的兢兢业业、苦心孤诣、呕心沥血和奋发图强。

作为全国疑难重症诊治中心，北京协和医院成为很多人求生的最后一站。北京协和医院的病理科也成为全国疑难病理会诊中心，一代代专家担负起"疑难病理"诊断的重任。采访中，我们看到一个个请求会诊的病理切片，采访期间，也不时有人前来请陈杰会诊。（图4-1~图4-2）

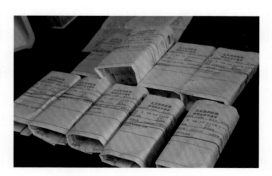

图4-1　请求陈杰会诊的病理切片

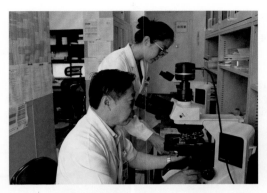

图4-2 陈杰在帮助请求会诊的医生进行病理诊断

协和的精神和文化传承

在学生们读研期间，老师们都非常用心，在学生们身上倾注了大量心思。除了刘彤华老师的言传身教，病理科的臧旭教授也给了陈杰很多启发和帮助。臧旭教授是中国解剖学家臧玉淦教授的儿子，被誉为协和病理学四大"台柱子"之一，对神经病理有深入研究。1992年，臧旭教授与内分泌科史轶蘩院士、神经外科王维钧教授等开展的"激素分泌性垂体瘤的临床及基础研究"获国家科学技术进步一等奖。

"臧老师他们做得非常细，从基础研究、病理诊断、临床治疗等多方面入手，在中国首次系统地认识了垂体瘤，建立了一整套先进的诊断方法，具有里程碑的意义。"陈杰介绍，当时有一个小的神经病理实验室，垂体瘤项目中的一些病理，都在这个实验室里进行。那时就摸索怎么做免疫组化，临床怎么测激素，甚至有的病例还进行了免疫组化双标染色、免疫电镜双标技术，都是比较超前的。

在陈杰的印象中，臧老师为人非常随和，"我们年轻医生有不懂的疑难病例，都去请教臧老师，他很乐意帮助学生，耐心为我们讲解。科里的年轻医生就我们几个，臧老师对我们特别好。这位颇有声望的老先生没有一点'架子'。他生活非常朴素，为人低调。他真的一点也不讲究，你看不出来他是什么大教授"。

病理研究生与住院医生相似，平时在科里，对送来的外检作初诊，刘彤华、臧旭、王德修、陈梅龄、刘鸿瑞几位老师排班，对陈杰等研究生作完初诊的外检进行复查。

"那时条件非常艰苦，我们学外检，没什么书。老师给我们讲课，都是

根据自己的经验写成笔记，自己照幻灯片，自己画组织形态，画得很详细。"陈杰回忆。（图4-3）

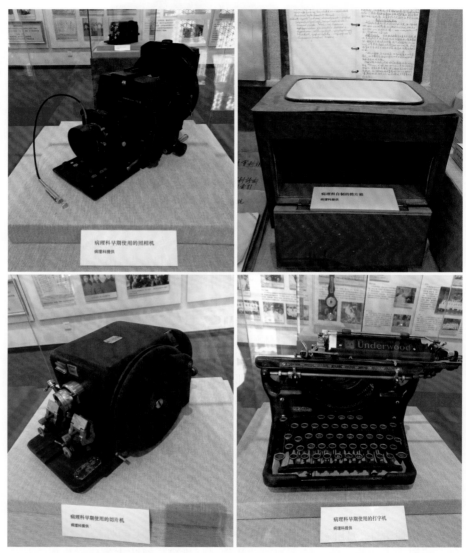

图4-3　北京协和医院院史馆中陈列的病理科早期使用的照相机、捞片箱、切片机和打字机

"我们非常敬佩这些老先生，他们十分敬业，一门心思做研究，早来晚走，天天如此。"当时，虽然病例数没有现在多，但病理科人数少，老先生们

都忙得不可开交。除了临床工作、科研工作，病理科作为协和医科大学的病理教研室，老先生们每年还担负繁重的八年制本科及研究生院的博士生及硕士生的病理学教学工作。

协和人的严谨，体现在对疾病诊断的一丝不苟。在陈杰的印象中，臧老师这些老先生都是引经据典。没有证据，即便高度怀疑，也不轻易下结论。臧老师有个习惯，他会随身携带小本，遇到疑难少见病例或自己拿不准的，便会记录下来。周末到图书馆去查阅文献，直到弄懂为止。

协和图书馆是协和"三宝"之一，曾被誉为亚洲第一医学图书馆，馆藏外文原版书刊数不胜数，许多珍贵的西方医学专著、图谱和中医古籍被妥善保管。这座图书的宝藏是臧老师这些老先生答疑解惑的地方，当时图书馆在老楼12号楼，病理科在老楼9号楼。从9号楼到12号楼的这条路，老先生们走了无数次，走着走着，他们走成了博闻强识的大家，走出了协和病理科的品牌。

采访中，陈杰还展示了一个个卡片箱，这些富有年代感的木箱，是老一辈的传承。卡片箱留存完好，进行了分门别类（图4-4）。"这些卡片是老先生们读书的记录，每张卡片清晰地记录着所读文献、期数页码以及摘要等信息。那时候没有电脑，老先生们就是用这样的方式，一点一滴，苦心钻研着学问。"陈杰感慨。

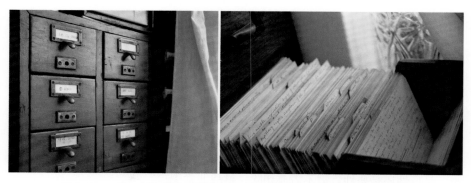

图4-4　一个个卡片箱和一张张卡片，记录着老先生们查阅文献的信息

在北京协和医院院史馆中，可以看到同样的卡片箱和中国现代医学先驱张孝骞教授记录疑难病症的"小本本"（图4-5）。一箱箱的卡片，一个个"小本本"，是时间的印记，是老一辈协和人医疗技术、经验、临床思维过程的记录和结晶，是文化与精神的传承。

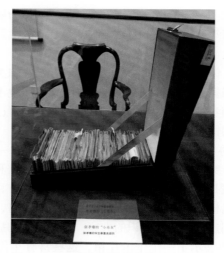

图4-5 北京协和医院院史馆展出的中国
现代医学先驱张孝骞教授的"小本本"

视点

"金标准"和"判决书"

截至目前，尽管影像学和各种检查技术飞速发展，但病理诊断仍然是诊断肿瘤的各种检查方法中最可靠的，病理诊断在医学诊断中具有权威性，仍是诊断的"金标准"。准确的病理诊断是临床治疗的基础。陈杰表示，目前大家都在提倡精准医学，没有病理的精准，很难谈得上真正的精准医学。

随着疾病诊断越来越细，病理医生的工作也越来越繁重。而且，目前临床越来越提倡"微创"，取下的标本越来越小，要求也越来越高，对病理诊断提出了更大的挑战。"如今利用细针穿刺病灶，吸取少许细胞成分制作涂片，凭借这少许的细胞成分，病理医生就需要作出准确诊断，告诉临床医生是否为肿瘤，是良性还是恶性，需不需要切除，挑战非常大。"

有时患者躺在手术台上，外科医生无法判断到底是胰腺炎还是胰腺癌，就等着病理报告来决定是否手术切除，以及切除的程度和范围。这时，病理医生要在很短的时间内作出判断，告诉医生诊断结果。病理诊断书，在某种程度上就是判决书。"一念之差，就是天壤之别。因此，病理医生承担着高压和高风险，病理医生手中的笔是千斤之重，病理医生既要胆大又要心细。"陈杰说。

病理医生与临床医生之间的相互沟通非常重要。要保证病理科发出去的报告，临床医生能看懂，知道怎么治。病理医生与临床医生一起确定最适宜的治疗方案，尽量减少和杜绝漏诊、误诊。因为不管是临床治疗还是病理诊断，最终都是为患者服务。

"人才危机"

陈杰指出，经过多年的呼吁，病理学科逐渐地得到了政府的重视，但病理学科的发展还面临很多的困难。其中，人员不足是最为紧要的问题。全国约有1万名病理医生，对于我国这么大的国家来说，显然微不足道，病理学科正面临着"人才危机"。

由于发病理报告是非常慎重的事情，病理医生的培养周期很长，对病理医生的能力要求也很高。在协和医院，工作至少5年的病理医生才能独立进行病理报告的签发。

"近些年病理学科得到了快速发展，但远远赶不上临床发展的速度。有些大医院床位数翻番，而病理医生却增加很慢。"陈杰介绍道。在协和医院病理科，30多名病理医生负责全院的病理检查，在多学科会诊中，少不了病理医生的参与，因此，人员非常紧张。

此外，由于病理科人数的限制，专科病理发展迟缓，一名病理医生往往要掌握各个系统的知识，病理医生面临不小的压力。

"新技术"和"数字化"

在病理学科的发展中，新技术的应用非常重要，如分子病理、数字病理。数字病理通过全自动显微镜或光学放大系统扫描采集，得到高分辨数字图像，再应用计算机对得到的图像自动进行高精度、多视野、无缝隙拼接和处理，获得优质的可视化数据以应用于病理学的各个领域。数字病理便于储存、传输和讨论。

未来，病理医生的工作方式会发生很大变化，或许不用显微镜就能进行诊断，无须坐班，通过家里的终端就可以进行诊断，通过电话、短信等将医嘱传给实验室，实验室再变成数字切片。远程会诊也将成为常态。这些技术目前在发达国家已经实现，在我国普遍应用之前，还需要解决存储、传输等技术上的问题。

"认真"和"同情心"

病理医生需要具备哪些素质？"认真"是陈杰首要强调的一点，"病理医生需要通过职业医师考试，要有临床医生的素质，要有精益求精的精神。一个好的病理诊断，离不开对标本的仔细检查，病理科一旦马虎，临床就差得更远了"。

　　病理医生最重要的是有认真的态度。对待一个标本，如果没仔细检查或检查不充分，就可能遗漏很多重要的病变。因为病理诊断是个复杂的过程，首先需要取材，从整个标本中选取部分进行观察，选取的过程就体现着做病理医生的责任。要选择典型的病变，避免发生遗漏。在此基础上根据自己所学知识，结合临床资料进行综合判断，最后作出病理诊断。

　　然而，不是所有类型的疾病都能一帆风顺地作出病理诊断。在作病理诊断的过程中，每个人都会经历几个阶段，由不懂到懂。"有时候发出去的报告出了错，一下子觉得什么都不会了。通过一点一点不断地学习，信心逐渐增加。做病理医生没信心不行，信心太满也不行。"

　　"病理医生还要有同情心，虽然我们大部分时间面对的是标本，但是要体会到，每个标本后面都是一个真实的患者。有时在外科手术中，患者在手术台上，一边麻醉，一边等着病理结果。患者血压维持不住了，外科医生和麻醉医生也得拼命维持着。"因此，陈杰经常强调病理诊断的速度。"如果病理医生不能换位思考，就体会不到这种紧迫感。"

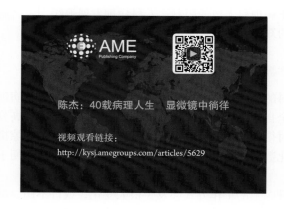

陈杰：40载病理人生　显微镜中徜徉

视频观看链接：
http://kysj.amegroups.com/articles/5629

采访编辑：王仁芳，廖莉莉，AME Publishing Company

成文编辑：董杰，AME Publishing Company

视频编辑：麦雪芳，AME Publishing Company

点评

　　陈杰教授是北京协和医院较早被派去国外学习的医生，同时还是协和医院很早获得"杰出青年"称号的人。十几年前，他就担任了全国病理学会主任委员，工作成绩显赫。我们做了很多年邻居，两家人是很好的朋友，在工作上、生活上我们都会互相帮助。说到陈教授的不足，只能告诉大家——他除了工作看病理片子，没什么业余爱好！

——王任直

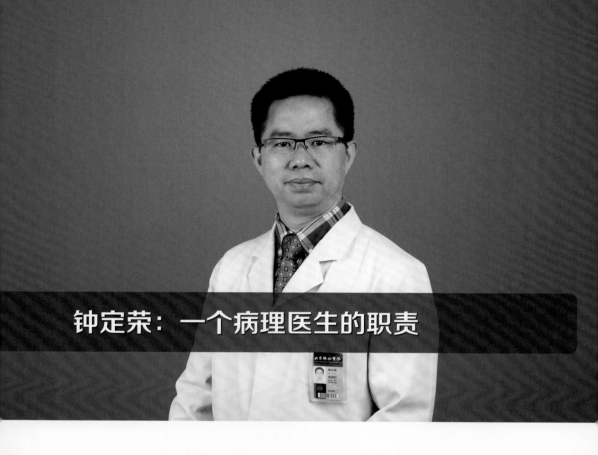

钟定荣：一个病理医生的职责

钟定荣，主任医师，教授，硕士研究生导师，北京协和医院病理科医疗副主任，兼医技工会主席和党委副书记。担任全国病理学工作者委员会第四届副主任委员，北京肿瘤病理精准诊断研究会主任委员，病理技术装备学会常务委员兼副秘书长，中国医促会网络病理学会常务委员兼秘书长，中华医学会病理学分会第十一届委员会神经病理学组、软组织学组委员，中国病理学工作者委员会淋巴瘤学组委员。《中国病理装备通讯》副主编及多家医学杂志的审稿专家，发表病理相关文章100余篇，参编各类病理相关书籍8本。从事临床病理诊断工作23年，华西医科大学本科毕业后参军入伍，攻读硕士学位时师从李向红教授，博士学位时师从刘彤华院士，曾在中国人民解放军总医院病理科工作9年，2003年转业至北京协和医院工作至今。

前言

平时，来自医院各个科室的病理诊断，钟定荣都会管。

是的，病理医生不分科，几乎在所有医院，他们"什么都得管"——内分泌科、神经外科、肿瘤科、基本外科等几乎所有科室。通常，一个病理医生所管的范围会涉及人体的各个系统，要涉及1万多个最基本的病理形态，5 000多个基本疾病名称。

在协和医院，每天仅来自院内及外院要求会诊的疑难病理诊断有时就能达120~130例，少的时候也有70~80例，甚至单个病例的病理切片就要上百张，而协和医院能有资格参与病理会诊的病理医生却仅有9位，钟定荣便是其中一位。

"做病理医生，23年"

病理医生是最为低调的医生类别之一，不少普通民众根本没听说过这样一个医生群体，甚至连患者也不容易直接感受到他们的存在。在协和医院，钟定荣就是处于这么一个"不显眼"的位置。

患者到底得的是什么病，谁说了算？正是病理医生。他们才是为患者"一锤定音"之人，有了病理医生给出的病理诊断做基础，临床医生的治疗方案才能有的放矢。

国家卫生计生委（现国家卫生健康委员会）2015年的统计数据显示，全国有执业医师资格的病理医生仅有9 000人，如果按照每100张病床配1~2名病理医生计算，缺口多达4~9万人。钟定荣说："现在，其实中国病理学界的人才缺口已达10万人之多。"

钟定荣从1994年参加工作就开始做病理医生，至今已经23年了。

"以前，病理医生都是通过观察病理形态，'看一眼，结论就出来了'。现在，随着科技发展，病理医生的手段明显增多，需要通过多种手段来找证据，去证实病理形态'是什么，不是什么'，这正是病理学科的进步——让形态指引诊断方向，用证据来说话。"钟定荣说。（图4-6）

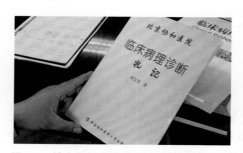

图4-6 钟定荣主编的《临床病理诊断札记》

　　医学面对的是一个复杂有机人体，取样的代表性、病情发展的阶段性及疾病形态的多样性，都会导致诊断变数很大。"要在临床病理诊断中做到每一次诊断都精准，非常难，而这也正是病理诊断的魅力所在"，钟定荣这样认为。同科室的陈杰教授也说："病理，活到老学到老，每天见到的东西都不重样，在探索中把病诊断出来，就是病理的乐趣所在。"

　　三四十年前，协和医院著名病理学家臧旭教授参与"激素分泌性垂体瘤的临床及基础研究"时，采用的病理诊断方法有光镜、电镜和当时复杂且耗时的免疫组化技术。如今，随着技术的进步，免疫组化已成了日常病理诊断中的常规手段，而电镜却因耗时在日常中很少用了。同时，分子病理诊断也应用到了临床，在很多疾病的诊断中不可或缺。钟定荣说："这是进步的表现，病理诊断的手段越多，诊断的准确性就会越高。"

　　几年前，一名46岁的男性患者，在别的医院通过CT发现肺部多发结节状阴影，被怀疑患有肉芽肿性炎。然而，各种治疗无果，病情加重后转院，做了经皮穿刺肺活检，又被诊断为肺纤维组织增生伴慢性炎症，但不能完全确诊（临床则认为"感染可能性大，韦格纳肉芽肿病及细支气管肺泡癌待除外"）。患者及亲属不放心，带着切片找钟定荣会诊。看了切片后，钟定荣认为诊断非常困难，初步否定了先前的诊断，更倾向于肿瘤，但组织形态不典型。为了更准确，他进一步结合影像学资料反复琢磨，加做HE染色和免疫组化（图4-7），参考了病史，最终诊断为肺原发性卡波西肉瘤，该例也是国内首例。钟定荣说："后来临床医生将病理切片带到美国，经过反复检查，美国的病理医生最后认同了我们的病理诊断。"

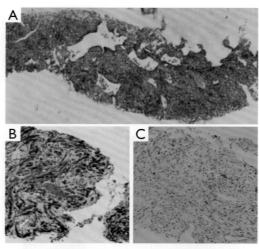

图4-7　HE染色（A）、免疫组化CD31染色
（B）、免疫组化HHV-8染色（C）

"垂体肿瘤病理诊断的最大难度在于生物学行为的判断"

钟定荣说："在日常工作中，病理科医生除了要考察疾病的病理形态、看切片，还要考虑到病因、病名以及预后等各方面的因素，也需要结合临床和影像学的信息，尤其是神经系统的疾病。"

所有神经内分泌肿瘤，不论是良性还是恶性，在形态学、组织学和免疫组化上都具有共性——细胞的染色质往往呈颗粒状、胡椒盐状，胞浆是红染的；腺体间富于血窦；免疫组化表达CgA、Syn、CD56、NSE等标记物。"但是，这些形态学的改变不能真正反映其生物学行为。比如，垂体腺瘤作为一种中枢神经系统的神经内分泌肿瘤，在病理诊断中，有时肿瘤细胞看上去异型性很大但不一定是恶性，反之看上去异型性不大但并不意味着是良性。同时，垂体控制着多种激素的分泌，进而调控人体代谢的各个方面，人体各个器官的功能都可能与垂体相关，并通过正反馈和负反馈调节，因此，病理生理过程相对复杂。"钟定荣说。

当遇到垂体病理标本，病理医生往往需要向临床医生进一步询问更多的临床表现和影像学信息——患者是否有垂体腺瘤病史、影像学上是否对周围的骨产生破坏性、是否有库欣综合征和肢端肥大症等相应体征。钟定荣认为，这对于作出正确的病理诊断非常有帮助，病理医生诊断的过程，需要相关科室的相互理解、信任、配合和支持。（图4-8）

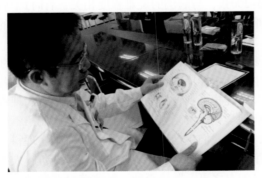

图4-8 钟定荣教授翻阅《人体解剖彩色图谱》

"垂体肿瘤病理诊断的最大难度在于生物学行为的判断"，钟定荣说。当遇到垂体腺瘤和垂体增生不易区分时，需要进行特殊的网状纤维染色，观察每个瘤细胞之间的网状纤维，"如果网状纤维减少提示可能为垂体腺瘤，如果网状纤维增多提示可能为垂体增生"。当被要求进行术中冷冻切片诊断时，病理医生往往会给出类似"良恶性需等石蜡切片进一步明确，需再结合临床特征、结合影像学检查"等的结论，因为通过石蜡包埋后的病理切片，组织形态更清楚，才能进一步做免疫组化等工作来帮助诊断。

有一次，一例已经"诊断"为小脑部髓母细胞瘤的年轻女性，外科医生认为肿瘤部位较特殊，心存疑虑，因此找到了钟定荣教授，希望能再帮忙看一看。当时，钟定荣认为，"虽然小脑好发髓母细胞瘤，但影像学显示该肿瘤是非小脑蚓部的囊性占位，大小47 mm×46 mm（髓母细胞瘤一般为实性病变，且常发生在小脑蚓部）"，他进一步询问患者的病史，发现患者3年前患垂体腺瘤，曾先后做过3次手术。"我补做了垂体相关激素表达，最终确诊为罕见的垂体癌转移至小脑。"钟定荣说："如果不结合病史、影像学资料，有些垂体腺瘤仅从形态学上是难以诊断的。有时候，有的垂体病变看上去是垂体腺瘤，可是如果结合免疫组化、特殊染色及影像学的综合诊断，最后病理医生的诊断可能是垂体增生。所以，神经病理一定要结合影像、结合临床。"

在垂体疾病的病理诊断方面，钟定荣做了很多临床和科研工作。"从生物学行为上进行研究，哪些垂体腺瘤有潜在风险，可能会对周围组织具有侵袭性、会发生转移、发展成垂体癌"是钟定荣正在与单远教授合作开展的新研究。

"有一群病理人，在默默地做好病理"

我们问钟定荣，他每天需要看多少张病理切片。"多的时候，400张以上，少的时候100~200张，与病例的疑难程度相关，有时1个病例在桌前反复看两三天，最后也难以下诊断。"作为病理医生，他手里握着的是疾病诊断最终的"判决书"。

病理医生需要静心钻研和积累渊博的知识，一个优秀的可以独立发出病理报告的病理医生，其培养周期可长达10年以上。病理科是各个医院的平台科室，然而如今很多医院找不到合格的病理科主任，很多病理资深专家难以招到病理学研究生，病理学界后继乏人，令人担忧。"我们招不到研究生，被临床科室淘汰的学生，还需我们主动询问他们是否愿意来病理科。希望大家用前瞻的眼光看技术含量高的平台科室的发展，重视人才储备，人才梯队一旦断代，要想衔接，绝不是朝夕之事。"谈至此，钟定荣已然激动，"病理学是医学之本，只有把病理诊断做好，疾病的诊疗才能称得上精准，才能推动我们医学事业的发展"。

不得不正视，现在的病理医生，承受着"差之毫厘，谬以千里"的压力和风险，背后，却是低收入。同时，随着人们法律意识的增强，病理医生站在被告席上，已经是经常发生的事情。这些都可能导致优秀的年轻医学生不愿进入病理医生行列。

"我们现在只能默默地培养着病理人。我们在尽量让自己过得好一点，以吸引年轻人到病理科来学习和工作。"

2005年，钟定荣曾到西藏自治区人民医院病理科工作了3个月。召集全西藏的病理医生（当时仅有4人），开创性地成立了西藏医学会病理专业委员会。离开以后，西藏的病理学发展和那里的病理人让他魂牵梦绕，10年后，他再次回去了，"这次，钟教授胸怀解决之道，深知存在的问题。"时任西藏医学会病理专业委员会主任委员罗含欢说。2015年8月，钟定荣教授第二次去西藏，期间主持召开了西藏病理专业委员会第一届学术年会，成立了西藏病理远程会诊中心和西藏病理技术学组，建立了西藏病理医技人员微信群。他在那里又工作了整整一年。在一年"组团式"援藏过程中，他悉心带教西藏自治区人民医院病理科全科人员，在病理读片、理论知识、技术提升方面均做了大量工作（图4-9~图4-10）。

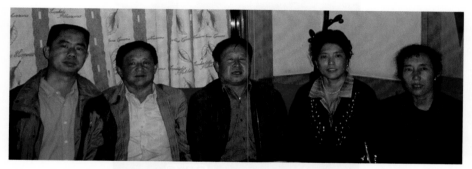

图4-9　2005年，准备离开西藏的那天，西藏全体病理医生为钟定荣送行，左起，钟定荣、益西加措、隋官杰、德尼、曲珍

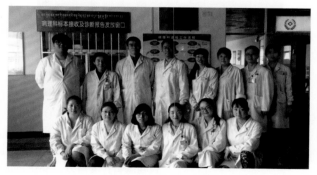

图4-10　2016年，援藏期间，北京协和医院的钟定荣（二排左四）和王文泽（二排左三）与西藏自治区人民医院病理科全体病理人合影，二排右四为西藏医学会病理专业委员会主任罗含欢

　　钟定荣很欣慰，因为"有一群病理人，他们在默默地做好病理"。

　　最后当我们问及如何才能让病理诊断更加精准时，钟定荣说："精准的治疗基于精准诊断，而精准诊断有很大一部分是由病理科来担当。一是，病理医生必须是高端的全科医生，具备深厚的组织病理形态学功底，对每个病例的每张切片必须仔细观察；二是，精准掌握各类免疫组化和特殊染色的适应证及各类组织的表达谱，利用最新的分子生物学技术来辅助诊断；三是，'临床与病理'有机结合，患者理解，资金支持到位。"（图4-11）

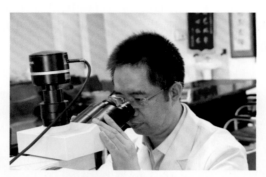

图4-11　钟定荣在工作中

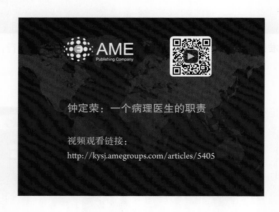

钟定荣：一个病理医生的职责

视频观看链接：
http://kysj.amegroups.com/articles/5405

采访编辑：王仁芳，AME Publishing Company

成文编辑：王仁芳，AME Publishing Company

视频编辑：麦雪芳，AME Publishing Company

点评

　　很多人不了解病理科，更不了解病理科医生，但病理医生在外科医生心目当中是"神"。尽管我们已经做了一辈子垂体外科工作，仍然回答不了患者和家属提出的有关垂体腺瘤的一些关键问题，如是不是垂体腺瘤？肿瘤长得是快还是慢？是不是侵袭性的？手术以后会不会复发？会不会转移？只有病理医生才能回答。而且随着科学技术的发展，答案只能从切除肿瘤标本的研究中得到。您说病理科和病理医生重不重要？

　　协和医院垂体腺瘤工作能够达到这样的高度，和病理科医生们的努力是分不开的。从最早的臧旭教授、薛辉医生，到陈杰教授、杨堤教授、梁智勇主任、钟定荣教授等，都做出了巨大贡献，他们是推动协和垂体事业发展的重要力量。文中几件小事，也从侧面反映出病理工作的重要性，换句话说，"病理学是医学之本，是解决临床问题的基石"。

　　衷心祝愿协和病理科，尤其是神经病理组的专家们再接再厉，取得更好成绩，为协和医院垂体MDT团队再上一层楼，做出更大贡献。病理科医生们，你们辛苦了！

——王任直

5

放疗科

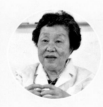
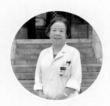
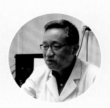
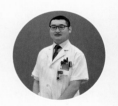

周觉初　　　　　何家琳　　　　　张福泉　　　　　连欣

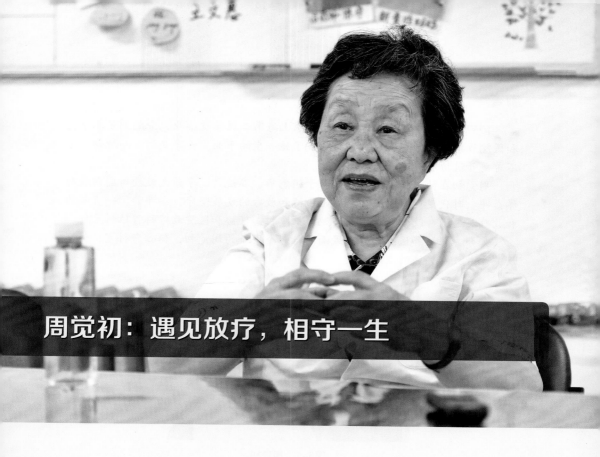

周觉初：遇见放疗，相守一生

周觉初，原籍浙江诸暨市，1934年1月出生，自幼在北京读书，中学和大学分别毕业于笃志女中（曾用名笃志学堂、后改名女八中、一五八中，现名北京市鲁迅中学）和上海市第二医学院（现上海交通大学医学院）。在北京协和医院从事放射治疗临床和研究工作60年，是协和医院知名专家，有丰富的肿瘤放疗临床经验和很深的造诣，开展了难度较大的放疗技术，如全脑全脊髓照射、全身照射、斗篷照射等。参加"激素分泌性垂体瘤的临床及基础研究"荣获国家科学技术进步一等奖，译著有《胸和纵隔肿瘤》《垂体前叶瘤》《软组织良性病》《脊柱肿瘤的放射治疗》，《甲状腺病的放射治疗》等。

前言

　　1957年，风华正茂的周觉初刚刚从上海第二医学院毕业，分配到了北京协和医院放射科放疗组，自此，放疗成了她一生的事业。世事变幻，而她却一生不曾离开过协和，不曾离开过放疗。

　　周觉初在协和医院60年，师承于胡懋华、谷铣之、李鼎九教授等国内放疗界泰斗。时代变迁，时光荏苒，她为协和放疗的发展坚守、奋斗着，一直与协和放疗共进退。改革开放初期，她力挑重担，任协和医院放疗科首位科主任。

　　如今，与协和医院放疗科风雨同行一个甲子的周觉初，仍心念科室，仍密切关注着放疗领域的点滴进展。（图5-1）

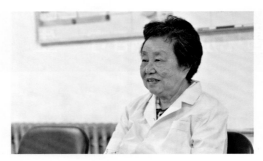

图5-1　周觉初

放疗与垂体瘤治疗

　　周觉初介绍，过去，激素分泌性垂体瘤（简称垂体瘤）是很难治疗的疾病，手术难度大、风险大。"最早耳鼻咽喉科做过少量手术，后来也只有外科才敢'动'那里。生长激素等药物治疗方式是后来才应用到垂体瘤治疗中的，与药物的'广泛治疗'不同的是，放疗可以相对精准地对准肿瘤，所以放疗在垂体瘤的治疗中起了较大作用。"

　　垂体瘤是需要开展多学科综合治疗的一类复杂疾病，为了借助多学科协作的力量，探寻提高垂体瘤诊疗水平、改善患者预后的途径，在史轶蘩教授的带领下，北京协和医院内分泌科、放疗科等9个科室于1978年正式组建成立垂体MDT，对垂体瘤进行了长达十几年的前瞻性系列研究，在垂体瘤的病理、发病机制等方面进行了深入探讨，该项目最终于1992年荣获国家科学技术进步一等奖。

　　至今，放疗仍是垂体瘤治疗的重要手段之一，放疗对三种功能性垂体瘤——生长激素瘤、促肾上腺皮质激素瘤、泌乳素瘤和无功能垂体瘤的疗效都是肯定的。

垂体位于大脑底部中央，放疗时需要考虑射线对周围正常组织以及垂体本身功能的影响，再加上不同垂体瘤对于放疗敏感度的差异，要想为患者制定合适的首选治疗方案，就需要采用多学科讨论的模式，将相关科室汇聚在一起，各科室的医生各抒己见，最终使治疗达到让患者满意的效果。

"自20世纪70年代开始尝试以来，实践证明垂体瘤治疗的MDT模式使患者及参与治疗的医生都获益匪浅，值得推广。"周觉初说。

与协和结缘

服从分配

"既然被分配到这里，那就踏实工作，虽然开始会有不情愿，但也无二心。"

周觉初大学毕业时希望从事内科相关工作，第一志愿也不是北京协和医院，却机缘巧合被分配到了北京协和医院放射科放疗组，就这样一待就是一辈子。

"被分配到放射科，我没有思想准备，报到时，科主任说，'你就跟着负责放疗的谷铣之教授吧'。这更出乎我意外，因为之前我大学没有学过放疗相关的基础知识。其他医生来协和医院，被分到放射科，往往都先作诊断，我却直接进入了放疗组。"

放疗在当时还是一个比较新兴的学科。国内那时还没有自己的参考书，大家参考的还是英国的一本专著，直到1983年，谷铣之、刘泰福和潘国英三位教授主编了《肿瘤放射治疗学》，国内才有了自己的放疗学参考书，这本书现已增订到第四版，仍是国内放疗学界的主要参考书。当时，国内专门从事放疗的专家很少，如吴桓兴、张去病教授，以及北大医院的梁铎教授等。

协和的"住院医生"

"住在医院，管患者、看书、吃饭、睡觉都在一个楼。"

周觉初刚来协和医院时，全院各科管病房的住院医生就住在15号楼的3层（女）和4层（男）。治疗组在10号楼2层，6号楼2层是放疗与其他科合用的一个病房，食堂就在老楼0层。"楼上睡觉，中间看书、学习、管患者，楼下吃饭"，医生的吃、住、工作都在医院，再加上当时医院的伙食条件好，厨师手艺高，伙食费每月仅12块钱，因此大家也不用惦记着每天回家了，周觉初和其他医生基本都一两周才回家一次。当时，科室的殷蔚伯和李鼎九医生等也跟着大家一起，工作、吃、住都在医院。可谓真正的"住院医生"了。

"那时候要求非常严格，直接带领我的是李鼎九医生，让我管6个患者，最多时需要借床，可达到12个患者。他要求我必须先记住患者的姓名以及病案号，因为仅有患者姓名没有病案号不能给护士开医嘱，并且如果需要外出拿药，处方单上也要有病案号，甚至包括患者的病史也要背下来。"

"闯祸"

"刚来协和就闯了祸，李鼎九医生却没有对我严厉责备。"

1957年底，刚参加工作的周觉初在观察病理切片时觉得显微镜的视野不清晰，拿下镜头擦拭，不小心将镜头摔在了地上。她当时非常害怕，原以为这次"闯祸"定会受到责备和处罚，不曾想当时的上级医生李鼎九却宽慰她说："没事儿，没事儿"，让尚且年轻的周觉初倍感温暖。

后来她一直没舍得丢弃这台显微镜（图5-2），多次"搬家"也未丢弃，至今还放在放疗科。

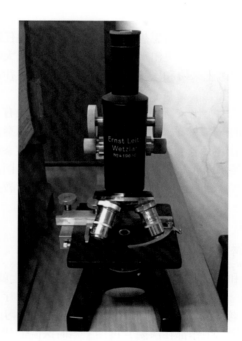

图5-2　当年那台显微镜

接下来，周觉初围绕协和放疗科的历史、科室现在的发展情况及对科室未来的期望与AME展开了对话。

协和放疗科·历史

AME：在协和建院之初的几十年里，放疗曾经达到过鼎盛时期，那时候的大概情况是怎样的？

周觉初：早在20世纪20年代协和医院创办之初就已经开始了放疗工作，1925年孙中山先生曾在协和接受术后镭疗，当时协和的放疗是国内最早、最完善及最具规模的，那时候协和医院有以谢志光教授为首的国内放射学奠基人。到20世纪30年代初，协和医院放疗的设备和人才得到进一步完善，成为了中国临床放射学的中心，成为了培养放射物理学、放射生物学人才的基地，那时候有徐海超教授等国内顶级的放射物理学家。

发展到20世纪50年代，协和医院放疗技术达到鼎盛时期，那时科室的硬件配置在国内是首屈一指的，各类专业人员近20人，能够治疗各类良性、恶性肿瘤，每年收治的病例上千人次，同时也培养了大批专门从事放疗的医生，我也是那段时期加入协和医院放射科放疗组的。

AME：1958年协和参与组建中国医学科学院肿瘤医院（原日坛医院，以下简称肿瘤医院），您亲历了那个阶段，当时的切身感触是什么？

周觉初：在时代大背景下，1958年国家组建肿瘤医院，协和医院放疗科的主要设备和人员都要参与组建肿瘤医院，协和医院只勉强留下了刚毕业的我和李翠兰医生，继续从事放疗工作，不久，李翠兰医生也离开了协和医院。

当时，胡懋华教授坚持"协和医院一定要有放疗专业，如果没有了放疗对于整个医院来说定会是一个非常大的损害"。是在胡教授的坚持下，保留了协和医院放疗组。

当时的放射科主任是胡懋华教授。科内分诊断与治疗两组，1958年组建肿瘤医院，治疗组保留了部分设备——一台苏联180 kv深部治疗机和一台100 kv浅部治疗机，后来又从皮肤科调来一台接触治疗机。

后来谷铣之教授曾跟我开玩笑："当时就怕周觉初来肿瘤医院要回另外两台接触治疗机。"当时我还是个刚毕业的学生，不懂，也是真不知道可以要回机器，我们知道，设备机器对于放疗来说非常重要，没有好的设备，什么也做不了。

1958—1960年初，当时已在北京医院工作的刘明远教授应胡懋华教授邀请过来协助和指导我们的工作，他每周来1~3次，但经常会随时被"请"回北京医院。

有一次，他正在协和医院为患者治疗，北京医院说那边有特殊患者，刘教授也只好赶紧回去。

20世纪60年代在胡教授的主张下，协和医院放疗组新引进了2台匈牙利的机器，包括一台固定治疗机和一台当时较为稀缺的旋转式X线治疗机。后来又添购了一台苏联钴-60治疗机。为了增强协和医院放疗组的实力，胡教授还调来了多名医生和技师，苏学增、许福熙、樊兆昇、吴桂兰、何家琳等都是那时来放疗组的。

苏学增教授1963年来放疗组后采用的主要治疗手段是钴-60加X线机体腔管照射，那时大量晚期、其他医院不敢接收的宫颈癌患者来到协和医院治疗。1966年，许福熙医生被调回到上海。北京中日友好医院成立时，樊兆昇医生被调到北京中日友好医院放疗科。

AME：艰难时期，您是否想过放弃，是否想过离开协和？

周觉初：1958年肿瘤医院成立时，谷铣之教授曾想把另一位高年资医生留在协和医院，但胡懋华教授却把我留下。我一直不明白他为何会选择把我——一个刚毕业的学生留了下来。

跟协和医院放疗科比，当年刚成立的肿瘤医院放疗科是独立科室，规模大、发展空间大、各方面条件好。但我想，既然分配到这里，我就选择安心工作。

AME：在没有如今先进设备的情况下，早年协和是如何做到精确放疗的？

周觉初：记得是1984年，胡懋华教授为放射科申请了一台CT诊断机和一笔科研资金，利用这笔科研资金引进了一台二维放射治疗设备与它配对，并安置在了门诊楼对面。

与现在的精准放疗不同，20世纪八九十年代没有今天的先进放疗设备，但那时协和医院的放射治疗已经做得相对很精准了，主要是靠精确计算物理剂量、解剖定位、透视下定位、三野照射等来实现的。

我们初来医院时候最先需要学习的就是放射治疗物理学，是协和医院的老物理师林玉玺老师教我们如何计算剂量、如何准确地对准肿瘤。所以，现在如果去协和院史馆还能看到放疗科医生们精心保留下来的人体各部位的横断面解剖图，当时是用来供医生计算放射剂量时作参考。

并且，早年协和医院有自己的工厂，很多实用且独特的医用工具都是自己制作的，那个年代的准确放疗也是通过借助这些辅助工具来做到的。比如检查耳鼻喉的灯，类似手电筒，能直接照到咽部，用以方便地查看咽部情况；还比如工程用的计算尺（图5-3）、计算物理剂量用的剂量仪等。1958年肿瘤医院刚成立那会儿，我还特害怕肿瘤医院的人会来拿走这些东西呢。

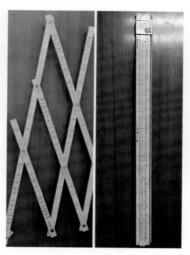

图5-3 计算尺

AME：1985年是什么契机让您决定带领大家成立独立的协和放疗科？新科室在建立后的一段时间里，发展如何？

周觉初：1958—1985年，分别是由胡懋华教授和张铁梁教授先后任放射科主任。

胡教授一直非常重视协和放疗组的发展，她一直坚持协和医院一定要有放疗。1985年，胡教授郑重跟我说："我不能替放疗发表意见了，你也不能再依赖我了，放疗该独立了。"在国内形势的驱使和胡教授的鼓励下，放疗组的人员成立了独立的放疗科。当时只给了13人的编制，属于协和医院医技科室里面最小的科室。

科室建立后，1985年我们引进了法国CGR公司生产的Orion5单光子直线加速器（图5-4）、模拟机及PTW剂量测量仪，使放疗科在硬件设施上提高了一大步。那时候医院的经济能力有限，机器和仪器的维修没有交给厂家，这方面的工作都是请肿瘤医院的袁增慰老师（毕业于清华大学，是维修医用加速器的专家）帮忙，因为袁老师也是初次接触法国设备，因此他通常是一边研究一边维修，投入了很大精力。在此阶段，殷蔚伯教授每周一次来我科指导工作。

袁增慰老师的夫人早年患恶性肿瘤，在协和医院接受的治疗，存活至今。所以他对协和有感情，总是积极帮忙。据肿瘤医院的年轻人说，那一阵从袁老师家路过，都会看到他家窗子上贴满了加速器的图纸，他就是这样来研究维修，帮助我们，使我们能顺利地开展工作的。

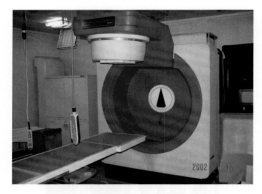

图5-4　CGR公司生产的Orion5单光子直线加速器

1997年左右，协和医院放疗科扩建，曾借用普仁医院（原北京市第四医院）放疗科继续开展门诊，用该院的加速器和北京医院的定位设备治疗患者。1998年购置加速器、模拟机和放射治疗计划系统。1993年时，购置了荷兰进口的后装机。1999年装配了美国瓦里安高能直线加速器，同年全部人马搬回协和医院，随后患者也逐渐增多。

2000年以后，张福泉医生接任协和医院放疗科主任，放疗科在器材、设备、人员等方面都有了更快的发展，随着设备技术的进步，放疗更加精准，进入了精确治疗阶段。（图5-5）

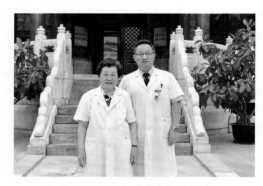

图5-5　周觉初（左）与张福泉

协和放疗科·现在

AME：听您介绍，协和放疗科最早是有病床的，现在还有没有？

周觉初：1957年我初来协和放疗科时曾有少数病床。后来1958年协和参与组建肿瘤医院至今一直没有病床。事实上，管理病床并非一件容易的事情，一方面需要有足够多的医护人员，另一方面更需要医院方面的大力支持。

现在，在没有病床的情况下，协和医院放疗科采用"各科患者住各科的模式"，有时也会跟其他科室借病床，借用最多的是中医科的病床，放疗科与各相关科室协作良好。

以前我科的医生虽是医学院毕业，但没有经过专业临床培训。而现在的年轻医生不同了，都是医学院校毕业的八年制学生，有内科学背景。我相信今后，在现任科主任张福泉教授的带领下，很可能会考虑组建放疗科自己的病房。

AME：作为前辈，您对今天放疗科在业务能力上给予的评价是什么？

周觉初：四个字——高质高效。在对待患者上，礼貌、体贴，理解他们及亲属的痛苦；在对待治疗上，坚持细致、严格的作风，坚持治疗计划审查批准程序和每周查房制度。坚持设备日检、周检、月检和年检，坚持每日进行剂量检测（目前国内只有为数不多的医院能做到）。他们继承着协和"严谨、求精、勤奋、奉献"的精神。为保证患者治疗，自2000年以来他们每晚加班，治疗设备一般从早上八点工作到晚上十二点，甚至有时工作到凌晨三四点。

夜间安排治疗，对于一些路途遥远的患者的确非常困难，甚至有些患者白天在门诊时候答应好的，待到夜间甚至凌晨来治疗时候，也会有不满情绪。此外，由于患者需要按照顺序排号、排队来接受治疗，加上北京交通非常拥堵的实际情况，他们也难免会出现迟到的情况，这也都会给工作的顺利开展带来不少麻烦。

AME：听说您也曾建议转一部分患者到设备条件等同的医院接受治疗，但患者为何还是坚持选择协和？

周觉初：我是曾建议转一部分患者出去，可患者不愿意走。

协和医院放疗科的医生都能做到"对患者谦和、仔细、礼貌"，我认为这是患者愿意在这里治疗的根本原因。

如今的协和医院放疗科，除了设备条件比较先进以外，在张福泉主任的带领下，全体医务人员是真正把患者当作衣食父母，就像给自己亲人看病一样为每一位患者看病。

【就此问题，笔者也曾问过科室的其他医生，他们说："在门诊的时候已跟患者沟通过——因为患者数量多，可能需要排队甚至到半夜才能接受治疗，并且放疗科没有病床。"

科室资深专家何家琳教授也感慨："经过劝说，患者在门诊上已答应去附

近医院接受治疗，免得排队到半夜赶来太辛苦，可有的患者甚至走在了半道，又回来了。"】

周老对年轻医生的心里话

放疗科面对的大都是肿瘤患者，且晚期患者较多，患者和亲属难免在心情和心理上都比较急躁，因此希望年轻一代医生能将放疗科的一些好传统传承下去——对患者要有非常耐心的服务态度。

很多人认为，"当医生，就要搞临床，不接触临床的医生都不算是医生"。放疗科不同于医院的其他科室，是临床和医技的高度融合，是一门发展很快的新学科，是迄今为止医学院难以成立的课目。如今，来了很多八年制的博士生，这对于协和医院放疗科的发展是个好兆头。

协和医院放疗科发展到今天，已初具规模，在行业中有了一定的声望。主要是近十几年来在张福泉主任的领导下，全体年轻人坚定信念，不辞辛苦、共同努力，团结协作而得到的。对这一成绩要倍加爱惜，不断发扬。

放疗仍在快速发展，也还有很多需要探索的地方，希望年轻一代能将自己所学应用到放疗中，推动放疗事业的进步。

请与放疗相守一生！

后记

在高楼耸立、喧闹的一片商业街中，有一组老建筑，她卓尔不群又和光同尘，像一位历经风雨的睿智老者，用和蔼的目光看着你，如一汪清泉，洗去了一身浮躁，心一下就静了下来——这就是历经百年的协和医院，协和放疗科的大本营也在这里。

进入老楼，穿过古老的楼道及楼道里或坐或站着的患者、家属，在如同迷宫般的老楼0层里绕过几个弯后，笔者来到北京协和医院放疗科的会议室。

两扇老式木门，20平米左右近乎方正的房间，多年磨损而已有些光滑水泥地面，一张使用多年的简易会议桌，一组装满档案袋的简易书柜，一张老式的极简置物桌，一面挂满了放疗科老照片的墙。周觉初教授和我们一起都就着会议桌周围的椅子坐下来。

刚落座，周觉初教授就谦逊地说："垂体瘤项目（激素分泌性垂体瘤的临床及基础研究）啊，史轶蘩教授是最主要的人物，可惜她不在了。"尽管史教授已逝世5年有余，我们仍能从周觉初教授简单的言语中感受到她对史教授的丝丝怀念和敬佩之情。

年过八旬的周觉初身上氤氲着一种医者的慈悲和蔼。

致谢

特别鸣谢AME Publishing Company廖莉莉女士为本文成文给予的指导，感谢北京协和医院放疗科张福泉教授、何家琳教授、李楠医生为本文采访、成文及图片提供的支持。

采访编辑：廖莉莉、王仁芳，AME Publishing Company

成文编辑：王仁芳，AME Publishing Company

点评

不仅仅是垂体腺瘤的研究，协和放疗科的发展历程就是一部完整的"中国放射治疗发展史"。当年，放疗科派出精兵强将组建了中国医学科学院肿瘤医院的放疗科；如今，在张福泉主任的带领下，创立了多个国内第一，继续谱写着辉煌。

——王任直

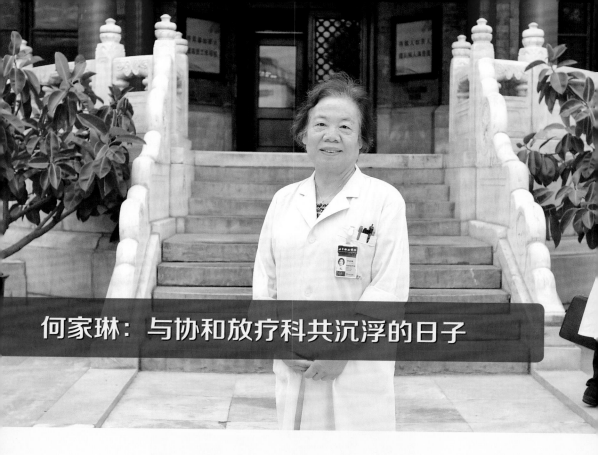

何家琳：与协和放疗科共沉浮的日子

何家琳，北京协和医院放疗科副教授，读高中时家庭发生了变故，深造无望的她毅然报考专科学校——北京市卫生学校，攻读放射专业（由北医放射学系代培）。1963年以优异的成绩毕业，分配到协和医院放射科工作时，何家琳年仅19岁。如今，何家琳已从事肿瘤放射治疗工作50余年，仍坚守在临床第一线，参加门诊、病房会诊及疑难病会诊工作，擅长头颈部肿瘤、肺癌、乳腺癌、皮肤恶性肿瘤、淋巴瘤及内分泌系统肿瘤的治疗。师从谷铣之、胡郁华、殷蔚伯等教授。1978—1979年赴中国医学科学院肿瘤医院放射治疗科进修1年。多年来积极总结临床经验，开展学术研究，在国家级杂志以第一作者发表论文10余篇，参与国家自然科学基金课题"X射线治疗头癣患者远期辐射效应研究"获卫生部院所级科研成果奖，"激素分泌性垂体瘤的临床及基础研究"获国家科学技术进步一等奖。

协和放疗科的沉与浮

协和放射科历史悠久，于20世纪20年代初建院时建立，是中国第一个同时拥有放射治疗、放射生物和放射物理专业的科室，一直到1958年，协和的放疗专业在国内都是首屈一指。

1958年，中国医学科学院肿瘤医院（以下简称肿瘤医院）建院，将整个放射治疗专业组从协和医院迁过去，包括人员和设备，只留了刚毕业一年的周觉初医生主持工作。20世纪60年代初，老主任胡懋华教授从放射科诊断组调了当时已是主治医师的苏学增医生，让他先去肿瘤医院学习放疗，学习结束后回来从事放疗工作，并邀请肿瘤医院放疗科的殷蔚伯教授和北京医院的刘明远主任帮忙指导，此后陆续分配新人来放射科，科室逐渐壮大。"我就是这个时期进入科里的"，说罢何家琳领着笔者在办公室照片墙上找到一张黑白合照，照片中的她青涩素雅（图5-6）。何家琳介绍，拍摄这张照片的时候，科里除了她，就只有周觉初医生、苏学增医生、樊兆升医生和吴桂兰技师几位。

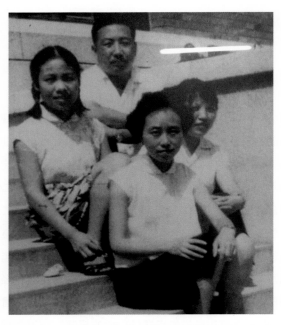

图5-6　20世纪60年代初协和放疗科人员，何家琳（左）、苏学增（后）、周觉初（前）和吴桂兰（右）

协和放疗科遭遇的第二次低谷，是在"文革"时期。"对我来说，那段时间也是最困难的。"当时科里的医生因为种种原因纷纷离开，人手严重短缺，连骨干周觉初也暂离岗位，只剩下何家琳，一个毕业没多久的小医生，不能独当一面，遇到难题，她还会骑上单车大老远跑到周觉初家里求教。何家琳表示，在这段艰难的时期，她还要感谢殷蔚伯和刘明远两位教授。肿瘤医院和北京医院离协和医院不远，但凡碰上个疑难杂症，她就抱着片子病例，去请教殷教授或者刘教授，他们都非常耐心，尽心指导她，"请教回来，我心里就有底了"，就这样坚持着，科里的放疗工作一直没有中断。对何家琳来说，两位既是恩师，也是兄长。

2000年后，在医院的大力支持下，放疗科有了快速的发展，大量引进人才和设备，在临床业务水平、质量控制和科研学术方面都有了质的飞跃。

在临床业务水平方面，2000年之前，每天收治30~40个患者；而今，科室面向全国，外院的患者占了80%，每天的治疗量达400多人次。科里注重人才培养，不断充实新生力量，专业梯队逐渐形成，每一位年轻人都非常优秀。

在质量控制方面，科里加入首席物理师邱杰，在他的严格把关下，协和放疗科赢得了放射剂量控制评比第一名，成为北京市的放疗质控中心。放射剂量控制评比每年都会在北京举行，是一个同行评议的机构，测评放射剂量的精准度等质量检测的指标，评委包括物理学专家、放射治疗医生和放射生物学方面的专家，评比结果代表科室整体的放射治疗水平。

在学术活动方面，科室的学术活动日趋活跃，凡是国内外相关的学术活动，科里都尽量派人参加，科室作为主办方，连续6年举办了全国性的大型学术活动。

协和放疗科的常规随访工作几十年不中断，在电话不普遍的年代，随访主要依靠信件。"随访信的内容是我们定制的"，何家琳翻出当年的随访信和患者的回信，信件泛黄但保存完好，内容口语化，既简单易懂也容易回答（图5-7），随后何家琳演示将随访信和回信小信封一起，装进大信封（图5-8）。患者/家属收到信件，逐一回答提问后，把回信装入小信封，免贴邮票直接到邮局投递。患者除了回答随访问题，有时还会附一封感谢信（图5-9）。"这些旧材料，科里一直保存着，现在读起仍然深受鼓舞"，何家琳感性说道。

这一类常规随访，如果往患者家里寄信没回复，他们通常还会往患者或者患者亲属单位寄信，跟单位的人事处打听，想方设法联系上患者或者亲属，知晓患者的生存状况。何家琳提到曾经有一位淋巴瘤患者，随访时电话无法接通，信件几次被退回，当时刚好要作淋巴瘤课题，何家琳就找了一个周日，骑车到患者提供的地址，找到地安门一带，发现已经拆迁改成了饭馆，才作罢。"我们那会儿死心眼，对随访率要求高，如果失访，在统计生存率时就按死亡计。"何家琳说。

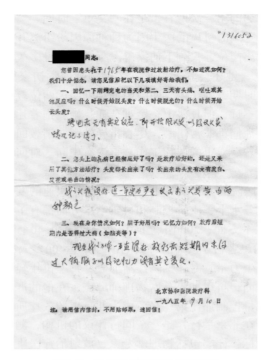

图5-7 协和放疗科定制的随访信

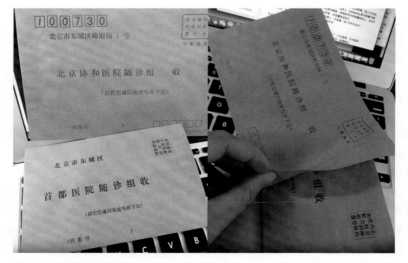

图5-8 随访信信封（大）以及回信信封（小），小信封可装入大信封，均无需贴邮票

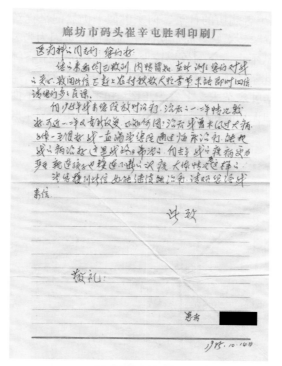

图5-9　患者的感谢信

垂体瘤协作组课题

1978—1990年间，史轶蘩教授组织"垂体瘤协作组"展开了大型多学科协作课题——"激素分泌性垂体瘤的临床及基础研究"，整个课题在垂体疾病的诊断、治疗、病理、发病机制及基础研究等方面都有相当大的建树，研究成果影响巨大。放疗科接到库欣病、肢端肥大症和无功能垂体腺瘤三种疾病的放射治疗课题研究，何家琳负责库欣病的垂体放疗研究，"当时我也没有什么想法，就是做科里分配的任务"。

何家琳整理了从20世纪50年代到70年代共105例库欣病病例。"开始没觉得多难，越弄越难"，据何家琳回忆，每一例库欣病患者的病历都将近一寸厚，主要是化验指标特别多，术前术后、肾上腺切除与否、垂体切除与否等。那时科里患者不多的时候，何家琳在病案室一待就是一整下午，可也整理不了两三例，"真是整理到想吐，好几次都想放弃"，谈起一个人在病案室整理这105例库欣病患者病历的日子，何家琳似乎仍然记忆犹新："这是我写过的最难的一篇文章"。幸好有周觉初医生的帮助，也因为当时全球在库欣病放疗方面相关的文献不多，病例数都较少，协和有100多个病例，这断然是不能半途而废的，因此坚持了3年多，"库兴氏病的垂体放射治疗"终于完稿，并于1989年在《中华肿瘤杂志》上发表（图5-10），并获得了期刊年度优秀论文奖。肢端肥大症和无功能垂体腺瘤两个课题也分别由张福泉医生和于顺江医生完成并发表。

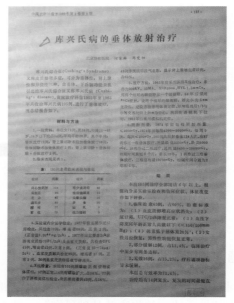

图5-10　"库兴氏病的垂体放射治疗"发表于《中华肿瘤杂志》

垂体瘤与多学科会诊

垂体瘤的治疗，由于临床表现的多样性，涉及内分泌科、神经外科、放射科、放疗科、妇科、病理科及眼科等相关科室，因此特别需要多学科协作，尤其是病情较为复杂的疑难病例。针对诊断、治疗和预后，不同科室各抒己见——诊断结果意见是否一致，治疗是选择手术、放疗还是选择内分泌科的药物治疗，有何并发症、后遗症等，讨论出最佳治疗方案，给予规范的治疗。近10年来的多学科会诊，每周三定期举行，何家琳和科里的连欣医生都会参加。

垂体瘤与放射治疗

放疗是垂体瘤治疗的重要手段之一。放疗对某些垂体瘤的治疗效果理想，如生长激素瘤、促肾上腺皮质激素瘤、泌乳素瘤。20世纪50—70年代，垂体瘤手术需开颅，手术复杂、风险大，部分患者还有手术禁忌证，因此有相当一部分患者选择放疗；20世纪70年代出现经口鼻–蝶窦显微外科垂体瘤切除术，放疗逐渐退居为术后的辅助治疗手段。对于侵袭性的巨大腺瘤，肿瘤与周围重要的神经血管粘连紧密，手术不可能彻底切除干净，术后观察3~6个月，临床及内分泌生化指标未缓解、复查MRI病灶有残存或术后一度缓解若干年又复发的患者，都应考虑及时给予放疗。

垂体瘤的治疗，常规放疗是分次小剂量照射，治疗效果好，不良反应小。以往主要靠解剖透视下定位，用三野照射，现在有适形调强定位更为精准，不会出现类似颞叶坏死这样的并发症。"我们医院不推荐使用伽玛刀治疗"，何家琳强调，因为伽玛刀的单次大剂量照射对垂体周围正常脑组织、神经血管等损伤大。特别是垂体柄生殖细胞瘤的病变，原发病灶不限于垂体，可能侵犯了松果体区、脑室，甚至侵犯到脊髓，用伽玛刀治疗更是原则性的错误。

关于放疗对垂体功能造成损害的质疑，何家琳并不否认，"并且垂体功能的损害是不可逆的"，她正色解释道："但是，首先，所有的垂体瘤患者在接受治疗前，由于病变压迫，他们的垂体功能已然紊乱，不少患者正是由于垂体功能低下导致的一些症状来就诊从而确诊为垂体瘤的；其次，目前的激素替代疗法，可以帮助患者将激素调整到正常水平，并拥有生育等功能，即垂体功能低下导致的一系列问题——激素紊乱、不孕等，是有解的。因此，相对于病程发展起来可致命的垂体瘤的及时治疗，可能造成的垂体功能损害就显得没那么重要了。"

协和放疗科特色

协和医院作为一个大型综合医院，各科的实力都比较强，跟内科、外科、妇科相比，放疗科是发展中的科室，但正因为有这些强大的科室，当出现本科室无法解决的问题时，可以迅速在院内寻求支持。比如患者在放疗期间出现心肺功能问题，血糖问题，发热、疼痛等问题，可以请兄弟科室及时处理。因此，拥有众多优秀科室的支持是协和放疗科的一大优势。

协和放疗科的优势还体现在能接触到更多的病种。不同科室会转来许多不常见肿瘤的患者，除肺癌、食管癌、乳腺癌、宫颈癌等较常见肿瘤患者外，还能接触大量的罕见肿瘤患者。

宫颈癌的诊治是协和放疗科的最大亮点，与妇科密切协作，规范治疗，多次共同举办全国、地方学习班，推广先进的治疗技术。宫颈癌后装放疗技术难度大、收费低，有些医院买了设备，但不愿开展此项技术，患者转到协和医院，"我们照单全收"，何家琳霸气地说。目前，协和医院Ⅱ期宫颈癌单纯放疗5年存活率已达80%，远远高于国内外水平。

　　儿科肿瘤放疗也是协和放疗科的特色。一名小儿患者的治疗通常比三名成人患者都麻烦，除了过硬的技术，协和放疗科还非常注重人文关怀。医生会准备一些糖果食品给孩子，想办法迅速与孩子建立联系取得信任，帮助他们克服对环境和治疗的恐惧。对于不配合的孩子，通常需要使用镇静药，直肠给药或者口服水合氯醛，但考虑到如果整个疗程都用镇静药，对孩子的损害会较大，何家琳和同事们想了一个办法：嘱咐家长早晨五六点将孩子叫醒，一上午陪他（她）在外面玩耍，消耗体能精力，待吃完午饭，中午一点半第一个安排给孩子做放疗，这会儿孩子就会睡得特别沉，根本不需要使用镇静药，孩子也能配合。这个方法在协和放疗科一直沿用至今，尽量控制镇静药的使用。

放疗展望：不宜"遍地开花"

　　放射治疗的发展非常迅猛，现在普遍的设备和技术，已经满足大多数肿瘤的治疗，但仍然不乏更高精尖的机器设备的更迭换代和先进技术的应用。"谷铣之医生就曾说过，放射治疗不要随意遍地开花，"何家琳谈到。她认为，放射治疗不是有钱买机器就行，现在大家都在追求高精尖的先进设备，但掌握这些先进设备的技术人才缺乏，以致不规范的治疗、过度治疗层出不穷，贻害患者。其实放疗效果的好坏并不完全取决于设备，设备是很重要，但更重要的是操作设备的人，包括放疗医生、物理师、放疗师等，他们得严格掌握放疗适应证，遵守治疗原则，勾画出最有效的靶区，确定最佳的治疗方案。"现在质子重离子治疗很火，但希望不要'遍地开花'。"

协和其人其事之——张福泉医生

　　1989年张福泉医生加入放疗科，2000年起担任协和放疗科主任，他非常敬业，有很强的领导力和执行力，在何家琳的印象中，张主任很少批评年轻人，但要求严格。张主任擅长把人最积极的一面激励、发挥出来，同时他也会以身作则，要求大家做到的他自己都会先做到。他担任主任以来，协和放疗科再没有人才流失，"他把科里上上下下都照顾得很好，可以说是敬老又爱幼"。何家琳退休后被返聘，10多年以来，张主任对她非常信任，给予了非常大的空间，允许她自主安排门诊。2013年，在张主任带领下，科室对何家琳搞了一次"突然袭击"，为她庆祝从医50周年（图5-11），现在谈起，何家琳仍然非常激动："真的很温暖！"

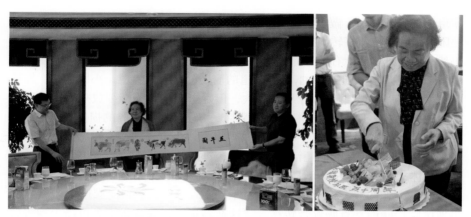

图5-11　2013年协和放疗科庆祝何家琳从医50周年，赠送织锦画"五牛图"（左起：邱杰、何家琳、张福泉）

协和其人其事之——与陆召麟教授的小合作

20世纪80年代末，一次何家琳在图书馆看书，碰上陆召麟教授也在查资料，就上前请教他关于异位ACTH综合征的知识。当时，何家琳对异位ACTH综合征认识不多，陆教授就给作了详细的讲解，并推荐了几篇文献。异位ACTH综合征比较少见，文献不多，从放疗角度来写文章的就更少，得知何家琳已经治疗过7~8例患者后，陆教授建议她写出来。何家琳回去就开始看文献、搜集病例，整理出资料完整的6例，立即着手撰写稿子。完稿后请陆教授帮忙修改并充实了内容，投到《中华肿瘤杂志》，文章于1992年发表。1994年《中华医学杂志》英文版Chinese Medical journal来邀稿，肿瘤医院的胡郁华医生帮忙翻译修改后，论文Radiotherapy of ectopic ACTH syndrome due to thoracic carcinoid发表。"就这样，两人聊着聊出一篇文章，这个经历我一直记着。"何家琳说道。

印象深刻的一位患者

"我觉得我们的临床经验、知识和技术都是从每一位患者身上获得的，从临床工作中学到的。"

当问及印象深刻的一位患者，何家琳立刻记起十几年前从湖南来的一位患者，患者当时50多岁，是一位图书馆干部，在外院做了直肠癌手术，肿瘤没有完全切除，术中还意外把输尿管给切断了，又做了第二次手术缝补输尿管，但肿瘤还在，辗转来到协和医院，当时的外科主任邱辉忠医生收治了患者，准备做手术切掉残存的肿瘤，但瘤体巨大且因多次手术组织粘连严重，手术难度太大，因此邱医生找到何家琳，问能不能先放疗，把肿瘤照小一点再手术。何家琳把患者接过来，做了大概5周疗程的放疗，复查CT，肿瘤小了，患者的肠梗阻等症状也有所好转，按原计划转回外科进行手术。外科讨论觉得手术难度仍然很大，既然放疗有效，那么能不能继续放疗。其实这个时候放疗难度也很大，因为放射剂量到5 000 Gy时，肠道的耐受已经到了界值，小肠穿孔、坏死的概率达5%。虽然继续放疗风险很大，但是患者仍希望继续放疗。最后决定冒险一搏，缩小照射范围，精准勾画靶区，尽量减少对小肠的损伤，将照射剂量提高到6 000 Gy。大约五六年后，这位患者回来复查，何家琳感叹："我都惊呆了，想不到患者居然还活着！"原来当时大家都只是当作姑息治疗去治，缩小瘤体，提高患者的生活质量，万万没想到患者生存状态那么好。

这位患者的故事还没结束。大约4年前，患者联系到何家琳，说腰疼，当地医院诊断的是直肠癌骨转移。"这么多年了，我觉得不大可能出现骨转移"，何家琳建议他来北京看，到协和医院后，给他做了骨扫描，显示髂骨有问题。作为放疗科医生，何家琳了解这个现象其实相对正常——接受放疗后骨质会有损伤，长期存活的患者骨扫描上会有表现。最后何家琳给患者安排了一系列检查，排除骨转移。患者非常高兴，自驾车到西藏玩了一趟，还撰文纪念，与她分享。

对这位患者来说，遇上何家琳，他是幸运的，而何家琳也一直被患者坚毅和顽强拼搏的精神所鼓舞。

后记

退休后，何家琳被返聘回协和放疗科继续工作，期间也接到不少其他医院的邀请，希望她能够去坐诊。她说："我的能力有限，名和利对我其实不重要，唯一的希望是能够在放疗科继续贡献我的余热，在协和放疗科工作、学习了50多年，真的很舍不得。"（图5-12）

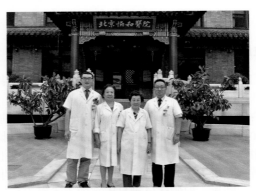

图5-12　何家琳与科里部分同事留影
左起：连欣、何家琳、周觉初、张福泉

　　最后，笔者邀请何家琳录制了一小段视频（见文末），讲述协和精神，以及她对年轻一代的寄语。视频中，何家琳提及在肿瘤治疗中心理治疗的重要性，这令笔者回想起第一次与何家琳见面时发生的小插曲——在协和老楼放疗科门诊，笔者与同事提前找何家琳敲定采访时间，正商量着，不知道什么时候我们身后站了一位患者阿姨，她激动地打断我们："我能说几句吗？我想告诉你们，何家琳真的是一位好医生！"细聊下来，得知这位60多岁的患者董阿姨因乳腺癌复发到放疗科治疗，目前已经快结束疗程，但第一次来门诊时她心理压力大，状态非常差，接诊的是何家琳，董阿姨控制不住情绪，在何家琳面前哭诉了七八分钟，何家琳也没打断她，而是竭力宽慰，帮助她梳理郁结，重建战胜肿瘤的信心。"我真的非常感激何医生"，董阿姨重复了好几遍，有点哽咽。送走患者，何家琳对我们说，"对于肿瘤患者，心理治疗太关键了，直接影响治疗效果"。看得出来，能够继续做她擅长的事，帮助患者，她很开心。

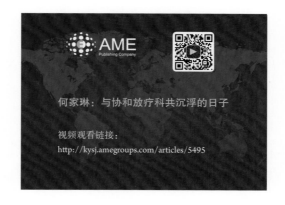

何家琳：与协和放疗科共沉浮的日子

视频观看链接：
http://kysj.amegroups.com/articles/5495

采访编辑：钟清华、廖莉莉、王仁芳，AME Publishing Company
成文编辑：钟清华，AME Publishing Company
视频编辑：陈国豪，AME Publishing Company

点评

　　文章真实地记录了受人尊敬爱戴的何家琳老师其人其事。何老师不仅在史轶蘩院士等老一辈人的团队中发挥了重要作用，目前更是在协和医院垂体MDT中发挥着"定海神针"的作用，深受年轻一代人的尊重和喜爱。

　　何老师说："我的能力有限，名和利对我其实不重要，唯一的希望是能够在放疗科继续贡献我的余热，在协和放疗科工作、学习了50多年，真的很舍不得。"这真的就是何老师所想所做的，她将帮助指导年轻医生，作为自己的责任和义务，并在努力践行中。衷心祝愿何老师健康快乐，幸福永远！

——王任直

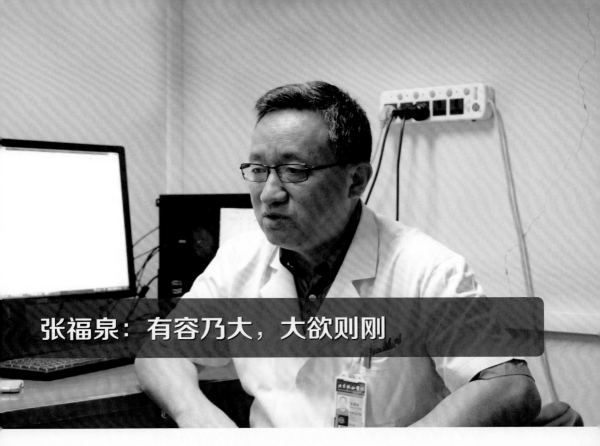

张福泉：有容乃大，大欲则刚

张福泉，北京协和医院放疗科主任医师，教授，博士生导师。1986年毕业于白求恩医科大学放射医学专业，1989年白求恩医科大学放射生物学硕士研究生毕业后进入北京协和医院放疗科工作，师从周觉初教授。1997年担任放疗科副主任，2000年起担任放疗科主任。现任中华医学会放射肿瘤治疗学分会副主任委员，中国医师协会放疗专业委员会副会长，北京医学会放射肿瘤分会主任委员，吴阶平医学基金会放疗专业委员会主任委员，北京市放射治疗质控中心主任。《中华肿瘤杂志》编委，《中华放射肿瘤学杂志》编委等。

前言

"海纳百川，有容乃大。壁立千仞，无欲则刚。"

这两句千古名言，是林则徐1839年于广东禁烟时所书。其目的是告诫自己，豁达大度、胸怀宽阔；同时，砥砺自己，排除私欲，一心为公。

在未曾见到北京协和医院放疗科主任张福泉之前，他的名字早已响彻在耳边：科室老主任周觉初和资深放疗专家何家琳一致认为，协和放疗科能发展到现在，科室氛围这么好，离不开张主任这些年的努力工作。

究竟这个人有什么魅力，能让两位老人家都赞不绝口？

而在张福泉本人眼中，北京协和医院垂体MDT的研究工作给他们这代带来了什么？给未来年轻人又能带去什么？

在近1个小时的访谈中，答案逐一揭晓。

10个感人的故事，都发生在放疗科

待患者如衣食父母

周觉初：

大家都知道，协和有句名言——待患者如亲人。

在张主任这里，他提出了更高要求——待患者如衣食父母。

这里也许是患者生命的最后一站，要珍惜

张福泉：

在我看过的患者中，很多人都特别善良、友好。

记得20年前的一位外地食管癌患者，在我们这里接受了放疗。后来复查时发现不幸发生了肺转移，患者决定不再接受治疗。结果过了几个月，他又出现了，只不过人看起来更衰弱了。他在诊室等了我好一会儿，犹豫了半天才从兜里拿出了几块石头说："这是我从家里河边捡来的，看到的时候觉得特别好看，第一时间就想送给您。"他知道可能以后也不能再来看我了，但觉得跟我这段医患情很难得，所以想给这段关系最后再留个念想。

我当时特别感动，也很受触动。这些石头承载的，是患者对我们沉甸甸的信任。这份特殊的礼物我至今都留着，放在橱窗里。每次看见，都要提醒自己，要珍惜，珍惜患者对医生的信任。（图5-13）

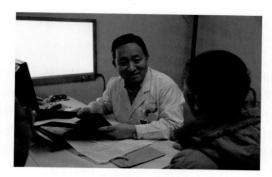

图5-13 张福泉在诊室与患者沟通

风险我们一起担

张福泉：

作为临床医生，我们常常陷入两难的境地。在当今医患关系并不宽松的时候，挺考验人的。

有位垂体瘤复发患者，已经不能再手术和做其他治疗，经过专家组会诊，患者需要进行放射治疗，但是患者之前接受了不适当的伽玛刀治疗，视交叉也已经接受了一定剂量的治疗，而且剂量无法评估。如果现在再给患者做放疗，把控不好很容易造成剂量超量，甚至造成失明，有一定的风险，现在很多医院都不愿意担这种责任。

但患者并不知道自己之前接受的治疗是不合适的。他们作为弱势群体，也很无辜。怎么办？总要给患者指明一条路，让他们感觉还有希望。

所以这时候，我会跟患者仔细解释清楚，告诉他们：治疗是有风险的，但需要患者、家属与我们一起承担。多数患者对此还都是理解的。

因为喜欢，所以执着

张福泉：

我喜欢医生这个职业，特别喜欢肿瘤放疗这个专业。我自认为稍微可以算得上是"特长"的就是我记患者名字记得特别清楚。

我治疗过的许多患者，即便他们经过十几二十年来复查，我都还能想得起来当时的治疗情况。很多年轻人问我怎么都能记得住？

我想，记住名字是对患者最基本的尊重，只要用心记，是能记住的。

没有小科室，只有小医生

张福泉：

对于垂体瘤的整体治疗来讲，放疗在多数情况下是一个配角，我们很清楚放疗在垂体瘤治疗中的合理地位，多数肿瘤的首选治疗是手术和药物治疗，放疗多数是辅助治疗手段。但这并不代表我们就可以马马虎虎对待了。

有的患者垂体瘤位置比较特殊，无法手术完全清除，或者多次手术后复发。所以，必须要依靠后续放疗来进行巩固治疗。没有后续的这一步，前期的工作很可能功亏一篑。所以，需要摆正心态，用心治疗。

因为，没有小科室，只有小医生。

凌晨4点，放疗机器才会停

张福泉：

为什么是到凌晨4点，而不是5点、6点？

因为，我们的放疗机器需要备份，备份时间基本要两个多小时。

从2000年开始，加班在这里是一个常事。刚开始是到晚上8点，后来到晚上10点，再到次日凌晨，现在到了凌晨4点。患者数量也比以往翻了10倍，从2000年以前的每天四五十人到现在平均每天400多人，周末也只有1天的休息，除了春节的3天假期，其他节假日都是不能休息的。

来协和放疗科的，60%都是外地的患者。他们很不容易，经常租个医院附近的小旅馆，半夜来治疗。患者的这种求生欲望给了我们不小的压力，同时也带来了动力。我们值夜班不比有的科室，多多少少可以休息一下，而是基本上一位接着一位患者治疗，一晚上都停不下来。但也正是患者给我们的动力，才让我们更有信心，也有了更强的服务意识。

适应高强度的加班工作是新员工来到协和放疗科的基本要求。

新人入门，必听历史

张福泉：

我刚来放疗科跟着周觉初主任一起出门诊的时候，只要一有空，周主任就会给我讲协和还有放疗科的历史，我至今都觉得受益匪浅。后来工作中遇到困难的时候，想想当年老一辈在那么艰苦的情况下所作出的努力，就会动力十足。

现在，科里有个不成文的规定，在每年的总结大会上，我们会专门留出一上午讲协和的历史、放疗科的历史、放疗科的未来发展。这是每位新入职同事必听的内容，而即便是一些入职已经几年的年轻人，我也会建议他们再跟着听听，很多人现在甚至都能背下来了。

　　这样做的目的，是希望科里的年轻人通过了解历史，清楚自己的责任和下一步努力的方向。只有目标清晰，才不会一味比较、抱怨。

他来了，科里更有希望了

何家琳：

　　我能想到的形容张主任的词汇，是尊老爱幼、以身作则、实打实干。

　　他总是能把人积极的方面挖掘出来。从2000年到现在，虽然工作越来越繁忙，但他总是能协调好科里的事务和氛围，17年来科里没有一位员工离开。

　　他是个干实事的人，要求严格，但又会给足对方面子。原来科里的一位服务人员，岁数也不小了，但工作态度不积极，经常迟到早退。本来医院都决定让她离开了，但她还是不甘心，去找了张主任。也不知当时张主任跟她说了什么，从那之后她就像变了个人似的，来了个180度大转变。

　　我想，张主任之所以服众，跟他自己以身作则有很大关系。以前加班，他都是最后一个离开的，要求大家做到的，他自己也一定是第一个做到的。

大家庭，大聚会

张福泉：

　　让我感到欣慰的是，这些年来放疗科的氛围一直特别好，无论是工作还是生活，我们都注重团结协作。

　　每年年底的科室团拜会，整个放疗科特别热闹。每位员工都会邀请自己的家人一同出席，老老小小，其乐融融。

　　我们就是一个大家庭。（图5-14）

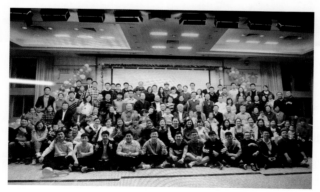

图5-14　年底的放疗科科室团拜会，也是这个大家庭的聚会

爱心卡，是爱心，更是用心

何家琳：

对老一辈，张主任和科里的年轻人一直关怀备至。

考虑到一些已经退休的老专家离开协和多年后，因事回来时经常不知道联络谁，万一再受到冷落就更难过了，张主任组织科里的年轻人自发做了"爱心卡"。（图5-15）

卡上为每位老专家都配了两位联络人作为对接人，并附上联系方式。

听说，现在这个放疗科首创的爱心卡已经被协和医院党委建议推广到别的科室了。我们既欣慰又骄傲，也由衷地感谢大家对我们的照顾。

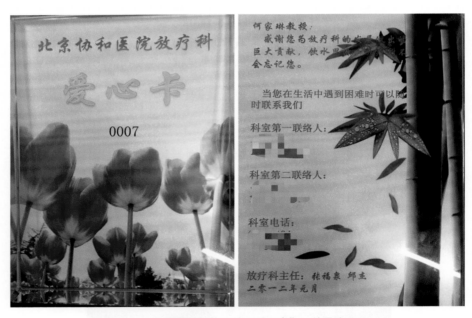

图5-15　何家琳教授收到的"爱心卡"，编号为0007

三道命题，还原大家口中的张福泉

其一，什么叫"待患者如衣食父母"？

衣食父母一词的出处是元·关汉卿《窦娥冤》第二折："你不知道，但来告状的，就是我衣食父母"，意指生活所依赖的人。

张福泉坦言，说心里话，放疗科不好做，因为来治疗的很多患者都是终末期肿瘤患者；再加上在老百姓心目中，如果协和都没办法治，那也基本就没什么希望了。很多患者是把自己生命的最后一站选在了协和医院放疗科，所以医生面对的压力是比较大的。也正因为如此，如果医生对患者态度不好，真的于心不忍。对晚期的肿瘤患者，能尽力延长患者生命、缓解患者的痛苦是我们的目标。即便是因为现在医学发展所限无法有更好的疗效，医生们也要尽可能给予安慰。正如国外很多医生最开始是传教士、牧师，其神圣就在于此，这是一份直接跟生命打交道的职业。

所以，张主任觉得，医患之间产生矛盾的一个重要原因，是缺乏沟通和理解。如果真的是把对方当作自己的"衣食父母"，发自内心地对他们好，大部分矛盾是可以避免的。他认为，无论是在临床上看病还是做研究，要把患者当成"人"来对待，而不是一个流水线上的"产品"或一个"样本"。指南会告诉医生应该如何规范化治疗，但怎么在实践中了解患者的真实感受，是指南没有说、但自己要注意的。用一种药、做一种治疗，患者的体验如何？不良反应怎样？最好的治疗是将关爱融入指南，高于指南的治疗。

张主任说，他经常教育年轻医生，跟患者交流，要有情感、像跟朋友聊天一样，而不是冷冰冰、像背书一样。这也是周觉初主任等带过他的老一辈专家留下来的传统。跟患者建立起信任，是治病救人的根本。

其二，患者的依从性如何建立？

依从性是指患者按医生规定进行治疗、与医嘱一致的行为，习惯称患者"合作"。

张福泉说，首先，要带给患者信心，与其建立起信任感。其次，作为医生，最关键的还是要思考如何把病治好。不能把患者当成"试验品"，要对他们负责。医生自身要注重素质和水平的提高，并结合国际最先进的技术，给患者最合理的治疗。但也得有一种探索精神，不能因为害怕"担风险"就不给晚期患者治疗甚至治愈的机会。

例如，北京协和医院放疗科现在治疗最多的是宫颈癌。很多人可能误以为晚期宫颈癌患者已经失去治疗机会了，事实上经过这些年的实践，只要尽早处理、选对方法，绝大多数患者是有治愈机会的。科室现在已经积累了数千例患者的资料，很多患者经过复查已经治愈。有一位患者，得病时孩子刚上高一，当时她还担心看不到孩子考大学，经过治疗，不但看到孩子考上了大学，还见证了下一代的诞生。

另外，放疗科还有一个原则，尽可能不耽误时间，尽早给患者开始治疗。这也是为什么大家即便经常加班到凌晨，还是坚持以患者为本。很多晚期患者病情尤其耽误不起，能尽早给排上治疗就安排，尽自己最大努力为患者延长生命。

其三，协和精神在放疗科的实践中是什么概念？

协和精神：严谨、求精、勤奋、奉献。

张福泉介绍，来到协和放疗科，第一课要学习的就是严谨。

"永远不要说'差不多'。要么是差，要么是好。"周觉初主任告诉他，临床上，不容许有半点马虎。

老一辈用他们的实际行动，给年轻人树立了榜样。这种精神体现在他们对于事业的追求及对小我的牺牲上。今年83岁高龄的老主任周觉初，一辈子只有一个孩子，这在她们那个年代是很少见的。年轻女孩子谁愿意干放射、放疗？那时不比现在，射线防护等保护措施并不健全，但周主任仍然全身心地投入到放射治疗事业中，将自己的一生都奉献给了协和放疗科。老一辈的这种精神对于大家来说是一种莫大的鼓舞，也提醒着后辈如何将这种精神发扬光大、真正诠释好，这是对大家的巨大考验。用现在时髦的话说，就是"不忘初心"。

张主任常跟年轻人说，来到科里超过20年，可能什么个人爱好都顾不上了，可能只剩下来医院上班看患者。他年轻时候特别爱看电影，《乱世佳人》《魂断蓝桥》等影片，都至少看过三四遍，看完还很喜欢和别人讨论一些细节的地方；还喜欢看名胜古迹，了解历史文化。现在基本上这些爱好都所剩无几了，只保留了听京剧一个爱好，还得是在路上听，不占用其他时间。

遗憾？他说："倒也不觉得，因为有得必有失。"

垂体瘤研究带来了什么？ 这五句话能回答

1992年，北京协和医院9个科室参与的"激素分泌性垂体瘤的临床及基础研究"荣获国家科学技术进步一等奖。张福泉认为，这项研究不仅带来的是荣誉，更给当时年轻一代带来思考和转变。

准备研究资料的过程，也是临床思维培训的过程

张主任介绍，他是1989年从白求恩医科大学放射生物学专业研究生毕业后来北京协和医院放疗科的，当时正值"激素分泌性垂体瘤的临床及基础研究"项目进行时。作为全院重点项目，多个科室参与其中，周觉初主任在整个研究组中承担放疗这部分研究。所以，当时放疗科有限的几位医生被分为了三个组，分别负责肢端肥大症、库欣病和无功能垂体腺瘤。以张福泉为代表的年轻人参与了资料统计、分析、整理工作，张福泉承担了肢端肥大症的放疗总结工作，参与撰写并发表了两篇文章。（图5-16）

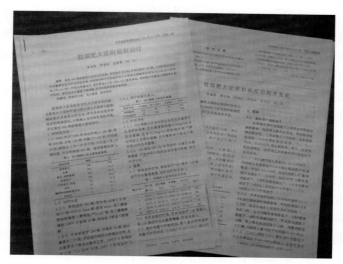

图5-16　张福泉参与撰写的肢端肥大症放疗相关两篇文章

他说，很幸运参加了这个项目，准备资料的过程，也是一个临床思维培训的过程，即临床上怎么分析问题，如何看文献、写病历，怎么随访。例如，当时第一次看到了伽玛刀的资料，那时国内还没有这项新技术，觉得挺新奇，就查阅了大量资料研究；垂体瘤涉及激素分泌和代谢的问题，所以他每周四晚上会参加院里住院医生和进修医生培训，史轶蘩、邓洁英等多位内分泌专家都讲过课，这些让他受益匪浅。

团队协作精神的培养

张福泉说，通过这个项目，他真正体会到了什么是团队协作，这对于后来他在科室管理等方面都起到了至关重要的指导作用。

北京协和医院垂体MDT涉及了9个科室之多，科室之间怎么密切配合和分工，在这个项目中体现得淋漓尽致。

垂体是一个功能器官，涉及人体多个器官，同样治疗也会有多个科室参与。例如，内分泌科负责大量实验室检查、激素测定，手术是由耳鼻咽喉科和神经外科负责，术后常配以放疗作为辅助治疗，还有眼科、妇产科等等，在治疗过程中特别考验不同科室之间的配合。垂体MDT对于协和医院多学科团队的建设、不同科室之间的管理等也起到了重要的推动作用。

注重临床随访

张福泉介绍，从垂体瘤这个项目，他深刻体会到，临床上一定要注重随访。之前积累了大量垂体瘤患者诊疗资料，仅放疗这部分就可能上千例，如果随访没跟上，很多患者资料丢失，这将是很大的遗憾。在当时患者数量不是很多的那个年代，医生还能亲自打电话，甚至去患者家里走访，这在现在基本是不可能的了。所以，现在失访率是一个严峻的问题。

张福泉强调，现在大家已经认识到了这个问题，未来希望借助大数据、人工智能等新技术手段来提高随访的效率和成功率。

From bench to bedside，from bedside to bench

张福泉认为，"激素分泌性垂体瘤的临床及基础研究"真正体现了从实验室到临床和从临床到实验室的双向反馈。不应该是为了实验而做实验，而是真正从临床问题出发，实验研究的最终目的是解决临床问题。

在他眼中，史轶蘩教授领导的这个项目，涉及了很多实验室的部分，如激素测定等，还有一些影像学、临床指导方法的研究，体现了基础与临床的密切联合，也是转化研究跟临床结合的一个典范。

促成了放疗技术水平的提高

张福泉说，早年垂体放疗主要采用的是两颞侧对穿照射，这也与垂体解剖位置有关，但这种照射方式使得垂体瘤附近的正常脑组织受照射剂量增加，并发症多。后来，在周觉初主任的带领下，实施了三野非共面照射技术，即从两颞侧加前额三个面进行照射，同时应用不同角度的楔形板，使得正常组织所受剂量降低。但在垂体所在的中间位置提高剂量，效果好。这是当时在常规治疗年代协和医院首创的，可以说是从实践中总结出来的经验积累的结果。

对于非共面照射，协和放疗团队也进行了剂量学和临床质控的进一步研究，根据头部的解剖轮廓，个体化调整楔形板角度和方向，并建立了操作的安全质控流程。

后记

无欲则刚？大欲则刚！

"无欲则刚"最早出自论语，是儒家经典。

当被问到"接下来要坚持和要改变的事情"时，张福泉给了如下答案。

"八字协和精神永远不能丢，这不仅是写在板上的事情，更是应该贯彻到实际行动中的。不盲目跟风，要实事求是。"

"另外，还要坚持'好好看病、推广临床技术'。我们既然是临床医生，这就是本职工作，要想一切办法给患者把病看好了。"

而对于接下来要改变和发展的事情，张福泉认为核心是年轻一代。

"要把年轻人快些培养起来，协和放疗事业必须后继有人。我马上就55岁了，接下来我们要做的工作就是搭建平台，'作人梯'，扶植年轻一代。"

"要给年轻人更好的成长空间，好的工作环境必不可少。前面正在建的转化医学大楼，未来将会给放疗科留出位置。希望未来年轻人在新的、更好的工作环境中，把协和放疗科不断发展壮大。"

在张福泉这里，"小我"已渐无欲，而渐存老一辈和年轻一代这些"大我"之大欲。

任重致远，大欲则刚。

致谢

感谢北京协和医院放疗科周觉初、何家琳两位教授对本文的贡献，感谢何家琳教授和连欣医生提供部分照片。

采访编辑：廖莉莉、黎少灵，AME Publishing Company
成文编辑：廖莉莉，AME Publishing Company

点评

　　张福泉教授是现任协和放疗科主任，和我是白求恩医科大学的校友，也是多年的好友。在合作过程中，他总是有求必应、全力合作。放疗科在他的领导下，朝气蓬勃、日新月异，做出很大成绩。我曾经数次请教他，在管理方面的经验和心得，他都是淡淡地一带而过，谦逊、低调、不张扬。文章用流畅、朴实的语言为我们真实地再现了张福泉主任和放疗科的风采和经验，让我受益匪浅。祝福张福泉主任，祝福放疗科的工作越做越好！

——王任直

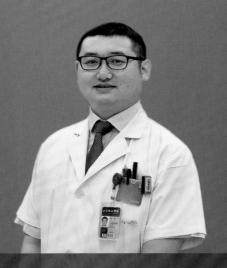

连欣：探究放疗，做博学仁爱放疗人

连欣，主治医师，2003年毕业于北京大学医学部临床医学专业，进入北京协和医院放疗科，任住院医师及主治医师，并获得肿瘤学硕士研究生学位。从事放射肿瘤临床工作10余年，积累了丰富经验。擅长常见恶性肿瘤的放射治疗及综合治疗，主要研究方向为中枢神经系统肿瘤、儿童肿瘤、妇科肿瘤、头颈部肿瘤及立体定向放疗技术（X刀治疗）。现为北京协和医院垂体疾病疑难病会诊中心成员、脑转移肿瘤疑难病会诊中心成员。任北京医学会放射肿瘤治疗学分会头颈专业学组、中枢神经系统肿瘤专业学组委员。参与编写《脑胶质瘤治疗技术与进展》《中国库欣病诊治专家共识（2015）》中放射治疗部分内容。

前言

　　夏日的午后，火热的太阳照在北京协和医院老楼上。位于老楼0层的放疗科，古老的楼道里挤满了老老少少的候诊者，据连欣介绍，很多患者是从其他医院转诊过来的。笔者换鞋入内，从诊室看到连欣。"马上回来！"他笑着打了一声招呼，便疾步走进治疗机房。

　　忙碌，是放疗科的一种常态，为保证患者治疗，自2000年以来放疗科诊治患者日益增多，今年更是达到每日治疗人数超过400例，放疗科工作人员加班到凌晨是家常便饭。忙碌的工作使放疗科医生养成了做事麻利的习惯，"放疗科的女医生很少有人打扮，甚至都很少穿裙子，她们都全心扑在了患者的治疗上"，连欣说。

　　他感慨，在放疗科，需要面对很多肿瘤患者，会经常感到力不从心。纵使尽心去治疗，也无法挽救回患者的生命，更能体会到特鲁多医生的墓志铭"有时，去治愈；常常，去帮助；总是，去安慰"的深刻内涵。因此，在连欣的脸上，总是挂满笑意，这笑容，是化解患者紧张和焦虑的"溶剂"，更是对患者莫大的安慰。

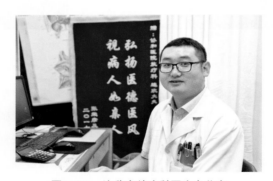

图5-17　　连欣在放疗科医生办公室

走进协和放疗科

　　2003年，连欣从北京大学医学部临床医学专业毕业，成为北京协和医院放疗科的一名医生。时至今日，连欣已在协和放疗科工作了14年，成为科室的中坚力量。（图5-17）

　　北京协和医院在建院时就成立了放射科，包括放射诊断和放射治疗两个部门。据记载，1925年，孙中山先生曾在北京协和医院接受放射治疗。1985年，在胡懋华教授的支持下，周觉初教授力担重担，成立了独立的放射治疗科。

"协和医院作为顶尖级综合医院，具有资源优势，各科室都有较强的实力，科室间协作密切，对于情况复杂或危重症的患者，能够给予最优质的治疗。"连欣介绍，也因此吸引了全国的患者前来就诊。"我们经常接到一些曾在专科医院就诊，但有较多、较复杂内科合并症的肿瘤患者，他们的病情诊治起来更加复杂，对于很多患者来说，协和是他们最后的希望。"

良性病放疗是协和放疗科一个特色。连欣指出，肿瘤专科医院一般不收治良性病做放疗的患者。垂体瘤作为一种良性肿瘤，协和医院放疗科很早便开始探索其治疗方法。除垂体瘤外，Graves眼病、瘢痕疙瘩等良性病也可通过放疗来治疗。

在刚成为放疗医生不久，连欣就感受到了放疗的神奇。工作2年后接诊的一位患者令他至今难忘。那是2005年，医院来了一位20岁左右的藏族患者，被诊断为颅内生殖细胞瘤，病情十分危急。"一开始我去会诊的时候，患者已经没有了意识，需要借助呼吸机来呼吸。"连欣说，"生殖细胞瘤对放疗特别敏感，放疗的效果很好，当时我们一边捏着'皮球'（简易呼吸器，形状类似皮球）帮助患者呼吸，一边把他接过来做放疗"。

放疗后，患者病情得到了非常明显的改善，从开始靠捏着"皮球"呼吸、被平车推着运送过来，到几天后不再需要捏"皮球"呼吸，意识逐渐恢复，再到平车改为轮椅，直到治疗结束时，完全恢复了正常状态。"能把如此危重的患者治好，当时我就觉得放疗非常神奇。后来的实践发现，这样的病例在协和并不少见。患有这种疾病的患者，不管病情有多重，我们都会鼓励他坚持治疗，大多数最终都能有好的结果。"连欣说。（图5-18）

"严谨、求精、勤奋、奉献"的协和精神，体现在每个忙碌的日常工作中。"放疗是个良心行业，放疗通过射线治疗，照进去的位置、剂量等看不见摸不着，全凭质量控制和工作人员的责任心来保证。"连欣介绍，协和放疗科自建科起就把质量控制放在第一位，一代代的放疗人严把放疗关，严管质量控制。如对加速器的检查，其他医院可能1周或1个月检查1次，而"日检"是协和放疗科一直以来坚持做的工作。

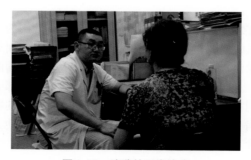

图5-18　连欣的日常诊疗

垂体MDT模式下的放疗

　　北京协和医院作为国家卫生计生委（现国家卫生健康委员会）指定的全国疑难重症诊治指导中心，"多科协作发挥综合优势"是最突出的特色。如垂体疾病的多学科协作已经有了几十年的历史，如今还专门开设了垂体疾病疑难病会诊中心，由神经外科、内分泌科、放射科、眼科、放疗科、妇科内分泌等科室共同参与讨论。垂体疾病疑难病会诊中心的成立，整合了多学科资源，有效开展跨学科协作诊疗活动，为中国疑难病患者提供高水平诊疗和优质服务。

　　自从开设垂体疾病疑难病会诊中心以来，连欣便一直参与其中（图5-19）。"以前患者看病，需要辗转几个科室，花费很大的精力。患者对于不同科室医生的意见，很多时候不能清晰完整地传达。而垂体疾病疑难病会诊中心为患者提供了多学科专家的会诊意见，同时也为医生间的相互交流、信息传递提供了便利。"连欣说。

　　参与会诊后，连欣也学习到了很多其他学科的知识，丰富了自己的知识面，这对于日后自己工作的开展也有很大的帮助。

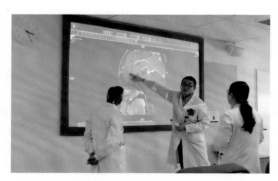

图5-19　垂体疾病疑难病会诊中，连欣与多学科医生讨论

　　连欣介绍，在20世纪五六十年代，放疗是垂体瘤常用的治疗手段。那时由于手术难度大、风险高，很多确诊的患者首选放射治疗。而如今，垂体瘤手术大多采用微创手术治疗，手术很安全、用时短，成为垂体瘤的首选治疗方案，放疗"退居二线"。但是，放疗也具备自身的优势。对于部分无法通过外科手术切除干净、达到完全缓解的垂体瘤，放疗可作为手术后的辅助治疗。协和医院垂体疾病疑难病会诊中心作为全国垂体疑难疾病聚集的地方，遇到这种情况的可能性也比较大。

　　连欣介绍，对于无功能垂体瘤，放疗的目的主要是控制肿瘤增长，这种效果能达到90%以上，但对于功能性的垂体瘤引起的肢端肥大症或库欣病，放疗的目的除了控制肿瘤增长外，还要抑制肿瘤过剩的激素分泌功能，力求把激素水平降到正常。

放疗可能导致一些短期或长期并发症。垂体瘤放疗短期并发症很少见，由于照射范围局限，在放疗期间患者很少出现不舒服的情况，也很少有患者因出现并发症不能完成治疗。而垂体功能低下是放疗最主要的长期并发症，很多年轻女性患者担心会因此导致无法生育，往往不愿进行放疗。"实际上，不进行放疗，患者激素水平升高的危害要远远大于垂体功能低下的危害。所以一定要把过高的激素水平控制住，而后再慢慢解决其他的问题。在这方面，患者教育也是医生的重要工作。"连欣说。

有了多学科的协作，患者便能得到全方位的管理，患者便无须为垂体功能低下而担忧。对于放疗或垂体瘤本身引起的垂体功能低下等问题，妇科内分泌可以在很大程度上为患者解决"无法生育"的后顾之忧，内分泌科也可通过激素替代治疗，保证患者的长期生活质量。

"我们也会接诊一些需要放疗的儿童和青少年患者，对于成年人，我们没有太多顾忌，而对于儿童和青少年，我们会担心放疗后出现生长发育或认知功能受影响等情况。"连欣解释，儿童的放疗，其照射剂量和耐受剂量跟成人是有区别的。但是他也指出，年龄不是首要考虑的因素，还是要看疾病本身。如果是恶性疾病，便不能等，需要立即治疗；如果是良性疾病，可以先通过其他手段治疗，等到孩子年龄大一点再进行放疗，并发症的发生率会降低，对生长发育的影响也会降低。

此外，连欣强调，对于放疗并发症的处理，应以预防为主，要在开始放疗前，进行详细的评估，制定好治疗方案。通过多学科的讨论，为患者提供最佳放疗。除了保证治疗效果，还要保证患者的生活质量。

放疗的进展及未来

连欣介绍，目前垂体瘤的放射治疗有两种主流方式，一种是立体定向放疗，如伽玛刀，另一种是常规放疗（即分次放疗）。他强调，若想达到良好的治疗效果，一定要严格把握放疗的适应证。特别是伽玛刀这种立体定向放疗，一定要选择合适的患者，比如患者的肿瘤很小、形态很规则。

"在伽玛刀的适应证选择上，目前国内有些医院做得还不太好。常规放疗和伽玛刀都属于射线治疗，不能因为伽玛刀治疗效果不佳再让患者转做常规放疗，这样的再程放疗给患者带来的损伤很大，因此，我们要严格把控伽玛刀的适应证。"连欣特别强调肿瘤形态要规则，因为如果肿瘤形态不规则，伽玛刀的剂量分布不容易包全整个肿瘤累及区域，而使一些肿瘤漏照，特别是一些潜在存在肿瘤细胞的区域，而肿瘤受到的照射剂量不够很可能导致治疗失败。

　　连欣指出，如今放疗技术有了很大的进展，放射治疗从普通照射发展至适形放疗，再到调强放疗（如螺旋断层调强放疗、图像引导调强放疗）。此前的常规治疗技术现在已经很少使用，如今大多数单位都在做精确放疗。拿垂体瘤来说，精确放疗技术可以准确地照射到肿瘤区域，并尽可能将垂体周围脑组织的放疗剂量降低。所以，以前能见到的放射性脑坏死等严重并发症现在基本上已见不到。（图5-20~图5-21）

　　"随着技术的发展，现在已经有了质子、重离子放疗。质子放疗对周围正常组织、正常器官的保护要好于现在应用的X线放疗，目前在国外比较多，但国内还很少，且价格较昂贵。质子放疗属于新技术，还需要不断积累经验。"

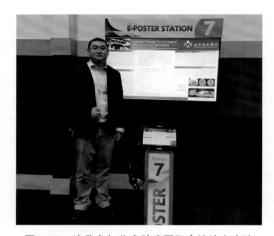

图5-20　连欣参加儿童肿瘤国际会议论文交流

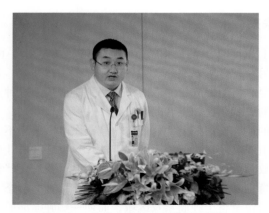

图5-21　连欣在继续教育学习班授课

做博学的医生

浩瀚医海，有着无穷无尽的知识等待连欣去学习。作为协和放疗科的一名医生，他有机会接触到各种各样的疾病，包括很多疑难少见的疾病，这大大增长了他的见识，使他得到快速的成长。

连欣一天的工作从早上8点正式开始，看门诊、放疗定位、后装放疗、制定放疗计划……一直忙碌到下午5点。若是夜班，则从下午6点开始，等到所有患者治疗完毕，他才会下班，有时会一直工作到凌晨6点。但即使工作再忙，他也没有停止学习。"若长时间不看文献就会觉得少了点什么，感觉自己落伍了。"临床中碰到疑难问题，他会向张福泉等老师请教，也会随时查阅文献学习，这是协和人的习惯。他说，"只有见多识广，才能处理各种各样的问题"。

张福泉主任是连欣的导师，对连欣的成长有着重要影响。"患者的事情张主任记得特别清楚，一提起某个患者的名字，主任便能说出该患者的大概情况。"连欣解释说："放疗科每位医生手里都有50位左右接受治疗的患者，还有20位左右等待治疗的患者。对于这么多的患者，主任的用心程度可见一斑。"这对于连欣等年轻一辈医生来说，是一种激励。在协和，所到之处，皆为学问，在这样的环境中浸染，老一辈的学问和精神便得到了传承。（图5-22）

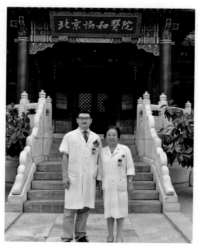

图5-22　连欣（左）与何家琳教授

采访编辑：黎少灵，廖莉莉，AME Publishing Company
成文编辑：董杰，黎少灵，AME Publishing Company

点评

连欣医生一米八几的大个子，白白胖胖的，言语不多，但说出来就是"一语定千钧"。由于协和医院垂体团队的工作已被广大同行和患者认可，每年都要接诊数百位辗转多地、接受过多次治疗，但效果不佳的患者。当这些患者历经多种治疗，肿瘤生长仍然无法被抑制时，连欣医生的"如果没有更好的办法治疗的话，就交给我们试试吧"，给患者带来一线生机，而且总能取得令人满意的效果。

在张福泉主任的带领下，为了满足广大患者的需求，放疗科一直坚持双班和节日无休，其工作时间和强度可想而知。即便这样，每周三下午的垂体疾病疑难病会诊，连欣医生也从未缺席，甚至从未迟到过，其爱岗敬业精神值得我们学习。

作为一名神经外科医生，我在这个集体里感到特别幸福。因为我们不会像其他亚专科医生那样，有时会"束手无策、眼睁睁地看着自己的患者在自己面前失去生命却无能为力"（这也是作为医生来说最痛苦的事），因为我们有连欣医生和何家琳老师的放疗科做后盾。复发的侵袭性垂体腺瘤术中放疗是我们的下一个主攻方向，努力吧！

——王任直

6
放射科

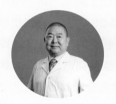

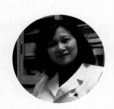

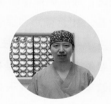

张涛   冯逢   张晓波

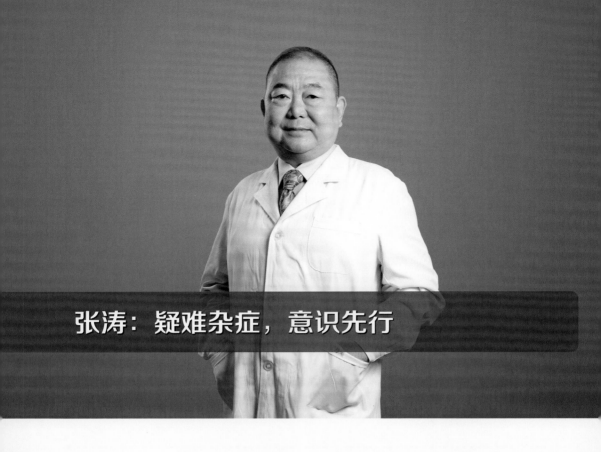

张涛：疑难杂症，意识先行

张涛，放射影像诊断学教授，主任医师。1984年毕业于上海第一医学院医学系，在北京协和医院放射科从事医学影像诊断工作30多年，1984年以来主要从事CT检查技术和诊断工作。在放射影像诊断方面基础扎实，临床经验丰富，特别是在全身CT诊断和神经内分泌系统疾病影像诊断方面经验丰富。1985年开始参与北京协和医院垂体疾病联合会诊和研究工作，1992年因参与"激素分泌性垂体瘤的临床及基础研究"，荣获国家科学技术进步一等奖；1998—2001年主持完成了国家重点科技攻关项目，《中国21世纪议程》实施能力建设与可持续发展适用新技术研究课题"乳腺肿瘤与颈动脉疾病影像学诊断"的研究；1998—2003年参加卫生部科学研究基金项目"中国青少年正常青春发育及障碍的基础和临床研究"，主持完成了青少年正常青春发育期垂体影像学表现的研究。发表学术论文50多篇，参与多部著作的编写。在30多年临床工作中坚持以患者为中心，对患者认真负责，做到准确无误。目前主要从事于神经内分泌系统疾病的影像学检查和诊断研究。在神经内分泌系统和全身性疾病的X线、CT和MRI的综合诊断方面有丰富的经验。

前言

北京协和医院放射科是国内最早成立的放射学科之一，在协和医院创立之初，便随之诞生，曾经拥有谢志光、汪绍训、胡懋华、解毓章、李果珍、刘玉清、张铁梁等中国著名影像学家。这些大家的传奇事迹和人格魅力吸引了一批又一批年轻医生走进放射科，张涛便是其中之一。

1983年，正就读于上海第一医学院医学系的张涛，来到北京协和医院进行轮科实习。"协和医院有三宝，专家、病案、图书馆，老专家们对我们年轻医生的影响特别大，他们的气质、学问、治学态度、工作态度，对待患者认真用心的态度，都深深打动着我们。"

在实习期间，放射科张铁梁主任的风度给张涛留下了深刻的印象："从他的仪表上来看，每天都打着领带，穿得非常整洁，精神饱满。他对待专业精益求精，无论工作多忙多累，每天坚持读最新的医学杂志和专业书籍，每天都看到晚上十一二点，不断地学习新知识，并且自己整理出摘要卡片以便查询。"

临近毕业，张铁梁主任给张涛等一批毕业生做宣讲，这让张涛最终下定决心选择放射科。"听了张主任的课，我感觉放射科的发展前途、远景都非常好，自愿报了放射科专业。"

谈协和放射科

"协和就像一个大熔炉，在这里不像学校和医院，除了老师的指导之外，必须自己加倍努力，多参加临床医疗工作，在实践中学习，多读书和交流，掌握新技术和新知识，多参加科研工作，总结和提高自己。在这里，教授们都是在实践中言传身教，用他们的工作态度、用整个工作氛围去感染你。"

就像张涛说的那样，1985年，协和恢复了八年制医学院的临床放射学教学工作。当时的放射科主任张铁梁，为了继承和发扬这种"协和精神"，率先恢复了英语授课，并力图讲课内容只做重点介绍，培养学生的自学能力。

在张铁梁教授的回忆文章中，还记载着当时的课程内容："实习课，坚持精雕细琢的'协和传统'，学生三人一组阅读一份示教片，训练学生的自学能力。教授和助教只在学生有疑问时，给以启发式的问答，要求学生注意在X射线片上发现病变，并仔细描述，最后根据X线上病变反映的病理基础得出综合性的推理及诊断，培养学生具有一丝不苟的工作态度。考试只进行口试，仅注重学生能否有严格观察病变的态度及仔细描述病变的能力，并不强调诊断的完全正确，重点放在培养学生在今后作为一个初级临床医生时，应掌握的放射学基础知识，绝非培养一名专业放射科医生。"

这样的教学风格一直延续至今，现在的年轻医生也是一样，"最重要的是要有自己解决问题的能力，遇到不懂的不要紧，一定要自己去学。要自己多参加医疗实践，各个系统领域都要去接触，接触到一定程度后，再选择自己感兴趣的方向继续钻研下去"。张涛自己便选择了在垂体瘤的影像诊断领域钻研，是神经内分泌系统疾病的影像学专家。

谈垂体瘤

1978年，在内分泌科史轶蘩院士的倡导下，联合神经外科、耳鼻咽喉科、眼科、妇产科、放射科、病理科、麻醉科、放疗科、计算机室等科室成立了北京协和医院垂体研究组，开展垂体疾病联合会诊和研究工作。

据张涛介绍，放射科最初参与研究组工作的是邵式芬、谢毓章等教授。当时还没有CT和MRI，仅依靠头颅正侧位X线平片和蝶鞍断层扫描，只有垂体肿瘤长大到一定程度，造成蝶鞍扩大和鞍底骨质破坏，才能作出诊断。张涛1985年加入垂体研究组工作，当时医院新装备了西门子CT机，有了CT检查垂体瘤影像诊断水平得到很大提高，能够直接观察肿瘤大小及周围组织结构的受影响程度，但是对直径10 mm以下的微腺瘤诊断还是比较困难。

"我们在工作中不断改进CT检查技术，总结出了直接冠状位、直接增强、局部放大和动态扫描的垂体CT检查方法，使协和医院的垂体微腺瘤诊断达到国际先进水平，这一检查技术也在国内其他医院推广。"这也是当年荣获国家科学技术进步一等奖的"激素分泌性垂体瘤的临床及基础研究"的重要内容之一。

影像学在垂体瘤的诊治中是非常重要的。对此，张涛解释道："比方说有一个满月脸、水牛背和向心性肥胖的患者，内分泌科医生怀疑是库欣综合征。其病因可能是垂体肿瘤、肾上腺病变或是其他部位肿瘤所导致，除了临床实验室检查判断之外，最重要的就是影像检查。在大多数情况下影像检查能直接发现肿瘤，为明确诊断提供了重要的依据，得以制定治疗方案，有些只需要药物治疗，有些需要手术。特别在手术的时候，必须确定肿瘤的位置、大小，它对周围组织的影响情况，这都要通过影像学来确定。所以无论是内科医生，还是外科医生，他们都要在看到影像学资料后才能知道怎么去做手术，如何去治疗。"

同时影像学诊断也需要结合临床表现和实验室检查，"比如说垂体腺增大，垂体腺瘤、脓肿、增生和生理性增生等都可以表现为垂体腺增大，这就需要密切结合临床作出诊断。记得有一个外地的15岁女孩在上体育课时头部被撞了一下，家长不放心，在当地做了MRI检查，颅脑没有发现问题，但意外发现垂体腺增大，当地医生诊断为垂体瘤，建议做伽玛刀治疗，孩子家长非常担心。后来，来到协和医院后做了垂体瘤相关方面的实验室检查，经内分泌科和放射科医生共同会诊，确定孩子的垂体腺增大是生理性的，是青春发育期的正常表现，不需要任何治疗"。

这样的事例在协和医院已是司空见惯。为此放射科和内分泌科共同合作，1998年，在大庆地区500名6~18岁正常发育的青少年中选取了152名做了垂体MRI研究，结果显示青少年在生长发育过程中，随着年龄增长和激素水平增高，垂体腺也在增大。在青春发育期，垂体腺会出现生理性肥大，容易误诊为垂体微腺瘤，所以MRI表现一定要结合临床和生化检查才能作出正确诊断，避免误诊。

谈及"激素分泌性垂体瘤的临床及基础研究"的研究初衷，张涛说："那时协和医院的垂体瘤小组领头人是史轶蘩院士，神经外科是任祖渊教授。一开始只是在实践中发现问题，大家一块协商，解决问题，慢慢地越来越深入，研究得越来越仔细，技术和器械也一直在进步，协和病例也多，就这样一直研究了下来。"（图6-1）

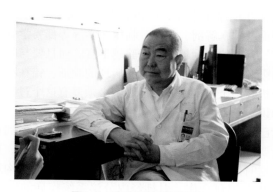

图6-1　张涛正在接受采访

谈协作组

在张涛的印象中，从他进入协和的第一天起，协和就一直有多学科协作的传统。"不光垂体瘤这个组，各个科室都有很多不同领域的协作组，比如胰腺肿瘤、消化系统、神经系统、呼吸系统等。我们进来以后，每周都有各个科的会诊要参加，放射科、内科、外科、放疗科、超声科等都会聚在一起讨论病例。"

谈及垂体MDT时，张涛说："协和医院在长期的垂体瘤诊断和治疗中积累了丰富经验，全国各地慕名而来的患者非常多，在诊断和治疗过程中需要相关科室共同协作完成。影像检查是每个患者必须要做的，如何把检查做得更好，病灶显示更清楚，诊断更准确，需要专科医生和技术人员进行研究。做得多了，经验就多，水平自然就高了。"在参加"激素分泌性垂体瘤的临床及基础研究"的过程中，张涛每周都会到内分泌科和神经外科参加查房，和各相关科室的医生一起研究病例，他说："这非常重要，一方面，每个医生都会从自己专业的角度发表意见，相互交流，达成共识，找到最佳诊疗方案；另一方面，在这个过程中放射科医生也学到了临床诊疗方面知识，了解临床的新研究、新进展，临床医生既了解了影像检查技术方面知识，也学会了看'片子'。"

"现在，随着医疗技术的飞速发展，垂体瘤的诊疗水平不断提高，但医学研究是无止境的，协和医院有这么好的基础和传统，又有这么多全国慕名而来垂体瘤患者。"张涛表示，"协和医院垂体疾病协作组一定会在王任直等教授的带领下继续传承和发展下去"。

谈疑难杂症诊断

谈及放射科医生的基本素养，张涛表示："要成为好的放射科医生，一定要有扎实的理论基础，解剖、病理、临床医学等等都要学好，要多做医疗工作，多看'片子'，见的病例越多，经验越丰富。而且要与临床医生多沟通交流，我们作出的影像诊断最后需要临床和病理的验证，错在哪里，对在哪里，自己必须总结分析，一个合格的放射科医生必须要有这个过程。最后一点是不断学习专业新知识，干到老学到老。"

然而，尽管已经在放射科从业30多年，张涛仍然无法做到每一次诊断都能信心十足。"主要是协和的疑难杂症太多了，工作那么多年，还是会碰到以前没见过的病例，这时候我们就要去看书查资料，与临床医生沟通。"

张涛长期与内分泌科合作，对神经内分泌系统疾病的影像检查和诊断有非常丰富的经验。他分享了一个让他印象深刻的病例："一个从内蒙古转来的20多岁的患者，临床表现就是库欣综合征，很胖、电解质紊乱，情况很危急，经过会诊讨论怀疑异位ACTH综合征，根据我们的经验立即做了胸部CT检查，在患者的肺部找到了一个5 mm的肿瘤。经内分泌科、胸外科和麻醉科等多方合作，很快做了手术切除，成功挽救了患者生命。"

异位ACTH综合征是库欣综合征的病因之一，是指非垂体和肾上腺肿瘤引起的原发性库欣综合征，比较罕见。异位肿瘤可能会长在肺部、纵隔、腹腔、筛窦甚至骨头肌肉里，临床诊断和肿瘤定位比较困难。1984年以来，在协和医院内分泌科陆召麟教授的带领下，垂体MDT对该疾病进行了多学科的研究，取得了很大的成就，先后发表了许多论文。

"一开始我们对这个病不熟悉，曾有一个患者，临床怀疑为异位ACTH综合征，CT检查发现前纵隔有一个3 mm的结节，我们以为是一个增大的淋巴结，就没有引起足够的重视。一年后，患者临床症状持续加重，再做CT时，发现那个结节已经发展得很大，转移到整个胸腔。现在遇到的病例多了，我们就有经验了，一看到临床怀疑异位ACTH综合征，就知道该怎么去查。这种肿瘤90%都在胸部，所以我们放射科会先给患者做胸部CT筛查一下，然后做腹部CT，头部MRI，一一排查，最后再做全身MRI。现在还有了同位素的奥曲肽显像，可以全身显像，更容易地找到病灶，找到后我们再通过MRI、CT，局部细致地观察病灶的具体形态、位置、与周边的关系，使外科手术可以更精准地定位。"

"协和医院内分泌科名气很大，全国各地来的患者多，一般医院很难见到的病例在这里都比较集中。"张涛还与我们分享了一个甲状旁腺功能亢进患者的病例："有一位患者是海员，整天在船上，那骨头都变形了，跑了很多医院都没看好。他恰好认识我们科的一个医生，就从天津跑过来要看骨科，我们科的医生一看带来的片子就知道这不是骨科的问题，应该看内分泌科，是甲状旁腺功能亢进。因为我们经常看这种片子，甲状旁腺功能亢进在别的地方不多见，但在我们这里太常见了。"

"还有一个来自辽宁的女患者，骨痛，走不了路，看了好多医院，按类风湿治疗了好长时间也没有好转，病情越来越差。患者亲属拿了很多片子来找我会诊，X线片发现骨质软化，骨盆变形，不符合类风湿表现，再看血液化验血磷偏低，我告诉患者亲属去看内分泌科，做一个奥曲肽显像，结果在小腿腓骨头附近发现一个小肿瘤，手术切除后病情明显好转。"

在对罕见病的诊断上，医生的经验和对疾病的深入了解是非常重要的。"还曾有一个患者临床高度怀疑异位ACTH综合征，CT发现肺内局部淡片影，我们考虑到有可能是小的肿瘤导致的阻塞炎症，随诊2年后CT发现了小肿瘤。"张涛解释，"有些内分泌肿瘤，因为病灶还非常小，尽管生化检查有异常，但现有的影像技术还发现不了，因为病灶还没表现出来。这时候随诊就很重要，往往随诊两三年后，病灶就找到了。"

"稀奇古怪的疾病太多了，我们放射科虽然跟各个临床科室都有合作，但作为医生，不可能所有领域的疾病都了解得很深入全面。所以应该在全面掌握的基础之上，选择某个领域做深入的研究。"

谈及他在垂体瘤诊断领域上的成就，他谦虚地表示："其实也没什么，只是有幸参加了垂体疾病协作组，做了自己应该做的事，自己收获丰富。对内分泌系统疾病接触多了，也做了一些影像诊断方面的研究工作，慢慢地就对这方面疾病了解得比较全面、比较熟悉，经验也越来越丰富了。"

现在人们生活水平越来越高，疾病的种类也在随之增多，除了环境与生活习惯的改变外，也得益于医疗技术的发展让更多的疑难杂症被发现。张涛认为，在对疑难杂症的鉴别诊断上，医生的经验和意识至关重要，而这一切的积累，还是要归于术业的专攻。（图6-2）

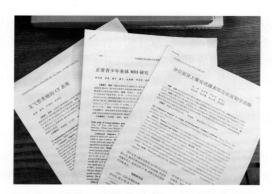

图6-2　张涛在垂体瘤影像学领域的学术研究成果

致放射科同道

"现代医学发展迅速，新知识不断涌现，医疗设备不断更新，互联网使得学习和工作更加便捷，我们也要不断学习，才能跟上时代发展。"

"在协和工作有一个优势，就是我们能接触到各种各样的患者，有了病例才能做研究，另外各个科室和医生之间协作精神强。而且协和是一个很扎实的医院，在这里，只要用心，一定能做出成绩。"

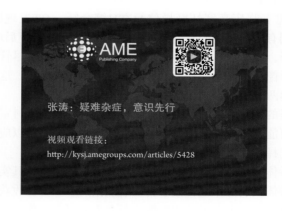

采访编辑：严斯瀛、钟珊珊，AME Publishing Company
成文编辑：严斯瀛，AME Publishing Company
视频编辑：麦雪芳，AME Publishing Company

点评

　　我与张涛是先后来到协和医院实习的，毕业后都留院工作，尽管不在一个科室，但因工作中联系很多，便成为了好友。那个时候，很多和神经系统疾病相关的放射科医生，如神经介入、神经放射等亚专业的年轻医生，都要到神经外科做住院医生，轮流值班。我们朝夕相处、互相学习并取长补短。现在仍然清晰记得张铁梁主任总是西装革履，是当时医院里的男神；邵式芬教授学识渊博，令人印象深刻。

——王任直

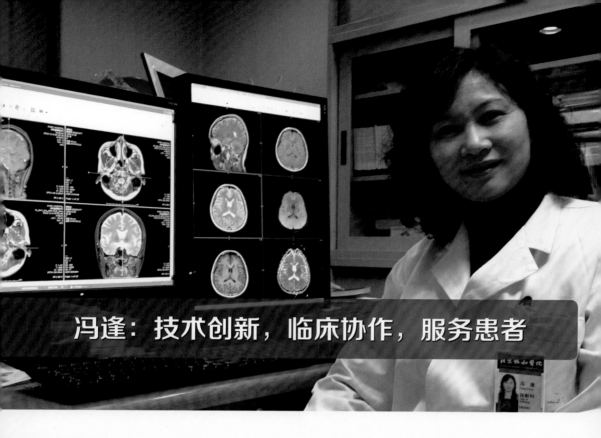

冯逢：技术创新，临床协作，服务患者

冯逢，医学博士，北京协和医院放射科主任医师、教授，北京协和医学院博士生导师，北京协和医院放射科副主任。中国医师协会放射医师分会常务委员；中华医学会放射学分会神经影像分会委员；中国卒中学会医学影像学会副主任委员；中国抗癌协会肿瘤影像专业委员会常务委员；中国医学影像技术研究会常务理事，放射分会常务委员；中国女医生协会影像专业委员会侯任主任委员；国际医学磁共振学会（ISMRM）、北美放射学会（RSNA）会员。担任《中国临床医学影像杂志》《中国医学影像技术》《中国医学影像学杂志》《磁共振成像》《协和医学杂志》常务编委或编委；《中华放射学杂志》《中华神经科杂志》编委；JMRI杂志（Neuro）执行编辑，Radiology、《中华医学杂志》《中国医学科学院学报》等专业期刊的审稿专家。临床工作及研究领域：中枢神经系统影像诊断，磁共振成像技术应用研究。23年来一直工作在磁共振成像技术及诊断的临床一线，结合北京协和医院神经内科、神经外科、内分泌科等科室的临床及研究优势，在相关疾病的影像诊断中积累了较为丰富的经验。

前言

2016年11月，复旦大学医院管理研究所公布了2015年度医院最佳专科排行榜，其中北京协和医院放射科蝉联榜首。冯逢便是协和医院放射科的副主任。带着对"学霸"的医学影像技术学习之路，领略影像学魅力和解读协和精神下MDT治疗理念的期待，笔者来到了协和医院放射科。

协和放射科位于协和医院新楼负1层，笔者按照约定时间下午2点抵达放射科时，候诊室已坐满人。刚刚给冯逢发完消息，便见她身穿白大褂，从诊疗室出来，虽然已经忙了一个上午，但她仍显得神采奕奕。

整个访谈在轻松的交流中推进。围绕着协和精神以及协和放射科，冯逢娓娓道出她这些年在放射科的所见所闻，同时也展示出了她可爱及严谨的一面。在她看来，协和精神在于合作，具体体现为协和医院的各个科室的合作精神。

在互联网技术萌芽时期，兴趣是最好的老师

冯逢与放射科结缘，真切验证了"兴趣是最好的老师"这一名言。

对她来说，放射学不只是一门医学，它更与科学技术的发展密切相关。受父亲理工专业的影响，冯逢从小就培养了对技术发展的敏锐嗅觉。虽然最终没有根据父母的意愿学习计算机和无线电，而是选择了放射学，但很快冯逢就发现自己的专业与父亲的专业有很多相通的地方：父亲的专业是雷达，雷达由相控阵来接收信号，而磁共振成像发出的射频脉冲也是靠共振的频率来接收信号。所以，当别人对放射学还心存犹疑和惧怕的时候，冯逢已经洞察到这门学科背后的技术进步前景。20世纪90年代初，计算机在国内的发展已逐渐崭露头角，从一开始工作使用的"286电脑"、DOS操作系统和后来的视窗（Windows）操作系统，再到后来CT在临床上广泛应用和磁共振成像的引入，冯逢亲历了放射科设备的升级换代。

协和放射科，在冯逢看来，其实是一个跨学科平台。当前越来越多的临床科室需要影像检查的配合，而协和放射科的一大特色就体现在影像分析与临床的密切联系。从这个层面上来看，协和临床业务的发展壮大也促进了放射科的蓬勃发展，因为临床业务越大，意味着患者数量越多，相应地，患者展现的问题也就越多，影像医生在不断解决问题的过程中积累经验、提升诊疗水平，因此整个放射科也能不断地进步。过去，放射科医生只需重视诊断，因为临床对放射学的需求仅为从形态学上作出疾病诊断，而现在，医生和患者越来越关注的不仅仅是疾病的诊断，还有治疗后的评估。因此，放射科要利用所掌握的影像学技术和知识帮助临床回答治疗后的问题，包括下一步治疗及预后判断等。冯逢表示，面对临床科室提出的要求不同，放射科会尽可能地利用技术来应

对，逐渐地，协和放射科能够提供的诊断和检测服务越来越全面，这也是大家慕名来到协和放射科的原因之一。

协和精神与协和MDT模式

随着多学科诊疗理念的兴起以及有效实践，科室间的协作在疾病诊疗中的地位日益突出，但是能够将多学科治疗做成品牌的医院在国内并不多。其中，协和医院在垂体疾病多学科治疗的实践便是一个值得学习和借鉴的模式。

在协和医院，现在每周都会安排垂体MDT，主要参与人员包括内分泌科、神经外科、妇科内分泌、放射科、放疗科和眼科医生，有时还需要核医学科和心理科医生参与。垂体是一个很重要的内分泌器官，牵一发而动全身，所以协和医生们在遇到觉得需要多个学科解决的问题时都会拿到MDT讨论会上讨论。针对患者的具体情况，医院会组织相关专家进行多学科会诊。比如，如果是生殖相关的病例，妇科内分泌专家会参与会诊；如果遇到视交叉受压迫、视力视野有损害的肿瘤，神经眼科的专家会参与会诊；甚至有一次，一位患者有明显的心理问题，心理科的专家也参与进来，因为一些激素的变化会导致心理的变化。

冯逢介绍到，协和内分泌科在史轶蘩院士的带领下，建立了非常坚实的基础，现在以朱惠娟教授为代表的年轻医生，将既往的优良传统很好地传承下来，实属不易。神经外科以王任直主任为首的专家们，把垂体的手术做得越来越精细，而神经影像在垂体疾病方面的诊断经验也明显提高。所以，随着各个科室的共同提高，大家对垂体疾病的认识逐渐深入。

"病例多了，站在不同的角度，看问题的视角就更深入，分析也就更仔细。"冯逢深有体会地说（图6-3）。在冯逢看来，多学科协作也许是对协和精神最好的践行。"我之前到美国哈佛大学医学院附属医院进修，观摩了他们的垂体多科讨论会（Pituitary Board Meeting），各科专家都积极参与，没有任何违和感"，冯逢饶有兴趣地讲到，"可能这也是协和的一个传统，多学科的医生一定要坐在一起讨论共同的问题"。正是在多学科讨论的过程中，不同科室的医生从自己的专业角度建言献策，大家互相学习的同时也能共同提高，这其实是协和一直以来秉承的文化熏陶。

已经在多学科治疗积累了丰富经验的冯逢，对影像学在垂体疾病多学科治疗模式中扮演的角色也已了然于心。其实，在CT出现之前，有关垂体的病变，内分泌科医生一般不会找放射科医生作诊断，因为当时放射科技术条件有限，重叠的影像导致分辨率很低，所能看到的都是大病变的间接征象。而如今，放射科的影像手段非常精准，不同结构的图像对比很明显，因此能够作出早期诊断。

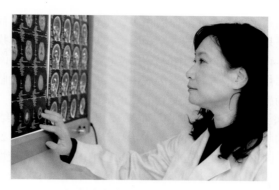

图6-3　对冯逢来说，通过影像分析寻找问题的蛛丝马迹已经成为最熟悉不过的日常，正是通过这些日常的积累和一次又一次的思考，她在影像分析方面越来越得心应手

　　鉴于影像学依据对垂体瘤诊断和鉴别诊断的重要性，所以磁共振成像是必不可少的。当然也有个别特殊情况，比如某些特别的垂体微腺瘤，如促肾上腺皮质激素瘤（ACTH瘤），往往肿瘤体积很微小但临床功能却非常强劲，在目前影像空间分辨率还不够高的情况下，要作诊断较为困难，但总体上影像学诊断是确定垂体疾病一个不可或缺的步骤。至于是哪种激素分泌的肿瘤，则需要结合内分泌科测定激素的情况，并采集临床病史才能判断。临床问诊、通过实验室检查实现的激素测定以及影像学检查，是治疗前期不可或缺的三大评估指标。当然，这里提到的影像学检查基本上就是磁共振成像。除非患者有磁共振成像检查的禁忌证，比如置入了不兼容的心脏起搏器或者有很严重而且无法克服的幽闭恐惧症，会考虑用CT替代。

　　"说到底，还是技术的进步，让放射科大放异彩。"说着，冯逢嘴角微微扬起，让笔者隐隐感觉到了作为一名放射科医生的自豪感。

对垂体疾病诊疗的思考

　　据冯逢回忆，20世纪90年代协和医院刚安装磁共振成像设备时，曾有一个十五六岁的女孩因为垂体的问题来协和医院内分泌科就诊。经过影像检查，医生诊断为垂体增大，是垂体腺瘤。女孩的妈妈拿着报告单，正好碰见冯逢，向她透露了孩子曾因胃不舒服而常吃胃动力药多潘立酮。这引起了冯逢的注意。她猜想多潘立酮可能与垂体泌乳素的升高有关系，便专门查阅了相关文献，发现真有文献记载过胃动力药可能导致泌乳素升高。经过这次受药物影响的病例，冯逢了解到高泌乳素血症的原因很多，生理的、药理的、病理的原因都可能，泌乳素瘤只是其中很重要的一个病因，更加意识到了垂体疾病的诊断需要结合临床（图6-4）。放射科医生应该了解患者的病史，也应该知道相关的影响因素，即使影像诊断报告看起来中规中矩，如果没有足够的临床知识储备，想要进一步帮助患者的愿望就会受到一定的限制。

多年的从医经验也让冯逢明白，必须要根据不同的诊断结果采取不同的治疗方法。有的垂体腺瘤需要外科手术治疗，有一些则不然。20世纪90年代末期到21世纪初，国内大幅度引进伽玛刀治疗。中国人一向比较惧怕手术，所以当有人宣传说伽玛刀"照一下"就能治疗肿瘤，不用做手术时，很多人倾向选择伽玛刀这种治疗方式。但影像科医生在随诊观察中发现，伽玛刀并没有给大多数垂体瘤患者带来很好的疗效。这其实是因为适应证选择不当所致，即不适合做伽玛刀治疗的患者也选择了这种治疗方式。这个现象或许与当时的运作模式有关系。后来，大家逐渐认识到问题所在，于是达成共识，即任何形式的放疗对垂体病变都不是一线治疗方案。对于难治性的垂体腺瘤，如侵袭性生长，侵犯周围结构不能完全手术切除，或不断复发的有内分泌功能的垂体瘤，应该考虑放射治疗。当然有一些配有伽玛刀设备的医院，在严格掌握适应证的情况下，也有一些经伽玛刀治疗好转的病例。所以每一种治疗手段都要明确其适应证和禁忌证。

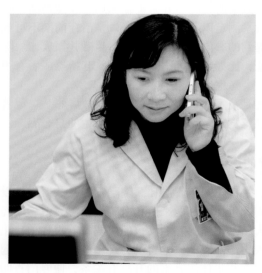

图6-4　与临床医师进行病例沟通中的冯逢

对库欣病岩下窦静脉取血的思考

库欣病，常规是让患者做鞍区磁共振成像检查，查找垂体的ACTH微腺瘤，即引起库欣病的垂体微腺瘤。这常常是最难诊断的微腺瘤。与泌乳素腺瘤或者是生长激素腺瘤不同，ACTH微腺瘤很小，且跟周围正常的垂体结构之间的信号强度差异比较小，因此比较难识别。此外，虽然ACTH微腺瘤很小，但因其血供比较丰富，要做动态增强磁共振成像（Dynamic MRI）[1]，提高时间分辨率和空间分辨率，才可能捕捉到肿瘤的存在，而其他垂体肿瘤一般做普通增强MRI就可以了。如果在动态增强MRI下还看不见肿瘤，就要用岩下窦静脉取血这种有创的方法作进一步的诊断。岩下窦静脉取血需要把导管插到岩下窦的静脉血管，并需要在数字减影血管造影（DSA）模式下进行，所以这个过程需要有丰富经验的影像介入医生进行操作，在X线的对比剂帮助下进行检查。

对此，冯逢对于影像采集技术的发展感触良多。在过去传统的二维采集概念里，垂体的薄层一般是3 mm的层厚，因为如果层太薄，层内能成像的质子很少，图像的信噪比[2]会变差，导致病灶无法清晰显影。<3 mm的肿瘤难以显影，因为3 mm的层厚，会使微腺瘤被部分影像掩盖。这时需要借助其他手段使影像采集更为精准，比如PET的特异性示踪剂，但是它带来的空间分辨率还是比较差。如果定位不准，就需要其他手段来帮助定位，比如现在的PET/MRI技术，就是在磁共振成像中做薄层的精准定位，再加上一些PET的代谢信息和靶向的信息。

现在随着三维采集技术的出现，CT薄层的三维重建影像可以做到亚毫米，也就是比1 mm还薄，使空间分辨率得到提高，一些原来看不见或者看不清楚的微腺瘤就可以显影了。

在中国，影像检查的需求量很大，远远超过了放射科医生可承受的程度。放射科医生经常加班加点也无法完成需要的工作量，所以检查时间不得不缩减。这样就产生了一个矛盾：如何平衡繁重的工作量以及细致深入的检查。对此，冯逢认为，对于垂体疾病，可以根据不同的情况做个性化处理，也就是说把疾病分为常规的和难诊断的。像库欣病这种微腺瘤需要更细致地定制方案，检查也需要花更多时间，除了做CT薄层，还要做CT三维重建影像采集和动态增强，甚至加上PET，这些手段有助于这类疾病的早期诊断。如果还是无法诊断，就要加上有创的岩下窦静脉取血的检查。

---

[1]　动态增强 MRI，由于其快速扫描能力，能较好地反映垂体血供变化情况，很好地区分肿瘤与正常垂体，从而提高微腺瘤的检出率。

[2]　信噪比，SNR 或 S/N（SIGNAL-NOISE RATIO），又称为讯噪比，是指一个电子设备或者电子系统中信号与噪音的比例。

放射科的现状与展望

在20世纪90年代，国内磁共振成像设备很少，加之技术受到场强等因素的限制，现在一些磁共振成像检查可以很好解决的问题，在当时只能依靠CT检查，效果有限。

近十几年来，国内的放射科有了长足的发展，虽然最新型号的先进设备还主要在国外，引进中国有点难，但国内大型三甲医院和医学院附属医院的技术和设备跟国外已经没有太大的差距了。现在有很多病例，国内医院不但能做，而且还能做得比国外快。"可是，这不代表没有差距"，冯逢指出，"虽然我们现在做得快，但还要平衡好量和质的关系。国外医院做得比较精细，一个患者的检查可能就要花45分钟，而我们通常不可能花那么多时间检查一个患者。不过，国外同行也常惊异于我们一台机器一天可以完成这么多病例，特别是有经营压力的私立医院，他们因此有所启发，开始提高效率"。冯逢最近参加的一次国际会议，都围绕着怎么缩短检查时间，高效完成磁共振成像检查进行了有益的讨论。虽然国外专家都在考虑怎么提高效率，但从我们自身的角度来看，做定量分析时，就会发现如果采集得太快了，数据达不到很高的标准，准确性也会受到影响。

放射科的另外一个现状就是，基层的医院设备更新较快，比如有些县医院也引进3T超导磁共振设备，但人员储备比较差，能不能用好机器设备还是个大问题。人员培养要花时间，设备用不好会造成各种层面的浪费。作为全国磁共振成像应用培训的导师，冯逢认为，让基层同行的培训都用统一的标准，任重而道远。

谈到协和放射科的发展历程，冯逢将她刚到放射科时所处的阶段形容为"谷底"。放射科是一个对设备依赖性很强的科室，但在早期很多人包括医院的领导都没有这种观念。所以那时候放射科的设备更新不是很及时，所用的CT和磁共振成像设备在国内都不算领先，甚至略为落后。放射科之所以能发展到现在比较好的状态，一方面是得益于全民意识的变化，另一方面更是因为技术的发展。影像技术这几年的发展非常快，在过去要做DSA才能作心脏冠状动脉的诊断，而现在用CT血管造影（CTA）就能进行诊断，能很好地判断有没有动脉粥样硬化等病变，这样省去了有创检查，推进了"无创"检查的趋势。另外，现在可以通过磁共振成像看到细胞毒性水肿，探测到脑内乳酸的浓度，这些在过去是无法想象的。技术的进步让放射学发挥了更大的作用。

"不过，医生不应该唯技术而论，而是应该更多地考虑新的技术怎么能够用得更好，能够解决什么样的临床问题，这是需要传承下去的放射科精神"，冯逢强调。

没有白干的活

提到给年轻医生的建议，冯逢的第一个回复几乎脱口而出：必须要脚踏实地干工作。学医是需要时间的，人才的培养是从量变到质变的过程。著名的"一万小时定律"启示我们，不管是哪个专业，想要成为"专家"，都要花上万个小时的时间（练习）。年轻医生需要积累，对临床问题形成足够的认识。冯逢还谈到自己在放射科这么多年，从刚开始基础的轮转和学习，包括X线、胃肠的造影、CT的诊断，一直到磁共振成像，也是经历了一个循序渐进的过程。

此外，不能只关注技术，而忽略了临床效益。冯逢经常跟她的学生说，不能纯为技术，要考虑这个技术能够解决什么样的临床问题。"临床的实际问题，不在临床上摸爬滚打是不可能想到的，必须要经过积累"，冯逢说。

在学术方面，担任着多个国际杂志编委以及医院伦理专家委员会委员的冯逢指出，杂志对投稿的研究论文常常先评价其研究结果所能提供的效能，一般分为六级：第一级是技术效能（technical efficacy），是指研究所提出的新的方法可行有效；第二级是诊断准确性（diagnosis accuracy），也称为临床效能，是指研究结果使得某一疾病的诊断更加准确；第三级是改变了诊断的思路（diagnostic thinking），是指研究结果从此更改了某种疾病的诊断方式方法；第四级是治疗效能（theraputic efficacy），是指研究的新疗法与标准的治疗方式等效，或者早期发现治疗有效的患者；第五级为改善了患者的治疗（improvements in patient care），是指研究成果从根本上减少了患者痛苦和不良反应，延长了患者的寿命等；第六级是成本效益（cost effectiveness），是指研究成果可以减少医疗的成本。可以看出，不同的级别反映了研究的意义不同，高级别的研究成果更加富有社会效益。这就提醒我们在临床工作中，做医生的心里一定要一直有根弦，要从患者的角度去考虑问题，如果一个研究对患者有损害，就要非常慎重，不能为了做研究而研究，要考虑患者的利益。同理，应用一项新的影像技术，也要充分评估受试者的得失，在有潜在损伤的情况下全面权衡患者的情况是否能从新技术中得到最大的受益，这样才能"不忘初心，牢记使命"。

致谢

感谢AME Publishing Company廖莉莉、王仁芳女士对本文的大力支持。

采访编辑：黎少灵，AME Publishing Company
成文编辑：黎少灵，郝兴丽，AME Publishing Company

点评

　　冯逢是国内知名的神经放射专家之一，垂体MDT的重要成员之一。协和医院垂体腺瘤工作取得的成绩，凝聚着她的心血和付出。对于神经外科医生来说，CT和MRI的出现无异于掀起了一场"革命"，对垂体外科医生来说，更是如此。最初，在神经外科大会上，我们想讲清楚增生的问题，很多垂体生理性增生和病理学反馈性增生的影像学资料，就是向冯逢讨教的，令我们受益匪浅。目前，我们还是有很多垂体问题没有解决，也寄希望于分子影像和人工智能等技术的发展，使问题得到解决。冯逢睿智、勤奋，对工作富有激情，有良好的合作精神。她是协和的美女教授之一，受家庭教育的影响，为人非常随和，令人敬佩。

——王任直

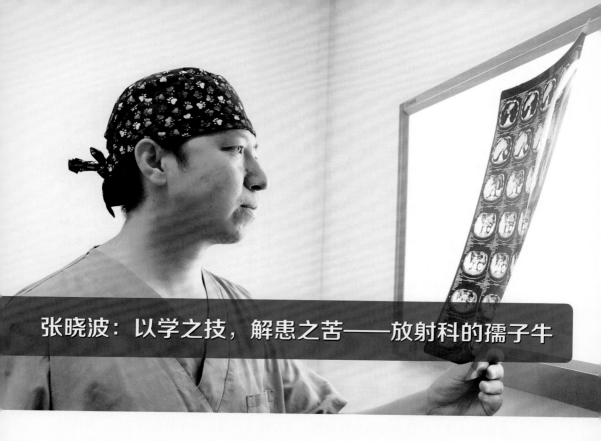

张晓波：以学之技，解患之苦——放射科的孺子牛

张晓波，北京协和医院副主任医师，副教授，医学博士。现任国家卫生健康委员会脑卒中筛查与防治专业委员会全国中青年专家；中国研究型医院学会肿瘤影像专业委员会常务委员；中华医学会中华放射学分会神经介入学委员会常务委员；中国医师协会介入医师分会神经介入专业委员会委员；北京市神经内科学会神经介入分会副主任委员。擅长脑血管病（颈动脉狭窄、椎动脉狭窄、脑动脉狭窄、脑梗死、脑供血不足，脑血管畸形、动脉瘤、动静脉瘘、蛛网膜下腔出血、颅高压、静脉窦狭窄等疾病）及周围血管病（肾动脉狭窄、下肢动脉狭窄、锁骨下动脉狭窄等）的诊断与介入治疗，急性突发脑血管病（急性脑缺血性脑卒中、急性动脉瘤破裂脑出血等）的抢救，原发性肝癌、转移性肝癌、胰腺癌、肺癌、肾癌等恶性实体肿瘤的血管内治疗及射频消融治疗，胆道、气管、泌尿系统、消化道等狭窄梗阻的介入治疗，擅长全身各部位囊性或实性占位性病变的穿刺活检及引流治疗，以及输液港及长期透析管等通路的建立。

前言

约定采访之日，在电话中得知我们在科室走廊间迷乱不知方向时，张晓波在电话那头一边耐心地为我们指引着方向，一边从繁忙工作中抽身出来，走到科室外面等候。循着指引，我们顺利见到了他。

初见张晓波时，他身着一袭紫色手术服，头戴一项花色小帽，如此典型的医生装束让初见者顿生了一种敬畏之心，但张晓波脸上笑容却是亲和的，让人随即倍感亲切。在接下来一个多小时的采访中，张晓波虽不善言谈，却仍是知无不言，基于在岩下窦静脉取血技术方面的丰富经验，细细说来了该项技术在全国医院的开展现状、实践难点与个人应用特点，此外，张晓波同时也与我们分享了他在初学该项技术时所遇到的一些障碍与体会，希望以此对他人的学习有所帮助。

岩下窦静脉插管取血小知识

库欣综合征是内分泌科常见疾病，又称皮质醇增多症，分为促肾上腺皮质激素（ACTH）依赖性和ACTH非依赖性，其中ACTH依赖性又包括库欣病和异位ACTH综合征，尤其是异位ACTH综合征的患者往往伴恶性肿瘤，诊断不明常延误病情。以往对库欣病的诊断，多采用大剂量地塞米松抑制试验、垂体磁共振成像、肾上腺及胸部CT等检查，但准确率并不高。随着技术的发展，目前认为最有效的诊疗方法是双侧岩下窦静脉取血（BIPSS）。岩下窦静脉插管取血测定ACTH，可为库欣综合征作出较为准确的病因诊断，常常被认为是确诊库欣病的金标准。经股静脉插管至双侧岩下窦，应用数字减影血管成像术成功辨识岩下窦，进而取血测定岩下窦静脉血检测ACTH，并与外周血ACTH对比后，根据比值确定ACTH高分泌的部位，进而为ACTH依赖性库欣综合征患者明确病因诊断，判断责任病灶是否位于垂体。

以下为张晓波的口述。

岩下窦静脉取血，诊断疑难库欣病的主要手段

目前认为最有效的库欣病诊断方法是岩下窦静脉取血，但实际上，岩下窦静脉取血是诊断疑难库欣病的主要手段。常规的磁共振成像检查能够看到占位性病变的，结合临床症状及内分泌相关的实验室检查，基本上就能够确诊库欣病；但由于库欣综合征还分有异位ACTH综合征的类型，遇到诸如用磁共振成像检查看不到垂体有占位性病变的，垂体上有可疑占位但无法确定的，或是有的患者肺部有结节，但无法确诊到底是异位ACTH综合征还是垂体病变导致的库欣综合征等情况时，利用岩下窦静脉取血技术一般可作出较为准确的诊断。因此，我们取血的目的就是要确定病变是否就在垂体，若确认，这也意味着肺

部的结节可能与ACTH综合征无关。

虽然岩下窦静脉取血是有效的诊断方法，但有些异位ACTH综合征很隐秘，以至于确实很难发现，有时回头再看才能看得到。对于岩下窦静脉取血结果阴性而一时又无法发现原发病灶的异位ACTH综合征患者，有些医生会误以为是由于岩下窦静脉取血不规范造成的假阴性结果，导致了明明是异位ACTH综合征却被当作库欣病来治疗，而这实际上并不是取血不规范导致，而是因为异位病灶实在"狡猾"，长得隐蔽，在肺部显示的是很小的一个结节或者根本看不到结节，但经过一段时间的随访，便会发现结节了。所以诊疗时，对于库欣病需要有一个全面深入的了解，对岩下窦静脉取血结果要有正确的判断。

岩下窦静脉取血技术，熟能生巧

岩下窦静脉取血的技术其实并非想象的那么难，但由于其患者数量相对不多，所以在很多医院并未开展这项技术。举例来说，新疆的一家医院邀请我去做岩下窦静脉取血，乘飞机来回6个小时，做取血手术则半个小时不到。而院方在手术伊始已拉开了阵势，想看看究竟有多大的场面，结果却惊讶于手术时间的短暂。

因此，这项技术对于做得多、做得熟练的人来说是很快很简单的。但因为这种疑难疾病本身不多，患者也多集中在大的医疗中心，在小医院几乎见不到，因此很多医院都没有开展这项技术，所以才会让人以为这项技术实践起来很困难。

微导管 vs. 4F导管，各有千秋

岩下静脉窦存在个体差异，大部分长得相对规矩、宽度足够，加之4F外周导管也很细，我们会采用常规的4F导管进行岩下窦静脉取血。但对于那些变异的，或者岩下静脉窦长得不规矩，比如特别窄，或者多分支的情况，若有必要，我们也会使用微导管。但这种情况的比例较小，大部分情况下我们还是用常规导管，在达到诊断目的的同时也为患者省钱。

外院一些医生出于安全考虑或是对技术掌握程度不足的缘故（微导管确实是能安全一些，而且可以走得更远），选择采用微导管而不直接采用4F导管，但这样做的缺点是增加了患者的费用，同时会使操作步骤变多，操作时间延长。如果实践多了，掌握了技术要领，慢慢地就会发现采用4F导管加上超滑导丝做起来其实挺容易的，若是再加一个微导管效果反而是差强人意。再者，大管抽血容易，而微导管受管径限制，抽血困难，抽血时间长（一个点就要抽很长时间，大概要半分钟才能取到2 mL），而我们取血是有时间点规定的（分别在3分钟，5分钟，10分钟），因此若是采用微导管则会耽误了时间。

虽然国外指南说的是用4F导管，但各医院使用器械的习惯不同，每个医生的习惯也不同，也不是一定说协和用4F导管好，而别的医院用微导管就是不好。只是大部分常规情况下，我们会首先用4F导管，包括外周造影我们用的都是4F/5F导管，我做肝部手术也是，进腹腔干，进肝总动脉，甚至进肝固有动脉，这一路都是用常规导管。但用4F导管插管困难的、找不到位置的，或是进入更细的肿瘤血管时，常规导管就不能胜任了，这种情况用大管会引起血管痉挛，或是推不上去，此时就必须要用微导管了。"杀鸡不用牛刀"，什么情况下适合，就该用对应适合的导管。

总结来说，4F导管在技术操作上是可行的，这种技术既给患者省钱，操作步骤简单，抽血速度也快（由于目前应用不广、患者少，4F导管在全国暂时没有设立规范的培训班），但对于特殊病例，微导管则是一个不错的选择。

岩下窦静脉取血技术的摸索历程，领悟为重，变则通

开始进行岩下窦静脉取血时，不可避免地会遇到一些障碍，但大的坎坷是没有的，手术基本都是顺顺利利完成的。以操作时间来说，早期做的时候，至少需要30分钟才能插管到位，但练习多了掌握之后，现在基本上不是长得特别变异的岩下窦，分分钟能够搞定。直接凭借经验，导丝能到位，再凭借导丝走向，能看出来是不是位于岩下窦静脉，随之导管就接着跟进，导管跟进之后，再结合造影结果来看，导管位置即可明确。而在这个期间里，从半小时射线辐射量到几分钟的辐射量是很不一样的，降低辐射剂量是对术者和患者的保护。

早期时候，因为没有专门的培训课程或是专门人员去培训这个技术，往往都是要靠自己去看解剖、阅读文献，不断摸索与练习。在实践的过程中，我的导师金征宇教授给予了我大力支持，他在神经介入方面经验很多，对我的影响也是潜移默化的。

在我开展这项技术之后，"岩下窦静脉取血"逐渐成为放射科导管室的一项常规操作，我会手把手地去教其他医生。他们实践的时候，我会在一旁看着，当导管无法到位的时候我会指导一两句，而后他们就会明白，导管多能顺利到位。若是遇到困难的情况，我则会亲自上手。

多数情况导管到位不难，当然偶尔也会遇到患者给你出难题的情况。取血时，有时会遇到一侧插管困难的情况，这时，我们不会去过多纠缠，而是会选择对侧进行插管，然后经对侧导管进行造影，大部分情况造影剂可通过海绵窦使插管困难侧的岩下窦静脉显影，这时候再进行选择性插管就会变得容易了。不同患者的岩下窦难免长得不一样，我们不应钻牛角尖，不应在一个方向上较劲，这是我们自己的经验和窍门。当然也遇到过特殊的情况——我遇到过一侧颈静脉闭塞的病例，这侧闭塞了，导管就上不去了，但实际上通过对侧造影，我们发现闭塞侧岩下窦静脉血可经过侧支循环回流，虽然侧支循环路径很长，

但是我们能看到，通过这个路径，我也能插管到位。再比如患者一侧岩下窦静脉为丛状生长，一团乱麻，无法进行插管取血，然而其对侧岩下窦静脉发育良好，这时我们会采用一侧岩下窦静脉同时容纳两个微导管的方法，使其中一个微导管通过海绵间窦到对侧来取血，这样可以达到同时取双侧岩下窦静脉血的目的。面对这些特殊情况，我们需要的是变通的思维，具体问题具体分析的态度，以及随机应变的方案。

无论是工作还是生活，问题出现了，就得解决，我们所要做的是想出解决方法，此路不通觅他道，要相信问题是能解决的。

多学科高效配合，严格规范为病患

岩下窦静脉取血主要是放射科导管室来做。内分泌科做最初的方案，主导整个疾病的诊断，在这个项目上我们的主要任务是协助诊断。放射科导管室有自己的治疗项目，那些时候我们是主角，但是在这个事情上我们是配角，要配合好相关科室的诊断和治疗。我们之间的分工很明确——准确地取血，而后交给内分泌科，他们会拿去实验室分析。每次内分泌科会来两位医生，一位计时，一位分血。来之前他们会把管都做好标记，按续分血就行了。计时从注药开始算，在注药之前算0时，在注药之后的3分钟、5分钟、10分钟三个时间点分别取血，这跟别的医院可能不一样。我们到时间点就取血，双侧岩下窦静脉和外周静脉同时取血，然后分管。标本要求在一定时间内送到检验科，保存在冰桶里，要求低温。一整套流程是严格按照规范和程序来进行的，首先取血要准，其次在运输途中要保证标本不要变性，才能进行化验。

协和注重细节，包括这两位医生的配合，医生亲自送检，就怕中间出纰漏。我们在开始取血之前有2 mL血是弃用的，这个血是因为管腔里有血，或者管腔里有冲洗用的氯化钠注射液，不弃用就会影响结果的准确性，一共抽2 mL，管腔里血占了0.5 mL，真正有用的是1.5 mL，又是被稀释了的，因而取的血就不准了。这些细节必须要注意，取血之前，每个时间点之前大概20 s我们就把前面的血吸出来了，然后到时间就取血。

此外，还有护士的配合。最开始护士是要建立外周静脉通路的，后来我们发现外周静脉留置套管针，患者要多遭一次罪，有时候套管留置针不好抽血就抽不出来。所以我们就改变思路，用5F鞘配4F导管。5F鞘比4F管大，管和鞘之间就有个腔，通过这个鞘来取血就容易多了。保证到时间点就能取出来，患者又不会被多扎一针。点点滴滴，致力于关怀每位患者，让他们少花钱、少痛苦。

传承协和精神，并非只是徒托空言

没来协和之前，觉得协和是心中的象牙塔。我的家人和我都会来协和看病，我家人曾对我说过，协和医院的教授确实是实至名归，毫无架子，对待患者总是和蔼可亲，用心关怀。暂且不说协和学术做得好，病看得好，就其展现的态度，就值得尊重。一个人份量越重，就会越"沉"，真的是一点都不张扬。这点在我尚未是协和人时便深有感悟，如今，成为了协和人，我肯定会按照希望的样子去继续做，继续传承。

在协和的日子里，我特别仰慕和感谢我的导师。导师总是循循教导，虽偶会词严厉色，但一心只为我们能有所建长。他总会教育我们无论多忙多累，都必须要去看患者，包括术前和术后，再忙都必须要去看你的患者。其实不仅仅是导师，我觉得协和的很多教授，不论是在做人、做事，还是在做学问方面，都值得我们学习。

对于传承协和精神——严谨、求精、勤奋、奉献，我认为这不能只是口号，而是用心真切地事必躬亲。患者来到医院，作为医生，我们应当真心地为患者考虑、治疗，或许会有些患者的态度不尽如人意，但我们要做的是凭着一种做人的原则和本性去做事，常存协和精神，而不是为了作秀而故作姿态。说和做完全是两码事，我们放在心中的应当是实实在在地为患者去贡献、去出一份力。

秉承协和精神，以学之技术，解患之痛苦

采访最后，回顾当初选择放射科的单纯想法，张晓波表示放射科其实是很有趣的，同时也是让人颇有成就感的学科。除了在岩下窦取血中发挥重要作用外，放射科在很多方面也有着不可或缺的作用。岩下窦取血对于放射科来说是比较简单的操作，有很多更难更有风险的操作会更有挑战性，比如神经介入操作，包括颅内动脉瘤栓塞、颅内外血管狭窄支架成形术、动静脉畸形栓塞等等。看到患者从自己的治疗中获益，会很欣慰和高兴，"有些时候，急诊脑梗死的患者是瘫着来的，而当你第二天看到这个患者能满病房跑的时候，你心中就特别有成就感。记得有次是放疗科老技师长突发脑梗死，当时是偏瘫失语，经过我们的及时治疗，技师长又能够重新回到工作岗位，不仅我们高兴，放疗科张主任也高兴地说，'谁说放射科是辅助科室，我认为放射科是绝对的主力科室！'我听了这话很觉欣慰"。对于放射科这个最初的选择，张晓波从未后悔，虽然开玩笑地说："放射科还是有伤害的，你看我头发都白了……"但张晓波仍是一如既往地热爱，希望自己今后能继续秉承协和精神，以学之技术，解患之痛苦。

采访编辑：廖莉莉，高凤平，AME Publishing Company

成文编辑：高凤平，李嘉琪，AME Publishing Company

点评

　　张晓波和我的一位学生是同学，在我们做脑血管病动物实验时，对我们帮助良多，相互之间，关系一直很好。直至现在，神经外科大部分需要血管介入诊断和治疗的患者，都是张晓波帮助完成的。

　　说到垂体ACTH腺瘤，临床上20%的患者磁共振成像检查是阴性的，再加上极少数患者是异位肿瘤，给诊断造成了很大的困扰。双侧岩下窦静脉取血检查ACTH水平是这类患者的常规检测方法，如果患者临床表现和激素检查结果支持垂体ACTH腺瘤诊断，即使磁共振成像看不到肿瘤，也可以做手术探查，可见此项检查结果的重要性。文中详细描述了具体技术细节，规范地完成整个操作过程，对于得到正确的结果至关重要。

　　协和医院内分泌科每年诊治和随诊其他医院治疗后的垂体ACTH腺瘤患者数百例，神经外科也连续数年每年完成垂体ACTH腺瘤手术120例左右，雄踞世界各个垂体中心之首，积累了丰富的经验，张晓波为此做出了重要贡献。

——王任直

7

麻醉科

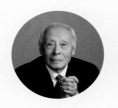

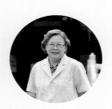

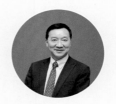

赵俊   罗爱伦   黄宇光

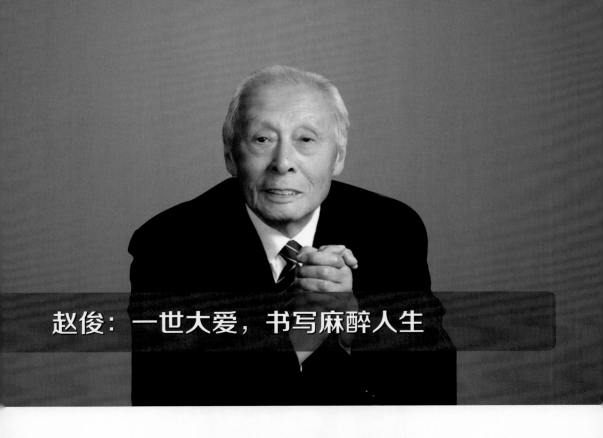

赵俊：一世大爱，书写麻醉人生

赵俊，1926年生于山西省太原市。1948年山西省立川至医学专科学校（现山西医科大学）毕业。1948年入职华北军区天津总院外科，任住院医生。1950年调入北京协和医院外科，1951年开始从事麻醉专业工作，曾任北京协和医院麻醉科主任、教授、研究生导师。1985年聘为日本大阪市立大学麻醉学客座研究员。曾任中华医学会麻醉学会常委兼秘书，中华医学会北京分会麻醉学会副主任委员，中华医学会麻醉学会疼痛治疗学组组长，《中华麻醉学杂志》及《临床麻醉学杂志》编常委，《国外医学：麻醉学与复苏分册》副主编等。在从事麻醉医疗教学科研工作中，通过临床实践积累了丰富的经验，在我国开展硬膜外阻滞麻醉、静脉普鲁卡因哌啶麻醉、以动脉输血为主的综合服务方法、疼痛的研究与治疗等方面取得一定成绩。共同主编《现代麻醉学》《疼痛治疗学》《疼痛诊断治疗学》等专著并获奖。

前言

"为什么我的眼里常含泪水？因为我对这土地爱得深沉。"诗人艾青用这两句广为传颂的诗句表达了对祖国的爱。

作为中华人民共和国成立以来麻醉学科的开拓者之一，北京协和医院麻醉学科的奠基人，赵俊也用他一生的行动，一生的奉献，书写着对协和、对麻醉深沉的爱。

协和医院首位麻醉专职医生

1926年10月，赵俊出生在山西省太原市一个医学家庭里，自幼受到家庭的熏陶，对医学产生了浓厚的兴趣。18岁时，他考入山西省立川至医学专科学校（现山西医科大学），1948年大学毕业后，进入华北军区天津总院外科，任住院医生，开始了长达半个世纪的医学生涯。1950年调入北京协和医院外科工作。从成为协和首位麻醉医生开始，到成立麻醉组，再到麻醉科独立建科，赵俊见证了北京协和医院麻醉从起步到逐渐发展的全过程。（图7-1）

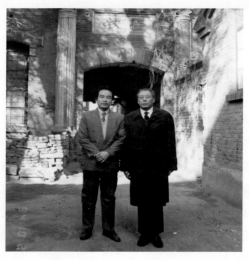

图7-1　原山西省立川至医学专科学校门前赵俊（右）与麻醉学博士郭政（左）合影（1994，太原）

中华人民共和国成立之初，北京协和医院没有专门的麻醉医生，手术麻醉由外科医生兼做。1951年外科吴英恺主任找赵俊征求意见，根据外科的发展和工作的需要，希望能有专门的人员来从事麻醉工作。赵俊觉得麻醉是自己的兴趣所在，自己也适合做麻醉，同时浅浅地意识到在这方面有发展空间。于是，从1951年7月开始，赵俊正式成为协和医院首位麻醉专职医生，并在北京大学第一医院谢荣教授的指导下开展麻醉的医疗、教学、科研工作。

1953年12月，外科成立了麻醉组，赵俊担任了麻醉组组长，随后麻醉工作不断发展成立了麻醉科，由赵俊担任科主任。麻醉科的建立为协和医院麻醉学科的发展奠定了基础，此后逐步开展起麻醉的医疗、教学、科研工作。（图7-2）

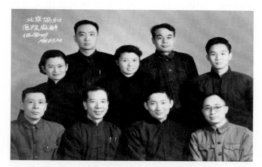

图7-2 北京协和医院麻醉组合影（1964，北京），前排左起：赵俊、谢荣、吴克承、罗来葵；中排左起：王吉鲜、董英奇、柴纲明；后排左起：顾振华、张林培

赵俊在协和几十年的麻醉工作中，一直致力于培养麻醉医生队伍。在他的倡导下，多次举办麻醉学习班及研讨会，并亲自撰写编著《临床麻醉学讲义》。作为学术带头人、研究生导师，他亲手培养了一批麻醉专业人才，这些学员现已成为我国麻醉学科的骨干和学术带头人。

2016年，在赵俊90华诞之际，北京协和医学院麻醉学系、北京医学会麻醉学分会、北京医师协会麻醉专科医师分会联合出版了《赵俊教授》一书，以期将赵俊平凡而伟大、朴实而精彩的麻醉生涯载入中国麻醉发展的史册。

在序言中，李天佐教授写道："北京协和医院是我国殿堂级医院，协和三宝之一就是协和的专家。赵俊正是协和教授的代表之一，从他身上我们能够强烈地感受到协和人的严谨学风、儒者风范和不懈追求。中华人民共和国成立以来，协和医院麻醉科诞生了赵俊、罗来葵、罗爱伦、任洪智、叶铁虎、贾乃光、黄宇光等几代杰出领军人才，不仅培育了协和麻醉科文化，也为中国麻醉界做出了突出贡献。其中，赵俊功不可没。"（图7-3~图7-4）

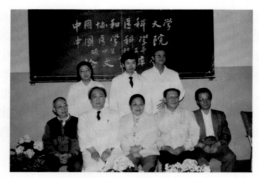

图7-3　中国协和医科大学硕士研究生论文答辩会（20世纪90年代，医科院整形外科医院），前排左起：罗来葵、顾振华、谭蕙英、赵俊、李树人

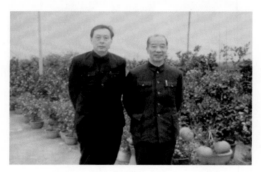

图7-4　参加广东麻醉学术会议后，赵俊（左）与谢荣（右）合影（1984，广州）

"麻醉医生是在外科工作的内科医生"

在赵俊看来，由于麻醉可使人体多个重要器官的功能直接或间接地受到影响，因此麻醉工作者要懂得相关学科的知识。

"麻醉医生是在外科工作的内科医生。"赵俊说，手术中麻醉医生除了要关注患者重要的生命体征变化，如血压、脉搏、呼吸等，更要配合外科医生承担保证术中患者生命安全的责任。早期麻醉工作的研究与发展，也正如赵俊所言，范围逐步扩大到临床麻醉、心肺复苏、重症监护以及疼痛治疗等领域。

他说："在麻醉工作中，每个学科的麻醉各有其特点，很多具体的问题摆在麻醉医生面前，并非简单地掌握一两项麻醉技术就能解决，而是需要全面地掌握麻醉的基本理论、专业技能和麻醉操作技术。"

中华人民共和国成立初期，赵俊开始从事麻醉工作时，国内的麻醉方法及用药比较简单，外科手术常用的麻醉方法只有3种，即局部麻醉、蛛网膜下腔麻醉（即腰麻）和乙醚吸入全身麻醉，设备简陋，技术水平不高。他在此基础上采用了导管法连续硬膜外阻滞麻醉，应用于基本外科、妇产科、泌尿外科等腹部手术，撰写相关论文在专业杂志上发表。

为了麻醉的安全，针对硬膜外麻醉在应用过程中的并发症及存在的问题，20世纪60年代，赵俊通过临床系统研究观察了硬膜外麻醉对呼吸功能的影响，深入地探讨分析了发生影响的原因和机制。还开展运用了具有我国特色的静脉普鲁卡因麻醉。针对当时乙醚吸入麻醉的缺点，特别是乙醚具有的刺激性气味和麻醉后呼吸系统的并发症，临床改用了静脉注射硫喷妥钠和普鲁卡因的全身麻醉。这种麻醉方法在杂志上发表以后很快推广到全国，具有方法简便、患者舒适、麻醉后恢复快、费用少等优点。

麻醉药的药理实验研究也是赵俊的一项重点工作。如20世纪70年代他对国产新药氟哌啶、氯胺酮等药物进行了大量临床观察研究，为国产麻醉药品的推广应用提供了有用的参考资料。

在疼痛的研究与治疗方面赵俊也颇有建树。20世纪50年代在进行手术麻醉的同时，利用神经阻滞治疗某些疼痛性疾病，如对晚期癌症的患者进行疼痛治疗等。20世纪70年代以后临床应用硬膜外腔注射吗啡进行术后镇痛，20世纪80年代进一步研究硬膜外腔注射吗啡止痛的机理，探讨了疼痛与某些神经递质的关系，20世纪90年代研究了临床视觉模拟疼痛评分法（VAS）及影响因素的分析等。（图7-5）

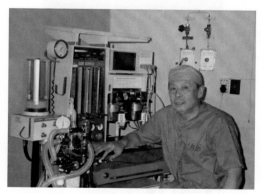

图7-5 赵俊在协和医院手术室（1995，北京）

呕心沥血编撰麻醉专著

从20世纪50年代至90年代，赵俊共发表麻醉学术论文和编写专著达200余篇（册），共同主编或编写了《现代麻醉学》《疼痛治疗学》等10余部著作。其中，1987年他和刘俊杰教授共同主编的《现代麻醉学》，由人民卫生出版社出版，受到同行们的高度评价，获第五届全国科技优秀图书一等奖。该书从1983年6月召开第一次编委会，到1987年10月《现代麻醉学》的出版，历时4年多的时间。此书多次再版，至今仍是麻醉学领域的经典著作。吴珏教授称此书为我国麻醉学发展史上的里程碑之一。

"第一次见到赵俊是1985年11月。那时我刚参加工作，有幸在全国麻醉培训班上聆听了赵俊的精彩授课，感受到来自协和教授的学者风采。1987年当我见到第一版《现代麻醉学》时，赵俊的大名再次使我心生敬仰。应该说我们这代人都是伴随着《现代麻醉学》成长起来的。"李天佐教授在《赵俊教授》一书序言中提及。

这本《现代麻醉学》如今赵俊仍完好地珍藏着（图7-6），书中131个章节，凝聚了他及国内麻醉学专家学者的心血。作者们在内容上的求新、在写作上的求准、理论联系实际，充满字里行间，严谨治学的精神在书中得到充分体现。

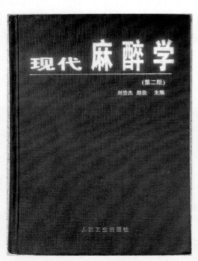

图7-6 赵老珍藏的《现代麻醉学》（第二版）书籍

河北省人民医院麻醉科陈伯銮教授曾在文章中回忆，在和刘俊杰教授筹划

《现代麻醉学》编写事宜时，赵俊联络组织了全国的麻醉专家参加这本书的编写，"在编书过程中，赵教授肺结核复发，必须近期接受肺叶切除手术。在住院期间仍关切和惦念编写工作的进展，手术后身体还十分虚弱就开始继续个人的写作，同时还承担着审稿工作，并及时地回复频繁的来往信件。他的坚毅、认真负责的精神，是值得我们学习的。"（图7-7）

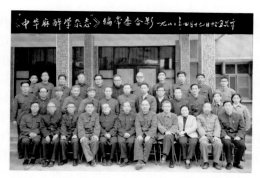

图7-7　《中华麻醉学杂志》编委会常委合影，二排左七为赵俊（1982，宜昌）

垂体瘤研究的记忆

1992年，由内分泌科史轶蘩院士牵头开展的"激素分泌性垂体瘤的临床及基础研究"获国家科学技术进步一等奖（图7-8）。研究由内分泌科、神经外科、耳鼻咽喉科、眼科、麻醉科等9个科室共同完成，赵俊是协作组主要负责人之一，协作组发挥了协和多学科通力合作的优良传统，成为协和人的骄傲。

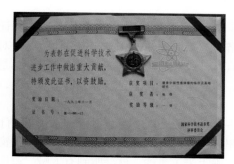

图7-8　赵俊所获"激素分泌性垂体瘤的临床及基础研究"国家科学技术进步一等奖获奖证书、奖章

协和医院较早开展了内分泌疾病手术麻醉，并有效促进了这项麻醉技术的发展。如早期的甲亢患者的手术麻醉，由于患者术前精神十分紧张，如果麻醉处理不当可导致发生甲亢危象，曾采用过"偷窃甲状腺"患者的麻醉方法，即在病房患者毫无察觉的情况下，给予基础麻醉，待患者入睡后，推入手术室施行麻醉手术。对术后发生甲亢危象的并发症，施行人工冬眠降温疗法。对患有嗜铬细胞瘤这种症状危险、病死率高的患者，逐步改进麻醉方法与用药，配合内科药物治疗，大大降低了手术麻醉并发症及病死率。

随着协和医院内分泌研究中心的建立，赵俊所在麻醉科开始大量接触内分泌的患者，进而积累了各种内分泌疾病手术麻醉的经验，并进行临床总结。主要有脑垂体瘤、甲状腺功能亢进、胰岛素瘤、肾上腺皮质增生症、原发性醛固酮增多症、肾上腺嗜铬细胞瘤、糖尿病患者的手术麻醉。对提高手术效果，减少麻醉并发症，预防各种内分泌危象的发生，发挥了积极指导作用。

神经外科麻醉是临床麻醉的重要组成部分，由于垂体瘤手术麻醉具有典型特点，因此麻醉科组织了有一定工作经验的高年资医生参加了这项科研工作。赵俊在临床麻醉工作中，与同事们一起查阅了相关资料，观察了不同麻醉方式对行垂体瘤切除术患者的影响，在麻醉安全性和麻醉对病理生理的影响等方面进行了研究，积累了脑垂体瘤手术的麻醉经验，并进行临床总结发表了文章。

在整个研究过程中，赵俊领导麻醉科为神经外科垂体瘤手术的开展创造了良好的条件，例如垂体瘤患者容易发生呼吸道梗阻，为了保证呼吸道通畅，采取了在患者清醒的状态下，进行表面麻醉气管插管。

赵俊还介绍到，神经外科手术麻醉时应避免患者发生颅内压增高。因此，麻醉药的选择要慎重。当时麻醉最常用的药物乙醚可使患者血压增高，因此在垂体瘤手术中不使用乙醚，改进的方法是使用以氯丙嗪为主的人工冬眠法，来保证手术麻醉时患者血压平稳。

患者责任，协和恩情

对于赵俊来说，救治每位患者是他肩负的责任，要保证患者的麻醉安全。北京世纪坛医院麻醉科赵斌江主任曾在文章中讲述，赵俊对待每一次临床麻醉都恪尽职守，认认真真，兢兢业业。他待患者如亲人，总是为患者着想，对经济上有困难的患者，也总是想方设法为患者节省每一分钱，永远把患者的利益放在首位。

赵俊对患者的一心一意，也令女儿记忆深刻，"我们小的时候住在护士楼旁边的一个宿舍里，护士楼一侧的窗户正对着我们家的窗户，那时麻醉医生少，家里没有电话，晚上来了急诊，就会听到有人喊'赵医生有手术了！'就看我爸二话不说，马上起来赶往手术室，随叫随到，毫无怨言"。

为了做好麻醉临床工作，赵俊经常利用节假日到协和医院图书馆查阅资料，业余时间几乎全都花在了图书馆中，他对图书馆有种特殊的感情。即使是因病在住院治疗期间，他还会到图书馆转一转，一个房间一个房间地走一遍，回忆当年自己来过的房间，曾经读过的书籍。对他来说，图书馆代表着过去的记忆，牵动着他的心。

黄宇光曾在《赵俊教授》一书序言中对赵俊表达了崇敬之情：赵俊在国际麻醉学界享有崇高声誉，并开创了中日麻醉学术交流的先河。工作中，他诚恳的态度、聪慧的头脑、活跃的思维、博大的胸怀和勇于创新的精神，赢得了国际同行的广泛尊重。赵俊拥有浓厚的协和情怀，也是温文尔雅的协和教授的典范之一。他对青年学生谆谆教诲，循循善诱，既是良师，又是益友；对青年医师严格要求，细心指导，注重医德，恪尽职守；与同事亲密合作，同忧共乐；对患者尊重爱护，和蔼可亲。

采访最后，赵俊特别感言："感谢协和医院给了我这么好的平台，能让我在这里工作一辈子；感谢培养我走上从医道路的老师们；感谢麻醉专业前辈们的指导；感谢和我一起工作的同事们！"

后记

冬日的早上，当笔者来到赵教授家里，温暖的阳光透过窗户，洒进屋来，映照在墙上。面对轮椅里的赵教授，笔者心中有莫名的感动，一位92岁的耄耋老人，一生都奉献给了我国的麻醉事业，亲历了协和麻醉60余年的发展历程。如今尽管因病长期卧床，身体很虚弱，但为了书籍的出版，仍坚持接受了近3个小时的采访。在后续审稿中，在无法看稿的情况下，由女儿逐字逐句地读给他听，对采访稿件进行反复的修改，赵教授的严谨、认真令人动容……

致谢

感谢北京协和医院麻醉科黄宇光教授、神经外科王任直教授、赵俊教授女儿赵怡红女士对本文成文的帮助。

采访编辑：董杰，廖莉莉，AME Publishing Company
成文编辑：董杰，AME Publishing Company

点评

　　"赵俊是中国麻醉学科的开拓者之一"，对中国麻醉学科的建设和发展做出了巨大贡献。从协和医院垂体MDT角度讲，麻醉科也是不可或缺的重要力量。

　　记得我的老师尹昭炎教授曾讲过这样一件事：最初开展经口鼻-蝶窦显微外科垂体瘤切除术时，按照常规，术后应即刻让患者清醒并拔出气管插管。有一次患者还没有被推出手术室，就出现鼻腔口腔大出血，出血量瞬间达1 000多毫升，并出现低血压性休克。幸好还在手术室内，马上打开伤口止血，同时快速输液、输胶体液、输血，挽救了患者的生命。之后，在讨论这个病例时，赵俊老师提出"垂体腺瘤手术以后，应该继续麻醉一段时间，待患者自然清醒后再拔除气管插管"，这样，既避免了拔管时刺激患者出现的剧烈呛咳，同时这段时间也可以让术区止血更彻底，从而保证了患者安全。此后，这种术后1~2个小时拔管成为垂体腺瘤患者手术的常规，并一直延续至今。

　　在可视喉镜应用之前，由于肢端肥大症患者解剖变异，气管插管常常失败，不得不将患者送回病房，给患者造成很大影响。麻醉科提出，对于面容变异明显，预计插管困难的患者，术前请麻醉科会诊，必要时直接行气管切开，气管内插管，防止经口腔插管失败。之后，随着麻醉技术的提高和仪器设备的进步，这些意外基本杜绝了。此外，他们还对伴有甲状腺功能亢进、胰岛素瘤、肾上腺皮质醇增高、原发性醛固酮增多症、肾上腺嗜铬细胞瘤、糖尿病等患者的手术麻醉都进行了深入细致的研究，从而保证了患者的安全。

　　北京协和医院垂体MDT，正是由于有着像赵俊老师一样勤勤恳恳、兢兢业业工作的前辈，开创了垂体腺瘤诊断治疗领域的广阔天地，我们这些后来者才能够在这样好的工作平台上继续前行。赵俊老师如今年事已高，但对垂体腺瘤以及麻醉事业的热爱与关心丝毫不减。衷心祝福赵老师福如东海、寿比南山、永远幸福！

——王任直

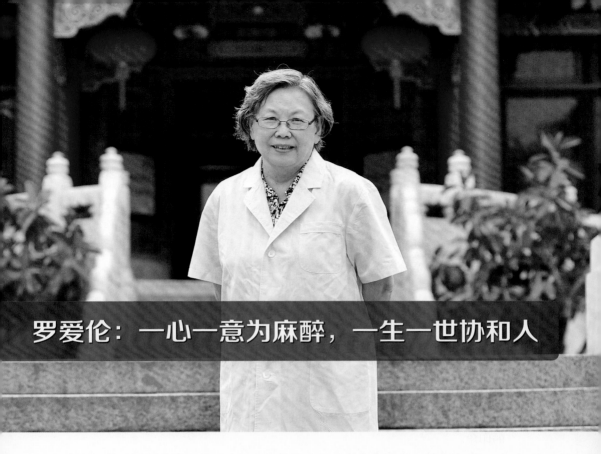

罗爱伦：一心一意为麻醉，一生一世协和人

罗爱伦，北京协和医院麻醉科教授，博士生导师，国内外著名的麻醉学专家、疼痛医学专家，中央保健委员会委员。自1961年从上海第一医学院医疗系毕业分配至北京协和医院外科工作起，50余年如一日长期工作在外科及麻醉科临床、教学及科研第一线。历任北京协和医院麻醉科主任、中华医学会理事、中华医学基金会副理事长、中华医学会麻醉学分会主任委员、《中华麻醉学杂志》总编辑、《临床麻醉杂志》副总编辑、比利时杨森科学委员会中国麻醉分会主任委员等职。当选全国政协委员和全国妇联执委。罗爱伦为我国临床麻醉、科研及麻醉学科发展等做出了巨大贡献。多次参加并主持国家和卫生部的重大科研项目并获奖，对复杂、疑难病例的围术期麻醉管理及抢救等造诣深厚。积极倡导循证医学，重视术前对患者重要脏器功能及整体生理状态的评估，强调麻醉用药的精心选择及麻醉方案的个体化设计。不断引进国外先进的麻醉方法和管理模式，创建了一整套安全有效的方法体系，极大地提高了疑难危重患者围手术期的麻醉管理水平，降低了麻醉死亡率。

前言

她历任北京协和医院麻醉科主任、中华医学会理事、中华医学基金会副理事长、中华医学会麻醉学分会主任委员、《中华麻醉学杂志》总编辑、《临床麻醉杂志》副总编辑、比利时杨森科学委员会中国麻醉分会主任委员等职务。曾当选全国政协委员和全国妇联执委。

她如今已是耄耋之年，历经多次脑梗死，但只要身体允许，就坚持到医院上班。

她被医疗界的后辈们亲昵地称呼为"麻醉科女神"。

她就是北京协和医院麻醉科的罗爱伦。

1937年，罗爱伦出生于上海，父亲是一名外文老师，她的名字"爱伦"就是英文"Allen"的谐音。她成长的那一条里弄里一共住着14户人家，在她的印象中，许多邻居都是学医学专业的，不少还是留洋归来。她特别记得，4号住的是一位很有名的泌尿科专家。"他们平时都是用英文交流，我都听不懂的。"但她从不觉得自卑，"我常常愿意跟他们在一起，他们讲的东西我不懂就会问"。她还特别央求父亲教她一些医学的英文生词，这对她后来的医学学习也起到了很大的帮助作用。而这些学识渊博的邻居们就是罗爱伦对医生最初的印象。

念大学时，罗爱伦听从母亲的建议报考了上海第一医学院医疗系，毕业后被分配到北京协和医院工作。"我从来没想过自己会去北京，我以为我会在上海念完研究生。"临行前，母亲反复对她说："你的职责是治疗患者，所以要对每一位患者认真负责。有不知道或者不懂的，你一定要向你认为最可靠的人请教。"母亲的谆谆教诲深深地烙印在罗爱伦心里，成为她行医50余年里一直坚守的信念。（图7-9）

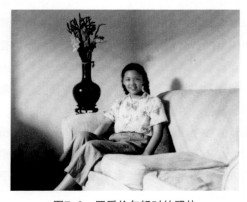

图7-9　罗爱伦年轻时的照片

对患者一视同仁

"我的姨当年跟林巧稚医生是很好的朋友，知道我要来协和，就把这张照片送给了我。"罗爱伦站起身绕过会议桌，随手拿起桌上花瓶中的装饰当作教杆，点了点挂在协和麻醉科贵宾接待室墙壁上的一张老照片说道（图7-10）。

那是一张珍贵的合影，照片里是当年的高干保健团队和一些重要的首长，包括周恩来总理、邓颖超同志、中国消化病学奠基人张孝骞、中国妇产科学的主要开拓者林巧稚等重要人物。因为保健工作的保密性，罗爱伦一直仔细珍藏着这张照片，直到许多年以后才决定把它拿出来，"我觉得还是要给年轻人看看，跟他们说一说那些以前的事情"。

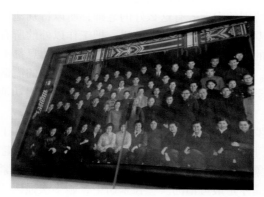

图7-10　罗爱伦为我们指示图中的周恩来总理

后来，罗爱伦也成为了中央保健委员会委员，从事了多年的高干保健工作。我们不愿去探听她曾救治过哪些重量级患者，她也绝口不提她曾担任过的治疗任务，但正如她母亲教诲的那般，罗爱伦50余年来始终认真细致地对待每一位患者，"我们做医生，服务对象都是患者，不管是首长还是普通人，都要关怀关爱他们，对他们负责，把他们治好。不管对象是谁，都不能有一些特殊的想法，要一律对待、一视同仁，服务好每一位患者"。

学习学习再学习

初到协和时，中国麻醉学科的建设还处于初级阶段，而罗爱伦对麻醉更是非常陌生。于是，她下定决心要把麻醉学好，"我给自己的目标就是学习学习再学习，一定要把它搞清楚，把所有事情都要弄懂。既然让你做了这个工作，你就要把它做好"。

对罗爱伦来说，毕业只是学习的开始。在繁忙的工作中，她只要一有时间就会到协和的图书馆看书学习。"协和是最好的学校，这里有三宝之一图书馆，想看的书、资料，这里都有。所以我觉得特别开心，能分到这么好的地方。"

在协和，她学到的东西比在念书时还要多得多，来到协和短短一年，她已觉受益匪浅。这还得益于协和当时特殊的带教模式。"我们那时候都是住在医院里，三个人一间房，就在现在的护士楼。一个教授带两个年轻医生。"而罗爱伦的带教教授是当时协和传染病组的组长王诗恒。"她对我们的爱护，现在想起都让我想流泪。"她回忆道："王教授家住得远，平时都不回去，就跟我们住在一起。她总是说有什么问题晚上都可以问她，没有问题就去看书，直到有问题为止。遇到她也不确定的问题，她还会亲自去查阅资料，再跟我们讲解。我觉得自己特别的幸运，有这么好的老师，所以特别地珍惜时间。"

从那时起，罗爱伦彻底驻扎在医院里，把工作以外的所有时间都投入到学习中，对医院外的娱乐和诱惑置之不理。"我那时候休息都不回家，别人问我怎么不回家探亲，我就说我没有那么多钱。实际上是说的谎话，我是为了有更多的时间向她们学习。"最后，还是常被她请教的教授们劝她回家休息，多出去玩玩。

直到现在，罗爱伦仍然保留着当年留下的习惯：每当在工作中遇到问题，她就要用本子记下来，然后去请教或者查阅资料，从协和老专家到年轻医生都是她的请教对象。"闻道有先后，术业有专攻，不懂不要紧，但一定不能不懂装懂，不懂装懂才是最可怕的。"在采访中，她多次强调"不懂就问"的重要性。

"协和确确实实是培养人的地方，我的成长离不开协和当时的环境和老一辈的教育。我一直都没有忘记这段历史，我要永远记着。"在一个小时的采访中，类似的话罗爱伦反复说了三次，"我在业务上能有所收获，那都是协和给我的"。（图7-11）

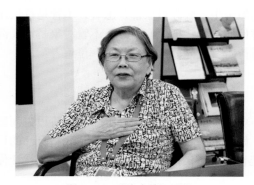

图7-11 采访中的罗爱伦

一次协作一次收获

1992年，在史轶蘩院士的带领下，由神经外科、耳鼻咽喉科、眼科、妇产科、放射科、病理科、麻醉科、放疗科、计算机室等科室联合参与的"激素分泌性垂体瘤的临床及基础研究"项目获得了国家科学技术进步一等奖。其中，麻醉科主导总结研究了不同麻醉方式对经口鼻-蝶窦显微外科垂体瘤切除术围术期生长激素的影响。

后来，现神经外科主任王任直的一句话也让罗爱伦意识到麻醉科积极参与到垂体疾病临床和研究中的重要性。"王任直觉得虽然是作垂体疾病的研究，但是麻醉也是很重要的。他说，你们是麻醉医生，你们也懂得很多垂体手术的东西。在做垂体手术的时候，麻醉做得好和做不好会有不同的结果。你们应该研究这个问题，你们应该更好地总结每次手术，不是要找出缺点，而是总结每次做垂体手术的时候，应该注意什么，有什么地方会影响到患者的生命指征。"王任直的话对罗爱伦来说犹如醍醐灌顶。

"他这些话我一直记到现在，对我来说是很大的启发，后来我就一直研究，一直注意观察。比如术中患者心脏跳得很厉害会引起什么，会给患者增加什么负担，会造成什么并发症，术后会出现什么问题。有的时候可能有问题，有时候觉着问题不大。有问题和没有问题的时候各应该怎么处理。"

因此，罗爱伦也特别喜欢跟其他科室合作："每次他们喊我去合作，我都答应，而且特别高兴，因为有些我们没有想到的情况其他科的同事会注意到，并给予正确处理，我觉得这对我来说也是一种指导。"

先懂麻醉再做麻醉

医疗界一直流传着这样一句俗话："外科医生治病，麻醉医生保命。"这是对麻醉医生重要性的贴切表达。然而，大多数患者对麻醉医生的认识还仍然停留在半个世纪前辅助科室和医技人员的阶段，"麻醉师"这个称呼是让麻醉医生最无奈的别称。广东曾经有一项调查显示：约有90%等待手术的患者对麻醉医生的术前访视不理解。在许多患者甚至部分医护人员的认知里，麻醉不过是插插管和给点药的事。

对于这一点，罗爱伦深有感触："很多人都觉得麻醉无所谓，甚至一些医生也这么想，随便把人麻倒了就行。但其实麻醉很重要，我不是因为这是我的专业才这么说。"麻醉那分寸之间精准的把握，才是麻醉医生的不可替代之处。

采访中，罗爱伦着重提及了麻醉医生的术前访视。她表示，术前麻醉医生一定要对患者的重要脏器功能及整体生理状态进行全面了解、充分评估，这样才能制定出最适合患者的个性化麻醉方案；术中为患者的生命保驾护航；术后让患者更好更快康复。

"比如说一位患者，他的心脏二尖瓣有问题，如果麻醉医生没有重视，没有做出相对应的麻醉方案，那么术中就有可能对患者心脏造成额外的负担，甚至可能会给患者带来不幸。所谓不幸，我认为就是因为麻醉而给患者造成不好的影响。"

"所以麻醉医生一定要细致，术前对患者的情况一定要了解清楚，每一个小点都不能放过；术中监测也要细致，每一个变化都要重视。"对罗爱伦来说，懂麻醉，懂的不仅仅是麻醉操作技术、麻醉药物，还有每一次生命体征变化背后代表的意义和影响。

尽管行医一生，参与过的手术不计其数，但每一次术中患者生命体征发生变化，罗爱伦都格外重视，常常让同台的医生很不解。"他们说罗医生胆小。其实罗医生不是胆小，是真的觉得可怕。"她加重语气，"手术当中出现了不该出现的情况，就是处理不恰当，这是很危险的，应该重视，马上想办法纠正"。

罗爱伦的胆怯，来源于她对生命的敬畏，来源于医者对生命的珍爱。"我最怕他们说这没什么，很快就能纠正过来。那万一没纠正过来呢，这对患者来说是一辈子的事情。"

为了更好地"懂麻醉"，罗爱伦一直致力于麻醉学的研究，对她来说，麻醉，是没有尽头的学习和发现。

她一生主持了数十种麻醉相关药物的 Ⅱ 期或 Ⅲ 临床试验，多次参加并主持国家和卫生部的重大科研项目并获奖；并先后开展了围手术期机体重要脏器如心、脑保护，嗜铬细胞瘤血流动力学及恶性高热基因分子生物学，麻醉药理及新药临床试验的研究工作。作为中国麻醉学科领军人，她还积极开展国际交流合作，极大地提高了我国麻醉学科在国际麻醉学界的地位和声誉。

罗爱伦还是国内最早推广疼痛治疗的先驱者，倡导和开展术后镇痛、晚期肿瘤镇痛及慢性疼痛治疗业务，使我国疼痛治疗向正规化、专业化发展。她率先引进了国外先进的镇痛方法，如患者自控镇痛（patient controlled analgesia，PCA）、经皮给药镇痛，以及疼痛治疗模式，如术后急性疼痛治疗（acute pain service，APS）等，并通过开设疼痛门诊对各类慢性疼痛患者进行规范化、个体化治疗，大大推进了中国疼痛医学的发展。

1989年，在原北京协和医院院长、时任卫生部部长陈敏章的支持下，罗爱伦会同谢荣、赵俊等老专家提请了有关麻醉科独立建科的议案。1989年5月3日，卫生部正式颁发第12号文件宣布：麻醉科正式独立于外科成为二级临床科室。至此我国麻醉学才真正成为一门独立的学科，为今后中国麻醉学科的发展奠定了基础。（图7-12）

由于她对中国麻醉学事业发展做出的巨大贡献，1999年英国皇家麻醉学院授予她荣誉院士称号。迄今为止，只有两位中国麻醉医生获得过此荣誉，另一位获得者是中国麻醉学科奠基人谢荣教授。

　　"一个好的麻醉医生一定要先懂麻醉再去做麻醉，要明白什么是麻醉，麻醉的内涵是什么，麻醉的不同结果会对患者造成什么样的影响。我一直觉得，我是懂了麻醉以后再做麻醉，这对我来说是非常幸运的事情。我一辈子的麻醉生涯，没有因为麻醉而给患者增加负担，带来痛苦，造成不幸，只让他好上加好，这是我比较骄傲的一点。"

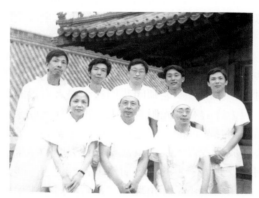

图7-12　20世纪80年代初协和医院麻醉科医生合影，从左到右，前排：罗爱伦、赵俊、罗来葵；后排：马遂、叶铁虎、高文华、任洪智、贾乃光

既是"严父"也是"慈母"

　　谈及罗爱伦，北京协和医院麻醉科主任黄宇光这样评价道："罗爱伦对中华医学会麻醉学分会的最大贡献是规范了学会管理、把中国麻醉推向世界大舞台，而她对协和麻醉学科建设的最大贡献是造就培养了一大批优秀的人才和梯队。"

　　1987年，罗爱伦正式接任北京协和医院麻醉科主任工作，担起了承前启后的历史重任。在任13年期间，她致力于科室建设和人才培养，为协和打造出国内最强大的麻醉人才梯队，培养了马遂、贾乃光、任洪智、高文华、叶铁虎、黄宇光等精英人才，协和麻醉科从一个只有10几个工作人员、8个手术间的"小麻雀"变成了有100多个工作人员和60多个手术间的"庞然大物"。

　　对现任中日友好医院手术麻醉科主任赵晶来说，罗爱伦是她最尊敬的恩师。"罗老师是除了父母以外，对我最有恩的人。"她回忆道："我1995年到北京协和医院的时候，罗老师是麻醉科主任，我学做麻醉都是她手把手教出来的。她为人特别好，非常善良，但在专业上很严谨，要求特别严格。"

工作中要求严格，生活中关怀照顾，是所有受访者提及罗爱伦时都会说到的一点。在学生下属眼中，她同时兼任着"严父""慈母"这两个角色，让大家对她都又爱又怕。

在罗爱伦当主任期间，每天她都要认真地听交班报告，到每一个手术间去视察情况，了解当天的手术情况。麻醉科有一套通讯系统，用来通知麻醉医生手术安排。每当有紧急情况，只要广播一响，不管是不是她负责的患者，她都会亲临现场，指挥手术团队按部就班地抢救治疗。同时，她又非常善于发现问题，一旦发现疏忽错漏，就会毫不留情地批评教育，全心全意只为了守护患者的安全。

赵晶还记得，以前每次早上交班时，他们都要向罗爱伦汇报患者情况，她会向他们提出一些特别细致的问题，常常让年轻医生们"措手不及"。"我还在做住院医生的时候，一次，罗老师问我们这个患者有没有得过青光眼，我们就觉得特别奇怪，因为麻醉和青光眼看起来并没有什么联系。但原来，麻醉中常常会使用阿托品，阿托品可能会引起患者的眼压升高，如果是患有青光眼的患者，则有可能会造成患者青光眼加重甚至导致失明的结果。"

罗爱伦的提问并没有因学生的疑惑而停下，她还进一步追问"患者患的是哪一型的青光眼，是闭角型还是开角型""是否经过手术治疗""在麻醉用药上会有什么影响，会造成什么不同后果"。赵医生还记得每次罗爱伦提问时那种紧张的感觉："这种临床教学，使我们得到了极大的提高。那时候我们不敢不知道，这次没答出来，回去就要赶紧学习，下一次好好准备。每次交班时压力都特别大，觉得自己回答不上罗老师的问题特别不应该。"

正是罗爱伦这样严谨的治学态度，影响了协和麻醉科一代又一代的年轻医生。赵晶医生表示："是罗老师让我们明白，除了麻醉知识外，我们还要多了解患者的相关疾病和处理方法，以及对患者转归的影响，让我们真正成为一个很全面的、负责任的、能保护患者围手术期间安全的麻醉科医生。"

同时，罗爱伦对学生和同事无微不至的关怀，也让人久久难以忘怀。"1987年"——当问及她的照顾，黄宇光马上就想起了那一年。那时候还是研究生在读的黄宇光，跟着罗爱伦去广州参加全国麻醉年会。她坐飞机先一步过去，而黄宇光则搭乘火车。"那是我第一次去广州，那时候生活比较艰苦，我还刚结婚，打算开完会回安徽见家人。"

黄宇光万万没想到，在广州的公交车上，他的钱包被偷了，钱包里除了自己的积蓄，还有同事委托他购物的资金。"我当时只能步行回会场，把事情原委告诉了罗爱伦。她说，你这样也没办法回家了，还是回北京去，我让科里多给你安排点手术，尽快把钱还上。"

当时，每月工资只有一两百块钱，所以每月加手术能多挣100多块钱，就是大事了，但是是由科里轮流分配的，一个月下来大家的加班费都要差不多。在罗爱伦的帮助下，黄宇光暂时脱离了这个轮班规则，有加台手术就尽量安排他上。"后来我连续加了3个月手术。我感觉遇到这个事情，罗教授跟我一样纠结，她很为我着想，还想办法帮我解决。而且，她还亲自打电话给我家人，帮我找了个医院有事无法回家的借口，没有惊动我的家人，让这件事的影响降到最小。"正是因为是这样一件小事，正是因为罗爱伦尽心尽力的帮助，黄宇光至今都印象深刻。

罗爱伦的"护犊"之心在协和是声名远播，只要是关系到科室同事的利益，她都要据理力争。为了让年轻医生能安心工作，每次医院分房，她都为他们全力争取，甚至放弃自己的名额；为了培养科室人才，她为了给年轻人争取外出学习培训的机会，甚至让出自己的机会；即便是重要科研成果，也常把年轻人的名字放在自己前面，甘做幕后英雄。

正是这样"严父慈母"般的教导和照顾，罗爱伦为协和麻醉科、为中国麻醉学界培养了一个个能撑起一片天的青年人才，协和麻醉科也仿佛一股拧紧的绳索，牢牢团结在一起。（图7-13）

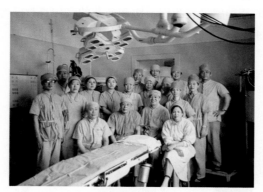

图7-13　1988年罗爱伦（前排右一）和北京协和医院麻醉科部分同事在手术室合影

一心一意为协和

"对罗教授来说，协和就像她的家一样，所以不管大事小事，跟她有没有关系，她都要管。"黄宇光开玩笑道："即便是院长，她也照样管。但她都是为了科室，为了医院，所以即便有时候脾气不太好，但大家都服她，也很尊敬她。"

王任直也对此印象深刻："不只是麻醉科的人知道，医院其他人也知道。

她没有私利，都是就事论事，从不会想说了管了对自己有什么影响，所以她没有顾忌，想说什么就说什么，从来不憋在肚子里，是个特别痛快的人。"

从食堂伙食到东西院合并，从停车场车位到门诊秩序，在罗爱伦的心里，从来没有考虑过"关不关她的事""会不会得罪人"。医院的事就是她的事，协和是她的家，协和的每一位同事都是她的家人。

"只要是本院职工的手术，不管认不认识，她都一定会到场关注，这在现在真的是很难得。这个传统还被麻醉科和手术室很好地继承了下来，大家都自发地这么做。"王任直表示："罗爱伦代表的是那一代老前辈，对工作认真负责，对技术精益求精，对同志既严厉批评又关爱有加，对医院、科室的发展不遗余力，是我们终生学习的楷模。"

"罗老师最让人钦佩的是她的奉献精神，从来不以自己的名和利为目的，全心全意都是为了科室，为了患者，为了麻醉学科。"赵晶表示这也是她最希望现在年轻医生能够学习的一点。

现北京协和医院麻醉科的陈绍辉医生也表达了相似的观点："罗教授是我们心目中最尊敬的老协和前辈，我们称她，比共产党员还要共产党员几倍。"

黄宇光认为："罗教授是如此地爱协和、爱麻醉，这已成为她生活中不可分割的重要组成部分，能够坚持每天来医院手术室看看走走是她生活中莫大的乐趣。罗教授的精神感染着我们，协和前辈的言传身教已经成为我们宝贵的财富。"（图7-14）

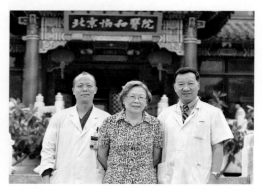

图7-14　罗爱伦（中）与黄宇光（右）及陈绍辉
合影

致年轻人

采访最后，我们请罗爱伦录制了一段视频，尽述她对年轻医生的殷切期望。

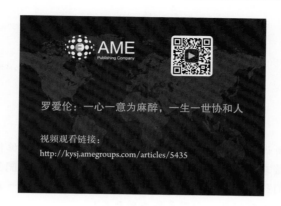

罗爱伦：一心一意为麻醉，一生一世协和人

视频观看链接：
http://kysj.amegroups.com/articles/5435

致谢

特别鸣谢北京协和医院陈绍辉博士、黄宇光教授、王任直教授、北京中日友好医院赵晶教授、AME Publishing Company廖莉莉女士对本文的大力帮助！

采访编辑：严斯瀛、钟珊珊，AME Publishing Company
成文编辑：严斯瀛，AME Publishing Company

点评

　　正如文中所说：罗爱伦老师代表的是那一代老前辈们，他们对工作认真负责，对技术精益求精，对同志既严厉批评又关爱有加，对医院、科室的发展不遗余力，是我们终生学习的楷模。"一心一意为麻醉，一生一世协和人"真的是罗爱伦老师的光辉写照，向罗爱伦老师致敬！

——王任直

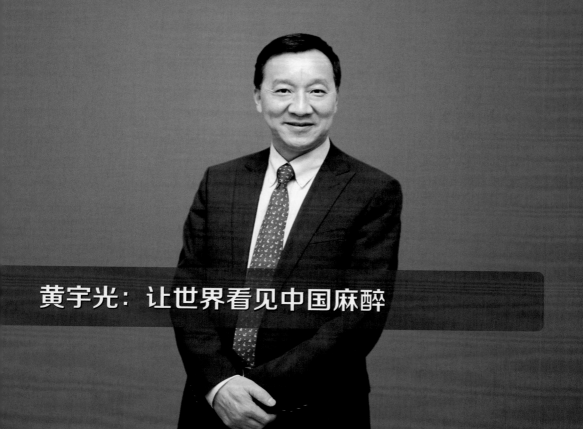

黄宇光：让世界看见中国麻醉

黄宇光，北京协和医院麻醉科主任，北京协和医学院麻醉学系主任，中华医学会麻醉学分会候任主任委员，国家卫生与计划生育委员会（现国家卫生与健康委员会）麻醉质控中心主任，第七届国家标准化委员会血液专业标准化委员会副主任委员，世界麻醉学会联盟常务理事，世界麻醉学会联盟亚澳区常务理事兼副秘书长，国际麻醉药理学会前主席。从医35年，注重临床麻醉创新，践行患者安全和麻醉质量体系建设，从事神经病理性疼痛机制研究，先后获得5项国家自然科学基金资助和3项国家卫生计生委行业专项基金资助。发表SCI收录论文50余篇，先后获得吴阶平–保罗·杨森药学奖二等奖、卫生部科技进步二等奖、中国医师奖、第六届全国优秀科技工作者和国家卫生计生委优秀中青年专家称号。

前言

"……今天我的命运在你们手里，我们学会的命运也在你们手里。我想你们今天的选择是历史性的，但是历史会告诉你们，你们是不会失望的。今天我就属于你们了……"。2014年2月23日，在新西兰召开的世界麻醉医师协会亚澳分部（AARS）执行委员会换届改选竞选演讲中，黄宇光以70秒流利的英文演讲征服了现场的评委，成功当选为AARS执行委员会常务理事，并于次日执行委员会议上当选为AARS副秘书长。

在宣布结果时，当"Dr. Huang from China"在诺大的会场回荡，一排参会的中国人站起来欢呼。"有种申奥成功的感觉！"回忆起当时竞选的场景时，黄宇光至今仍然些许激动。"在国际上发出中国麻醉的最强音，如今我们有了这个底气。"

此次换届选举由代表23个国家麻醉学会的68位代表现场投票，产生了新一届执行委员会主席、副主席、秘书长和司库等。作为上一届秘书长，来自西京医院的熊利泽院长当选为新一届主席。中国获得了AARS 9名常委中的2个席位，得到有史以来最高的地位和最多的常委人数。随后在2016年8月28日举行的第十六届世界麻醉医师大会上，黄宇光经现场投票又当选为世界麻醉医师学会联盟（WFSA）的13位常务理事之一，这不仅是对他个人的认可，更是对中国麻醉学界的认可。（图7-15~图7-16）

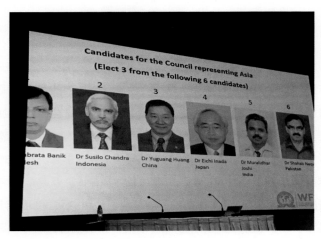

图7-15　在世界麻醉医师学会联盟（WFSA）选举大会上黄宇光作为候选人当选常务理事（2016年）

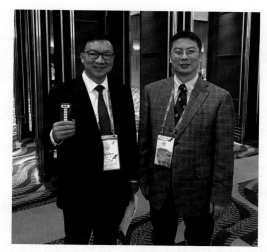

图7-16　黄宇光与熊利泽主任委员在WFSA选举大会期间合影（2016年）

儒家经典《大学》提出"格物、致知、诚意、正心、修身、齐家、治国、平天下"八个条目，提出从一个人内在的德智修养，到外发的事业完成，构成一贯不断开展的过程。

作为北京协和医院麻醉科主任，黄宇光的个人成长、在麻醉领域精耕细作、推动我国麻醉学发展、让中国麻醉学界在世界的舞台发出强有力的声音……在笔者看来，这一条医路历程是对《大学》八目的恰当诠释。

"修身、齐家"

协和医学院当年最年轻的教授之一

1960年，黄宇光出生于江苏省南京市。1976年，16岁的他从高中毕业，赶上"上山下乡"的尾声，插队在安徽省当涂县乌溪公社金庄大队后汤生产队，体验了务农的点点滴滴，丰富了人生的阅历。

1977年12月，全国570万名考生在同一时刻走进了高考殿堂——因"文革"期间中断了10年的高考制度终于得到恢复，黄宇光成为百万考生中的一员，当年的高考录取率只有6%~7%，可谓"千军万马过独木桥"。1978年黄宇光考入了皖南医学院，1983年大学毕业后留在本校附属医院。

"那时不像现在可以挑专业，医院给了我两个专业选择，一个是妇产科，一个是麻醉科。"黄宇光回忆："那时候跟现在不一样，妇产科患者看到男医生就跑，所以我就选了麻醉科。"

做了两年麻醉科医生后，1985年黄宇光考入北京协和医学院攻读硕士研究生。1991—1993年，黄宇光到美国犹他大学进修学习，开阔了专业视野。回国后于1994年破格晋升为副教授，1998年破格晋升为教授，2002年成为博士研究生导师。协和医院优秀的职业环境和人文氛围成就了黄宇光职业生涯的"跳跃式"成长。

北京协和医院麻醉科是中国现代麻醉学的发源地之一。谢荣、赵俊、罗来葵、罗爱伦等一大批麻醉奠基人和前辈均出自协和。2007年，北京协和医院麻醉科主任的"接力棒"传到黄宇光手上，这是一份沉甸甸的责任。多年来，他带领科室团队坚持安全、高效的人文理念，始终以医院的大局为重，鼓励优秀人才有为有位，融入多科协作改善患者预后。

在学科建设方面不断创新，例如率先倡导手术三方核对制度、激励性的不良事件上报制度、优化手术麻醉平台的安全举措，倡导多学科合理用血和临床用血预警体系，协助国家卫生计生委起草制定国家级《麻醉质控核心指标》和《临床输血技术规范》，获得国家卫生计生委的认可，一些举措成为国家行业标准在全国推广。

黄宇光在临床麻醉一线耕耘35年，注重临床创新，患者优先。1994年率先在国内倡导和践行PCA技术。1999年率先在国内开展神经刺激器定位外周神经阻滞技术。先后获得"全国优秀科技工作者"和国家卫生计生委颁发的"有突出贡献的中青年专家"等称号。

对于这一切，黄宇光称自己很幸运，赶上了好时代。而这一切何尝不是挑灯夜读、潜心钻研、用勤劳和汗水换来的呢？对于"上山下乡"的岁月，黄宇光将其看作是对人生的历练。"'上山下乡'使我看待困难的态度发生了改变。如今遇到困难，想到那时候，就不再觉得困难了。"（图7-17）

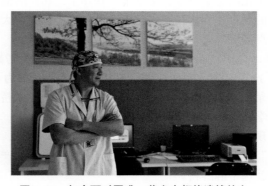

图7-17　如今面对困难，黄宇光都能淡然处之

"格物、致知"

麻醉技术和理念飞速发展

　　人类的文明已有几千年的历史，而麻醉学科的发展却仅有170余年。我国东汉时期的名医华佗发明了麻沸散，是用于手术中的全身麻醉药剂。直到1846年10月16日，美国波士顿牙科医生William Morton将乙醚成功用于手术麻醉，成为麻醉学科的里程碑。我国1950年开启了麻醉学科的征程。

　　黄宇光介绍，在麻醉学科出现以前，人类在解决创伤和手术痛苦方面是野蛮的。按压患者、捆绑、用木棒敲头、喝酒等方法都被尝试用于解决手术引起的疼痛。"居里夫人生孩子后，大家都前来恭喜她，而她自己却感到很抑郁。她说为什么又把一个生命带到世界上来遭罪。"

　　麻醉术的诞生改变了世界"悲惨"的一面，提高了人类生存的能力和生活质量，推动了人类文明的进步。麻醉学科的出现为外科学乃至医学的不断发展提供了保障。

　　近30年来，麻醉学科得到飞速发展。黄宇光回忆，1985年他刚来到协和时，麻醉医生所用器械仅有听诊器、血压计等简单的器械，麻醉医生手摸着患者脉搏，一边看着手术野，一边给药。而如今，麻醉仪器设备及可视化技术等一应俱全。黄宇光认为，如今麻醉的发展可用"控制"这两个字加以概括。"不仅患者的神志、痛觉可以控制，患者的血压、脉搏、呼吸、体温、酸碱平衡、电解质等内环境全都掌控在麻醉医生的手中，可以第一时间了解这些数据的动态变化，及时加以调控。"

　　麻醉学科最初只是用于解决患者的手术痛苦，在老一辈麻醉学家及几代人的共同努力下，目前我国的麻醉学科在临床麻醉、疼痛治疗、围手术期危重患者的救治等方面的成就有目共睹。如今，麻醉医生为患者保驾护航，使外科医生能在宽松的氛围中踏实地做好手术，保证患者手术麻醉安全、治疗干预有效并相对舒适度过。

　　"以前做胃肠镜、支气管镜时患者很痛苦，都要忍着。人们也理所当然地认为，做手术、做内镜检查哪有不疼的？如今这些操作都可以在麻醉下进行，患者睡一觉手术就做完了，术后还能得到良好的镇痛。人们的观念也随之改变——原来可以不疼，为什么还要遭罪？"黄宇光说："随着麻醉学科的进步，许多原来不能做的手术现在都能做了，原来不敢麻醉的患者现在也都敢麻醉了。"（图7-18）

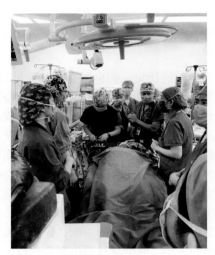

图7-18　黄宇光在手术室多科协作抢救
危重患者（2017年）

"诚意、正心"

给生命以关怀，给生命以尊严

　　"医学中不管是哪一个专科，都有一个永恒的主题，就是保证患者安全，避免伤害，这是最基本的。在安全的前提下，医生做出的临床诊断、治疗等各种干预要尽可能有效。此外，还要重视患者的舒适。"作为中国生命关怀协会的常务理事，黄宇光对于人文关怀有着特殊的理解。

　　中国生命关怀协会为全国性、非盈利性社会团体，由著名消化内镜专家、原卫生部部长陈敏章教授的夫人李家熙等创立。"李家熙是从事非医学领域的专家，她为什么会对生命关怀感兴趣？"黄宇光讲述，那是2008年的春节，中央电视台春晚中有一首歌曲《常回家看看》，而黄宇光当年却没能回家过年。当年，陈敏章老部长患病在协和医院住院治疗，黄宇光参与了陈老的疼痛治疗工作。而在一开始，李家熙却对镇痛治疗充满顾虑："怎么能给他吗啡呢？怎么能给他芬太尼呢？这不要成瘾吗？"但是治疗的过程证明，在那种情况下进行的镇痛，呵护了患者的生存质量，却没有出现成瘾现象。

　　出于对患者生命的尊重与呵护，李家熙牵头创立了中国生命关怀协会，以传播生命文化、关怀生命过程、维护生命尊严、提高生命质量、延伸生命预期为宗旨。

　　其实，对于吗啡、哌替啶（度冷丁）、芬太尼等常用的镇痛药，人们存在诸多误解。中国人民是鸦片战争的受害者，全社会对阿片类药物的恐惧非一日能够改变。导致一些人误认为阿片类药物是"吸毒"，过度担心"成瘾"。一些观点认为"麻醉会让人变傻""小儿麻醉后学习记忆力会不好"。实际上，一次性的麻醉过程是可逆的、可恢复的，如果没有短期内反复使用麻醉药物，则不会造成记忆力的明显下降。

看门诊时有些肿瘤患者疼痛非常剧烈，其他药物很难控制，此时，吗啡类的强效镇痛药物是可行的选择，但患者往往担心："用了之后，到后来怎么办？"对此，黄宇光感到有些遗憾，"患者总觉得他自己还有后来，其实我们已经清楚地看到，许多患者已经站在了生命的悬崖边，没有多少选择了。这时没有过多考虑的机会，唯有尽力提升生存质量，让患者好好地有尊严地活着，少遭些罪"。

黄宇光强调，强效镇痛药物是把"双刃剑"，恰当使用能解除患者痛苦，不恰当的使用会引起很多不良反应，包括呼吸抑制、心理依赖等。一定要将医疗目的用药与"吸毒"加以区分。一方面，要鼓励医疗目的镇痛药的使用，提高患者的生活质量，而另一方面，要与"吸毒"划清界线，控制药物的非法使用。

"治国、平天下"

国内院间缩差距，国际舞台发强音

现代麻醉学科正在努力走出手术室，融入围手术期医学。麻醉医生仅仅关注手术室的工作是不够的，麻醉医生加入围手术期多科团队协作是大势所趋。在保证患者安全的前提下，多学科聚焦可以加快患者术后康复，提升患者生存质量。麻醉医生不仅要关注麻醉安全，也应关注患者手术后的功能康复和转归。

作为中华医学会麻醉学分会候任主任委员，黄宇光对"从麻醉学到围手术期医学"进行了设想，他提出对内和对外两大策略。

第一是对内。中国是最大的发展中国家，特征之一就是学科发展的不均衡。不同地区、不同级别医院之间存在着巨大反差。因此，国家正在大力推进全国分级诊疗制度，麻醉学科也不例外。学会需要通过大力推进住院医师规范化培训进行人才规范化培养。通过资源分享，弘扬优秀文化，关注基层共同发展，提高麻醉整体水平，缩小地区差距。

在担任北京医学会麻醉学分会主任委员期间，黄宇光就曾提出过两个行动。一个是纵向的"传承行动"，强化知名老专家与中青年人才的相互交流，不忘初心。另一个是横向的"牵手行动"，借助医学会的平台和资源涵盖北京地区近200家医院的麻醉科，让三甲医院麻醉科与二级医院、郊区县医院麻醉科牵手帮扶，利用大医院麻醉科的资源和人才优势，实现区域麻醉学科整体水平的提升。

第二是对外。近年来，我国麻醉学科在国际上的影响力不断提高。"我国是世界上第二大经济体，麻醉学也随之快速发展，我们的麻醉学科有这么大的体量，不能满足于国内的沾沾自喜，理应延伸到国际舞台。"黄宇光说。（图7-19~图7-20）

在2013年10月11日召开的第22届国际麻醉药理学会（ISAP）年会上，黄宇光当选为国际麻醉药理学会主席，这是在由西方主导的学会里第一次由中国学者担任这一要职。

"中国迟早会有代表进来。"从ISAP常务理事到秘书长、副主席，一直做到主席，在这个过程中，黄宇光逐渐体会到，中国麻醉这些年的发展不易，同时也让世界同行惊讶，作为崛起的大国，在国际学术组织中，中国麻醉人也有了自己的话语权，他感悟道："所有这些都与国家的强大、协和医院的栽培以及学科的强大休戚相关。"

作为世界上最大的发展中国家，这些年，中国为全球医疗做出了突出贡献。2017年5月18日，《柳叶刀》杂志发布了"全球医疗可及性和质量排行榜"，报道分析了从1990—2015年25年间全球195个国家和地区的"医疗服务可及性和质量指数"。在这份排行榜中，中国的医疗服务可及性和质量指数从1990年的49.5增长到2015年的74.2，是近25年来全球进步幅度最大的5个国家之一，中国医疗水准大幅提高是一个不争的事实。同时可以看到，中国手术麻醉体量远远超过美国，尽管我们发展不平衡，但整体影响力难以忽视。

麻醉学科正成为现代医学尤其是外科发展的保障性平台学科。近期，我国麻醉学科人才短缺现象已经得到国家有关部门的高度重视，相信相关政策的落实有助于学科间均衡健康发展，进而改善医疗资源不平衡问题。

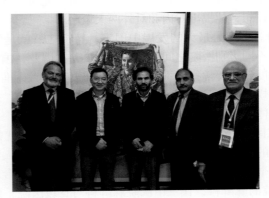

图7-19　黄宇光随中华医学会代表团赴巴基斯坦进行学术交流（2016年）

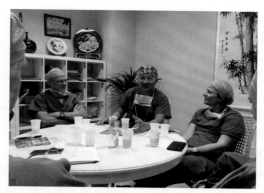

图7-20 黄宇光接待来访的澳大利亚和新西兰麻醉学会的专家（2017年）

关于垂体MDT团队

1992年，由协和医院内分泌科史轶蘩院士带领完成的"激素分泌性垂体瘤的临床及基础研究"获国家科学技术进步一等奖，在临床医学研究领域中获得国家科学技术进步一等奖这样高级别的奖励并不多见。在该研究开展的期间，黄宇光正在协和医院读研究生，目睹了研究项目的进展和成就。

黄宇光说，协和医院的垂体MDT是协和的"王牌"之一，为垂体瘤的诊疗做出了巨大贡献。严谨是协和的优良传统，多学科协作是历代传承。"激素分泌性垂体瘤的临床及基础研究"项目便是内分泌科、神经外科、放射科、病理科、麻醉科等多学科通力合作的结果，项目对垂体瘤的早期诊断、病理分级、规范化治疗、麻醉处理等提出了一整套创新型的方案。

在该项目中，赵俊教授带领麻醉科团队潜心研究，包括高文华教授、罗爱伦教授都先后做了大量的临床研究工作。由于垂体瘤有很多分型，包括生长激素瘤、泌乳素瘤等，麻醉医生要根据不同的分型，对患者安全有效地实施麻醉。因此，当时麻醉科团队在麻醉方法、麻醉的安全性、麻醉对病理生理的影响等方面进行了系列研究，并发表了相关文章。

目前，除了垂体疾病疑难病会诊中心，协和还建立了包括胰腺癌在内的多个多学科诊疗中心，为难治性及复杂性患者提供系统诊治方案和绿色通道，集中体现了协和医院"多科协作、综合优势"的特色，体现了患者至上的人文理念。

其实，多科协作的理念体现在每个日常的工作中。"外科医生治病，麻醉医生保命。"在每例垂体疾病手术中，麻醉科都为患者保驾护航。

与一般手术麻醉不同的是，一些垂体疾病给麻醉带来了挑战，如肢端肥大症患者可因巨舌、下颌骨肥大等，导致困难气道，使插管困难；巨人症患者应用普通的镇痛药效果不佳，可出现躁动等反应。

"垂体MDT为大家提供了一个平台，有了这个团队，不同学科的专家能够坐下来交流，从而对疾病有了更多的认识，使患者得到更佳的治疗。"麻醉科张砡医生说。

张砡医生回忆，曾经有一位肢端肥大症患者，伴有非常严重的颈椎病，治疗过程很曲折。当时还没有如今这么详细的评估，麻醉诱导后，患者由于伴有严重颈椎病，颈部活动受限，再加上患者面容的改变，内部软组织的增生，第一次手术时，没有办法进行气管插管，试插两次后患者的通气也没法保证。通过与姚勇医生和患者家属反复沟通后，认为目前并非合适的时机，为了患者的安全，让他从麻醉中醒了过来。

后来患者到放射科进行了颈椎和气道的影像学评估。第二次手术前，与患者本人进行了充分沟通，结合测定的多种激素水平和影像学结果，采用清醒纤维支气管镜引导下气管插管这种麻醉诱导方法，保留了患者的呼吸，保证了患者的安全，手术非常成功，患者预后也很好。"正是有了多学科的协作，通过整个团队的沟通，才能更清晰地认识存在的问题，并得以解决。"张砡医生说。

针对临床中存在的问题，麻醉科还与神经外科等多科开展相关研究。据麻醉科龚志毅介绍，早在20世纪八九十年代，他便与神经外科共同开展了垂体疾病麻醉相关的课题研究，比较了不同麻醉方法对垂体激素分泌的影响。

麻醉科唐帅医生开展了探讨垂体瘤患者术中麻醉用药及不同类型垂体瘤患者术后躁动的危险因素/发生率间区别的研究。通过多学科的协作，研究进展顺利。在先期提出问题时，黄宇光就非常重视。这个课题还得到神经外科王任直主任的大力支持，他专门指派神经外科邓侃医生与唐帅医生共同讨论研究细节，此外，医院临床药理中心、伦理委员会等各方面都给予了大力支持。

"总体而言，协和医院垂体瘤患者术后躁动发生率低，与协和医院的医疗质量和职业精神分不开。虽然患者众多，但不是流水线，医生会对接诊的每一位患者负责，会尽心尽力把术中麻醉和围手术期管理做好。"唐帅医生说。

"一切以患者为中心"是所有工作的核心，如何保证患者安全，促进患者恢复，减少疾病复发，提高患者舒适度成为每位医生思考的问题。

龚志毅介绍，以前，患者术后带管送回神经外科监护病房，在监护病房拔管。近些年，随着临床的不断改进，患者术后会先被送到恢复室，并服用一些镇静药，等待逐渐苏醒再送回病房。这种改进使患者更加舒适、更加安全。

"有史以来，麻醉科都是一个神秘的科室，在医院里几乎看不到麻醉医生的身影，麻醉医生的活动范围仅限于手术室。近几年，为使就诊流程更顺畅，医院开设了麻醉门诊，方便对患者进行麻醉前的评估和宣教，以及进行术前心理疏通。此外，还可解答麻醉相关问题咨询，麻醉科终于从"幕后"走向了"台前"。

优秀英语"养成记"

说起在个人成长过程中影响最大的恩师，黄宇光最为感激的就是美国犹他大学的KC Wong教授（图7-21）和北京协和医院的罗爱伦教授（图7-22）。其中，罗爱伦教授像"妈妈"一样呵护关照着黄宇光。

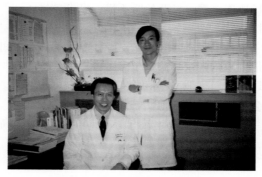

图7-21 黄宇光（右）在美国犹他大学和导师KC Wong教授的合影（1991年）

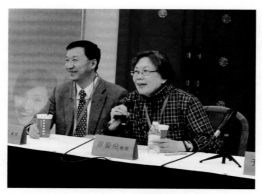

图7-22 黄宇光（左）和恩师罗爱伦教授在共同主持麻醉学术会（2015年）

早年，罗爱伦教授就发现黄宇光是棵"苗子"，便开始精心培养。"罗老师对我特别地关照，要求也很严格，我看到她就害怕。"黄宇光回忆："研究生毕业后，罗老师说我方方面面都不错，就是英文差了一点。"

"上山下乡"的年代耽误了黄宇光的英文学习。1978年上大学后，黄宇光才开始学习26个英文字母，以这样的英文水平能考上研究生已实属不易。

受到罗老师的鞭策，在美国学习的两年，黄宇光在英文上下足了功夫。到美国后，他首先订阅了当地的盐湖城论坛报（*Salt Lake Tribune*）。"报纸很重要，我就天天阅读，泛读，偶尔查查字典，多数是连猜带蒙。看着看着，阅读的速度就快起来了。"

看电影是黄宇光学英语的另一个途径。"盐湖城当时有一块钱的电影（one dollar movie），我那时一个人在那儿，晚上、周末就去看电影。尤其是周末，两场、三场地连着看。一开始听不懂，渐渐就懂了。"

犹他大学图书馆是另一个黄宇光经常光顾的地方。"那时没有CD和DVD，全是大卡带。我就办了图书证，戴个耳机，一人一间，看着小电视，一看就是几个卡带，硬是把这耳朵练出来了。"

那时黄宇光还喜欢与犹他大学麻醉实验室的技术员聊天。甚至连传教士上门进行宣传的机会都不放过，与他们聊天学英文。

两年后，黄宇光的英文水平和专业水平同时得到了提高，受到同行的认可，学英语如此，专业的进取同样如此。

采访编辑：廖莉莉，AME Publishing Company
成文编辑：董杰，AME Publishing Company

点评

  "让世界看见中国麻醉"，宇光教授是这样说的，也是这样做的。我和宇光教授先后来到协和医院，前后考上研究生，同受当年巴德年院长的恩惠，被破格提拔。当年的互相学习交流、互相帮助，令我们结下了深厚的友谊。在此后的长期合作过程中，我见证了协和麻醉科一天天发展壮大，成为医院不可或缺的中坚力量，由衷地为他们感到高兴。

  在垂体腺瘤手术的合作过程中，他们攻克了"肢端肥大症患者气道狭长肿胀插管困难的问题""伴有顽固性高血压库欣病患者术中血压平稳问题""垂体腺瘤患者术后留置气管插管1小时防止术后呛咳出血"等一系列难题，他们出色的工作帮助外科医生更好地完成了手术治疗，使广大患者获得了满意疗效。

  最近几年，随着他们"走出去请进来"，培养了大批的优秀人才，他们的国际影响力也在逐渐提升。一代代地传承，一代代地创新发展，未来的麻醉科一定会让世界刮目相看，祝福他们！

——王任直

8

计算机室

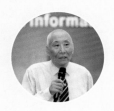

李包罗

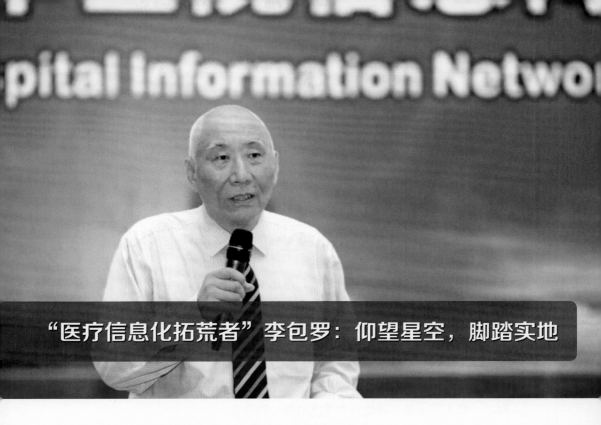

"医疗信息化拓荒者" 李包罗：仰望星空，脚踏实地

李包罗，教授级高级工程师，1945年12月生，祖籍河南济源，1968年毕业于清华大学工程物理系，1981年毕业于清华大学计算机系二年制进修班，软件工程专业，同年进入北京协和医院筹建计算机室，并担任信息中心（原名计算机室）主任至2006年，2010年退休。1991—1992年在美国哈佛大学公共卫生学院任访问学者，1998—2007年任中国医院协会信息管理专业委员会主任委员，《中国数字医学》杂志主编，现任中国医疗卫生信息互联互通技术联盟理事长，HL7China主席。主要成就在医疗卫生领域的信息化工作，包含应用软件开发、医学信息标准和编码技术、信息模型、系统集成、医院管理及电子病历、区域卫生信息和医学统计学等方面。在《中华医学杂志》《Medinfo 89论文集》《中华医院管理》《中国数字医学》等有影响的书刊、杂志上发表70余篇论文。"八五"国家重点科技攻关课题"综合医院信息系统研究"的主要技术负责人之一。2003年主编出版了《医院管理学信息管理》，副主编出版了《区域卫生信息化技术》，主持编写《中国医院信息化发展白皮书》。30年来主持或参与多项国家及国家卫生计生委（现国家卫生健康委员会）的医疗卫生信息化规划、标准规范制定、医学信息应用研究等项目并多次受奖。

前言

科技的发展最终在于解决现存问题，医疗信息化的发展也期望通过计算机、通信、自动化等信息技术，突破传统医疗模式的限制，提升医疗服务的质量与效率。

30多年前，欧美国家早已成功将计算机应用带入医疗卫生领域，而协和医院却连一台计算机也没有，可以说是"一片荒芜"。李包罗深具远见，看准了医疗卫生信息化领域的广阔前景，一头扎进医疗信息化的推动，仰望星空，脚踏实地，担起中国"医疗信息化拓荒者"的角色，为我国医疗信息化发展奠下了良好的基础。

即使已退休，谈起当年的经验，李包罗依然两眼炯炯有神，自信地道起当年的点点滴滴。从他的言谈中，笔者能感受到李包罗的那股决心与毅力，以及踏实做事的干劲。

专业上的大转弯

李包罗担任北京协和医院信息中心（原名计算机室）主任长达近30年的时间，一般人可能想不到他在大学读的却是物理系。

高考之时，他对各个专业实际上知之甚少，在老师的建议下，懵懵懂懂地就选择了录取分数最高的核物理系，考上才发现原来这个专业是研究原子弹的！毕业后，正好碰上"上山下乡"运动大规模开展，李包罗被分配到东北劳动。直到"文革"结束后，他才回到北京。原来的核物理专业肯定回不去了，刚好当时有个进修生的制度，可以另选一门专业，这样他可以在修业完成后，继续留在北京与太太在一起。

但在那么多的专业中李包罗为什么选择了计算机软件专业呢？他笑答："我事先读过一些程序设计的书，发现计算机能够自动处理很多问题，那时候其实还不懂计算机如何运作，我就觉得对这事感兴趣，而且又是一个新的专业嘛！"

李包罗这批进修班的学生，可算是中国信息化领域的"先锋军"。"文革"之前，清华大学没有计算机系，是将当时数力系的一部分和自动控制系的一部分合并，成为计算机系。在接受了两年的培训后，李包罗成为中国第一批真正的计算机软件专业毕业生。（图8-1）

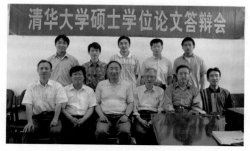

图8-1　清华大学特聘李包罗为研究生导师，与清华大学联合培养硕士研究生，图为答辩会现场

走上拓荒者之路

毕业后，李包罗无片刻迟疑，坚持地走上了医疗卫生信息化的道路。当时，计算机领域是一个新兴领域，人才异常紧缺。"毕业后，好几个单位找上门，国家体委（国家体育运动委员会，现国家体育总局）要建信息中心让我去，纺织部信息中心也让我去，还有大学让我去教书。"而李包罗毫不犹豫地选择了北京协和医院，却没想到这一选择，成为他走上"医疗信息化拓荒者"之路的契机。（图8-2）

实际上，当时原本是协和医院放射科主任胡懋华想要建立放疗科，看中李包罗既有计算机专业知识，也有物理方面知识，是他们非常需要的人才。没想到，进了协和医院后，恰逢医院要成立计算机室，李包罗就被留在了医院计算机室。开始了他与医疗卫生信息化一段长达30几年的缘分。

当时，我国医疗卫生信息化领域几乎是一片空白，卫生信息技术（health information technology，HIT）还没有发展起来，有着广阔的应用前景。这一路上，李包罗抓紧一切机会，努力开拓这条道路。

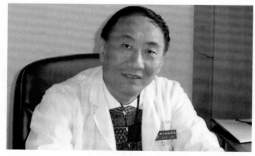

图8-2　李包罗在协和医院信息中心主任办公室的工作照

宁做鸡头不做凤尾：有远见的学术带头人

当问到"回首这些年，是否曾后悔，将人生最宝贵的年华都奉献在医疗卫生信息化上"时，李包罗斩钉截铁地回答："我不后悔，人的一辈子要做事情，宁做鸡头，不做凤尾。"

李包罗回忆："当时协和一台计算机都没有，更不要说实际的应用了。"而与此同时，国外已经有相关领域的学术论文、会议及各式应用，当时他便笃定："医疗信息化这块是有前途的。"

当然，开拓一片荒芜的领域，说不害怕是骗人的。李包罗也曾感到忐忑不安，但坚持下去之后，他发现这一领域大有可为。这一做就是30多年，而当今中国的医疗卫生信息化已不可同日而语。李教授自信地说道："在医院信息化方面，我是学术带头人，这个是没有问题的。"

在美国进修期间，李包罗做出了一款翻译软件，深受美国老板赏识。老板曾说："你是我见过的世界最好的程序员，你做软件好像在变魔术！"然而，李包罗不甘愿一辈子只当个程序员，即使当时他在美国表现得相当优异，有机会留在美国工作，但他仍决定要回国发展。

"我在美国干一辈子也不会干到像在中国一样，带领着整个医院信息化领域发展到今天这样。"李包罗表示，现在他在自己愿意做的事情上，获得了社会的承认，所以他不后悔当初的选择。

建立协和模式：被视为天方夜谭

在协和医院时，李包罗首先建立起了医院信息化的部门级应用。部门级应用指的是依照各部门的需求，建立起以部门为单位的信息化系统。该系统以个人数据库平台为基础，包括了工资系统、药库系统、患者收费系统等。在李包罗的推动下，协和医院建立起了20几个部门级应用系统。

而在这之前，住院处收取患者费用是通过"收帐先生"人工统计的。当李包罗提出要用计算机取代人工收帐时，曾被认为是"天方夜谭"。因为这不仅仅需要扎实的计算机知识，更需要知道医院里各部门流程的细节。"大的流程你要了解，每一个细节你也要了解，然后才能在计算机上去实现。"

当时，李包罗亲自考察各部门，他说："建立医院部门级应用的重点，在于将医生、护士的知识变成计算机可以理解的语言，如果没有亲自去理解与消化这些知识的过程，你将无法将它翻译成为计算机的程序。"

后来，李包罗成功建立计算机收费系统，住院处只需审查并打印帐单即可，大幅降低了劳动强度。某些部门级信息系统因为投入低、表现优异，被广泛推广至全国数百家医院，被誉为"协和模式"。

模型的抽象工作是关键

在考察过程中，李包罗发现了医嘱之间不是相互独立的，因此抽象出一个概念并将之定义为"医嘱和医嘱之间的相互作用性"。

在病房时，护士基于个人的专业知识与常识去判断医嘱，他们知道护理级别有一级护理、二级护理、三级护理以及每级护理的收费标准，不同级别不能同时存在。直接将护理级别知识转换成为计算机语言，可能会出现一个患者同时接受一级护理与三级护理的情况，原因在于计算机缺乏人大脑依照常识作判断的能力，而造成双重收费。

饮食医嘱也是典型的案例，长期医嘱在计算机中应用的特性是，如果没有终止，该医嘱会持续被执行。随着病情逐渐好转，医生开出流食接着半流食最后是普通饮食医嘱，但在计算机的世界，如果没有定义出长期医嘱之间的互斥关系，会造成不同饮食医嘱同时存在的医嘱错误。因此关键在于，清楚定义医嘱间的相互关系，抽象化医护知识与常识成为计算机语言。

建立这种抽象化模型，需要经验与理论同时应用。这也是李包罗身为计算机科班出身所具有的优势：将其他专业领域的知识，转变成计算机能够表达与处理的过程。

更上一层楼：走向一体化医院信息系统

在协和建立起多个部门级应用后，李包罗也发现了一些问题："因为部门级应用在某种程度上造成了信息'孤岛'，各部门的信息相对孤立，无法进行更进一步的资料共享。"建立全院一体化信息系统的需求迫在眉睫。

但这一工程的复杂性，已经不是单单一个协和医院可以完成的了。他回忆曾经去美国当访问学者的经历，"美国医院里负责计算机的人员是中国的好几十倍，但基本上不自己做程序，他们的程序系统都是请外面商业公司做的，所以那时候我就知道像协和这样大的医院，要想建立一个能够满足医院最终需求的综合化医院信息系统，不是靠医院自己的程序员能够完成的"。

这就成了北京众邦慧智计算机系统集成有限公司（简称"北京众邦"）成立的契机。

敲响HIT信息产业"开市钟声"

作为总工程师，李包罗说，北京众邦可以成功的原因之一在于"时机"。当时，朱镕基总理认为医疗卫生系统信息化、医院信息化是关系到国计民生的问题，所以将其补充到国家的"八五"重点科技攻关课题中，即"综合医院信息系统研究"，并拨经费100万元。李包罗正是这一课题的担纲者。

在李包罗的带领下，北京众邦在Client/Server体系架构的基础上，开发了"中国医院信息系统"。这是中国第一个医院一体化信息系统，确立了国产信息系统在医疗卫生领域的领导力。"这样我们就在中国垒起了一座墙，国外的产品再想进入就不容易了。"李包罗说。

北京众邦是中国第一个以计算机应用为目的的医院信息系统专业化公司，它敲响了我国医疗卫生信息化的"开市钟声"，开辟了中国医疗卫生信息化的商业市场。北京众邦成功后，很多企业纷纷投入到医疗信息化产业。

力排众议的选择

在发展医院一体化信息系统时，李包罗力排众议，做了两个选择：一是他选择了Client/Server架构的系统；二是引进了微软公司为支持Client/Server架构而设计的SQL Server数据库系统。

Client/Server架构简单来说就是后台是主机，前台是微机的系统。选用这一系统让李包罗遭受来自两方面的批评：一方面国外大多采用Main Frame系统，Client/Server架构的成功案例很有限；另一方面中国主要经验都是在微机方面，如果使用Client/Server架构会缺乏技术后盾。

在数据库系统的选择上，过去协和部门级应用使用的都是dBASE系统。但李包罗认为，个人数据库系统是无法实现全院一体化的信息系统的，必须引进真正商业化的数据库。当时，他选择引进微软为支持Client/Server而设计的SQL Server数据库管理系统，除了便宜、容易取得以外，也是因为他对微软的成长速度有信心。

事实证明，李包罗的选择是正确的。虽然这一选择让他在最初度过了一段痛苦的时光。"当时SQL Server 3.0不断地有bug出现，有些甚至会让整个系统瘫痪。"但两三年以后，稳定的SQL Server 6.0系统就出现了。目前SQL Server大比例占据了数据库市场，而采用个人数据库的医院信息系统已经消失。李包罗说："重点在于谁能够在当时的环境与物质条件下，在不好的里面选一个相对比较好、能走下去的'东西'。"

饭要一口一口吃，路要一步一步走

虽然中国有了一体化医院信息系统及相对蓬勃的商业市场，但是医院信息化的核心问题——标准化的工作，却面临瓶颈。

李包罗指出，信息的价值表现在它被使用，应用得越深，价值越深。以收费信息系统为例，当收费资讯被输入到计算机后，计算机可以分析"钱是哪来的、谁收的，哪个科目是挣钱的、哪个是赔钱的"，透过分析能够有效提升医院的经营与管理，这才是信息化的价值所在。当这些信息分析被提到国家层级，那他的应用层次又更高了，因为国家可以相应地去制定医改政策、公立医院的改革方案等，进一步提高医疗质量和经营效率。

为了加深信息的进一步应用，信息之间需要共享，但前提是需要有标准。如果医院之间都读不懂对方的信息，那是无法进行信息共享的。这就是标准化的重要之处，不光是数据表达的标准，还包括数据格式的标准、传递过程的标准、整个流程的标准、医疗协同工作的标准化等等。

李包罗直言不讳道："中国现在的标准化工作才刚刚起步，问题比成绩多得多。因此，中国医疗信息的互联共通还有一大段路需要走。"最重要的是打牢基础，基础打牢了，才可以慢慢追上国际水平甚至表现得更为突出。"饭要一口一口吃，路要一步一步走，踏踏实实地做事才是发展的最好方法。"（图8-3）

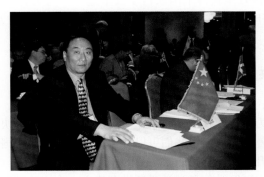

图8-3　李包罗代表中国到韩国首尔参加ISO/TC215医疗卫生信息化标准组会议

哈佛学习之路：MDT的重要性

1991年，在哈佛公共卫生学院做访问学者的经历，除了在推动一体化医院信息系统方面给了李包罗灵感，也令他初次接触到了多学科协作组（MDT）的精神，为他日后参与的"激素分泌性垂体瘤的临床及基础研究"多学科协作课题埋下了种子。

李包罗回忆，他是在后期受史轶蘩教授邀请，才加入这个研究团队的。当时史轶蘩教授亲自到李包罗东单北大街的家里与他进行讨论，"只要是下班时间，中午、晚上甚至是周末，她都没时没响地工作"，史教授也因此被同事笑称是"工作狂"。

作为参与者，李包罗主要负责后期数据的处理工作，包括原始数据的录入、分组，数据统计分析的方法，分析结果的筛选、评估、改进与解释等。与当时垂体MDT的专家们进行了多次讨论，确定了双方同意的方法后，李包罗会回到计算机室，在计算机上实施计算并打印结果。如果他自己满意了该次分析结果，就会将其提交出去，不满意则不断改进，直到找到合适的分析方法并取得满意的结果。

通过一次次的讨论与脑力激荡，将"激素分泌性垂体瘤的临床及基础研究"透过数据统计分析、理解并呈现。在李包罗口中，这是一项"没有什么难度"的工作，但实际上，进行这种数据处理与分析工作涉及两种专业学科——医学统计（medical statistic）和数据处理（data processing），当时计算机室里具有这两种专业知识的人寥寥无几，他就是其中之一。

据了解，在哈佛学习期间，李包罗的导师是世界著名的统计学家，当时他有门统计学课，上课时老师总要他们挑错，挑出发表在世界知名医学期刊上的文章中的统计方法错误，这些训练培养出了他扎实的医学统计学功底。

该项课题在1992年获得了国家科学技术进步一等奖，当李包罗看到申请书上有他的名字时，非常惊讶："我没想到，做了这么一点事还把我给列上了。"

从优劣势看未来展望

李包罗表示，中国在医疗信息化领域的发展相较于国外，有两个优势：一是中国政府有能力，因此在推动政策变革上，是相对容易且快速的；二是中国有后发优势，国外走的弯路，我们可以尽量避免，这些对于国家的发展、避免金钱的浪费、提升成功率都是非常重要的。

遗憾的是，中国医学信息学学科还没有建立，人才是可以在实践中培养，但学科是不能在实践中培养的。若学科得以建立，则可以期望未来在这块领域有更多高质量的专家诞生。

随着国家大力推动医疗卫生信息化发展，中国主要的IT企业也都关注且投入到信息化市场，加上更多专业人才的加入，我们目前已逐渐朝区域卫生信息化系统迈进。当前IT企业面对医学变革，应该聚焦于大数据时代下，计算机如何处理与应用TB级的信息量。这也牵涉到精准医学是否能够在中国成功发展，并且透过卫生信息标准化来支持互操作性的目标，最终提供以人为中心的高质量医疗服务。

走在前端的"潮人"

李包罗是个设备器材爱好者，有不少很"潮"的数码设备。但是他的关注点，更多还是在专业和技术上。"你们可以在同行听到，我在不同时期所讲的还是比较靠前的东西。"

IT产业的特色之一，就是发展迅速，更新换代快。只有在技术与观念上不断地学习，才能确保不被时代淘汰。李包罗曾在63岁时，还报名参加了当时国外办的HL7（2008年4月~7月）线上培训，成为国内第一批获得HL7培训证书的人（图8-4）。

对于李包罗来说，线上学习不是件轻松的事。他的同学主要来自英语系国家，培训教材全部是英文，培训班的作业量与考试难度也相当惊人。当时与他一起报名上课的有40多人，多是年轻人，但最后考试的评分，李包罗却高居榜首。培训班负责人甚至邀请他担任下一期课程的老师。

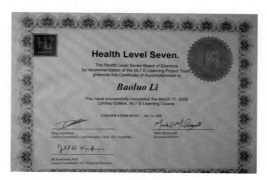

图8-4　李包罗的HL7培训证书

"家人是我一生中最大的收获"

在访谈最后，李包罗拿出了72岁生日时孩子们给他做的相片纪念册，他感慨地说："我一生最大的收获，就是我的家庭，比工作业务上的收获重要得多。我的后代是我所留下的抹灭不掉的痕迹。"（图8-5）

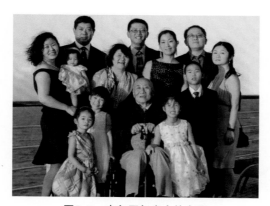

图8-5　李包罗与家人的合照

结语

虽然李包罗说着，"我在医疗卫生信息化所留下来的痕迹会慢慢地被磨灭"，但是我们确信，即使医疗信息化继续往前发展，我们也依旧会记得是谁开启了这道大门！作为中国医疗信息化领域的"拓荒者"，李包罗既仰望星空，又脚踏实地，为当今中国医疗信息化的发展打下良好的基础。

致谢

感谢AME Publishing Company廖莉莉、王仁芳、高晨女士对本文的大力支持。

采访编辑：余丹伦，施童伦，高晨，AME Publishing Company
成文编辑：余丹伦，AME Publishing Company

点评

　　协和之所以为协和，就是因为她敢为人先。20世纪80年代，协和建立了"重症医学科"以及"肠内肠外营养科"，不仅做出了一流的工作，30多年的实践也证明她仍然能够傲立潮头。李包罗老师也是如此，一位名牌高校学习物理出身的高工，能够在协和医院这个医学大家云集的地方，担任信息中心主任近30年，并且发挥了重要的作用，足见李老师的功力有多深厚！他不仅为协和医院信息化建设做出了重要贡献，也为中国医院信息化发展做出了卓越贡献。史轶蘩院士独具慧眼，将李老师拉进垂体MDT，使他成为15位获得国家科学技术进步一等奖证书的人之一。尽管李老师年事已高，且在家修身养病，但他仍欣然接受了我们的邀请并留下很多难忘往事，衷心祝福他！

——王任直

9

妇科

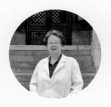

张以文

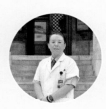

郁琦

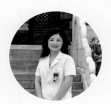

邓成艳

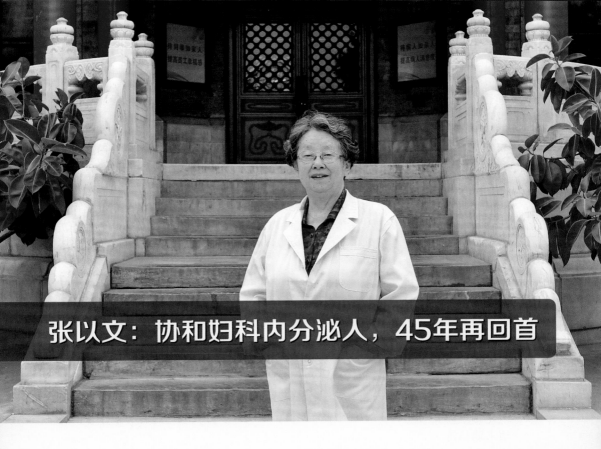

张以文：协和妇科内分泌人，45年再回首

张以文，1936年出生，1957年天津医学院（天津医科大学的前身）毕业后进入北京协和医院妇产科，教授，主任医师。1973年起专门从事妇科内分泌的医疗、教学、研究工作。1981—1983年在美国加州圣迭戈大学医院生殖医学科任访问学者。1989年升为教授。曾任中华医学会第6、7届妇产科分会常委、内分泌学组组长，第8、9届内分泌学组顾问；《中华妇产科杂志》等多种医学杂志编委或常委。对各种月经紊乱病、青春发育异常、更年期及绝经相关问题及女性不育症的诊治有丰富的临床经验。曾对功能性下丘脑性闭经的诊断及GnRH脉冲治疗促排卵、女性真性性早熟症的鉴别诊断，多囊卵巢综合征伴不育，有排卵型功血等疾病进行临床研究。提出高孕酮血症的临床意义，从而检出46XX型不完全性17α-羟化酶缺乏症患者。

前言

妇科内分泌即女性生殖内分泌是妇产科学的一个分支，主要研究卵巢的生理病理。相对于内分泌科甲状腺、肾上腺等而言则起步较晚，1971年两位美国科学家Roger Guillemen和Andrew Schally成功分离提纯鉴定了人下丘脑促性腺激素释放激素（GnRH），人工合成制备抗体建立放射免疫测定法，广泛应用于研究，揭示了高级神经中枢调控卵巢功能的机制，为此获得了诺贝尔奖。同年Friesen成功分离纯化了人垂体泌乳素（PRL），建立人血清PRL测定方法并进行研究，揭示了人垂体PRL生理病理及与卵巢功能的密切联系，女性生殖内分泌亚学科随之诞生。

40余年来的进展已经阐明下丘脑–垂体–卵巢轴（简称卵巢轴）的闭式反馈系统的调控。卵巢轴周期变化的启动机制位于中枢神经系统下丘脑，通过垂体促性腺激素（FSH、LH）调控卵巢内卵泡发育、排卵、黄体形成。育龄妇女外周血多项生殖激素浓度具有每月1次的周期性波动和常态的脉冲波动，尤其精巧的是每月1次卵巢成熟卵泡分泌的雌二醇高峰对下丘脑垂体的正反馈调节是妇女排卵的关键，卵巢起着"盆腔钟"的作用。然而更高级神经中枢、神经内分泌免疫网络、神经内分泌营养调节网络与卵巢轴之间的神经体液联系，女性生殖器官局部众多细胞因子的调控，以及许多月经病的遗传背景等方面还远未能搞清。

针对妇科内分泌这样一个复杂又精巧的学科，张以文特别分享了她40余年的工作体会和感悟，及其在北京协和医院垂体MDT中发挥的重要作用。

1957年，张以文以优异成绩从天津医学院毕业，被分配到协和医院妇产科。先在妇产科各单位轮转，4次下乡到密云水库及京密引水工程工地、河北怀来县、江西永修卫生部五七干校、甘肃敦煌巡回医疗共5年余。1973年由林巧稚主任分配为葛秦生教授配备助手，固定在妇科内分泌组工作至今45年。张以文感慨，改革开放前，她对众多月经紊乱的发生机制了解并不多，检测方法主要是生物法，如基础体温、阴道脱屑细胞涂片、宫颈黏液等，十分局限；而且那时可用的药物也少，只有乙烯雌酚、黄体酮、避孕药。

改革开放的到来，学术界的春天也相应而至，国外医学书籍得到大量引进。在葛秦生教授帮助下，张以文得到了1978年出版的女性生殖内分泌经典教科书《生殖内分泌学》（*Reproductive Endocrinology*），作者是美籍华人Samuel S.C. Yen教授。3年后，张以文远赴美国圣迭戈大学医学院生殖医学医科做访问学者，即师从的是Yen教授。张以文至今仍清晰记得当时读到这本书的心情："那段时间我如饥似渴地通读这本书，觉得十分新鲜、顿时开朗，原来卵巢的生理病理有这么一系列完整的理论可以遵循，加上学术科研思维作风的熏陶、激素测定方法的实践，为我终生的医学生涯打下了坚实的基础。"

以下为张以文口述内容。

关于妇科内分泌与垂体瘤——启发来自患者

20世纪70年代，我们遇到了这样一位患者：继发闭经、头疼、蝶鞍断层像显示骨质破坏（当时无MRI、CT），诊断为垂体瘤。1973年，患者在肿瘤医院接受放疗后仍然闭经，1976年来我科就诊。当时我们给予国产氯底酚治疗后患者居然怀孕了。我们很惊讶，由此开始认识垂体瘤与月经病的联系。

1973—1979年间，我科共诊断垂体瘤39例。葛教授征得内分泌科史轶繁教授、神经外科王维钧教授同意，让我从妇科内分泌角度分析我院各科女性垂体腺瘤病例共222例，文章发表于1981年。其中，低雌激素性闭经患者占66%。4%患者雌激素水平偏高，可表现为子宫内膜癌或癌前病变等；40%患者有触发泌乳；垂体瘤按其激素分泌功能不同而呈多种表现，最常见且与妇科关系最密切的是PRL瘤。闭经患者中约9%为垂体瘤，15%~20%患者血PRL水平高，闭经泌乳者有70%血PRL高。在当时激素测定尚未普及的条件下，如何从月经失调患者中检出潜在垂体瘤？我们的经验是常规检查乳房有无触发泌乳、注意全身体征，对可疑者才测定血6项生殖激素水平及垂体影像学检查。

妇科第二个任务是重建月经及生育功能。1981年，抑制PRL合成分泌的特效药溴隐亭引进国内。1985年在葛教授指导下，我们发表了53例高PRL血症所致无排卵（含PRL瘤24例）病例使用溴隐亭的效果及规律，1991年再次总结了141例（含PRL瘤69例）。结果70%患者血PRL恢复正常，90%月经恢复，75%在服药4月内首次排卵，90%患者妊娠。单用溴隐亭血PRL正常未恢复排卵者加刺激卵巢轴的药物后又可获54%患者妊娠。在无排卵型女性不育症中治疗效果最佳。

那么，妊娠后的过程怎样？2002年，我们报道了32例妊娠合并垂体PRL瘤患者，其中5例大腺瘤患者在孕期出现头痛合并视力障碍，再启用溴隐亭治疗，其中，2例患者无效于孕期行垂体瘤切除减压，5例患者皆在足月妊娠期剖宫安全分娩。

产后是否复发？我们报道了74例高PRL血症患者服用溴隐亭妊娠产后随诊4个月至6年的结果：94.8%患者血PRL浓度仍高，74.3%患者仍有泌乳，73.3%患者仍闭经；产后哺乳并无不良影响；26例患者产后复查CT无一例肿瘤增大者。因此，高PRL血症性闭经患者产后停止哺乳后半年应去医院复查。若仍闭经，高PRL者应再服溴隐亭使月经恢复；此时应采取工具避孕措施（避孕药也有升高血PRL水平作用），以免再孕。

PRL瘤是良性肿瘤。文献报道过随诊未治PRL瘤患者5~6年的结果：7%~11%可自然痊愈，4%~11%瘤体增大；但如果不治疗，长期闭经易引起骨质疏松症。服药时应定期复查血PRL水平，若已正常也有月经来潮，可将溴隐亭逐步减到最低维持量，甚至可尝试停用观察。少数患者仅每日服半片即足以维持月经来潮。究竟需服多久视各人病情变化决定。溴隐亭使PRL瘤退化后MRI检查常表现为空泡蝶鞍。有些患者，这种退化改变维持长时间后也可能不再复发，此时可停药而痊愈。但多数患者停药后又闭经，所以只能用小剂量溴隐亭维持。例如，一位垂体PRL大腺瘤患者服用溴隐亭3个月后肿瘤缩小，4个月后妊娠。产后1年仍闭经泌乳，血PRL高。间断服用溴隐亭8年，每日半片，有规则月经，CT复查为空泡蝶鞍。

又如另一位PRL微腺瘤闭经患者，24岁，未婚，在内分泌科行溴隐亭治疗13个月，近7个月时剂量为15 mg/d，血PRL正常，不见月经来潮；于2010年8月转到妇科。我先将溴隐亭剂量减半服用1个月，血PRL未升高，但血雌二醇水平仍低。追问病史，原来患者在2009年曾在当地接受过放射治疗1个月，损伤了垂体促性腺激素分泌细胞功能，测定血LH、FSH皆低。我再尝试停溴隐亭2周复查血PRL，达115 ng/mL，因此再启用溴隐亭2.5 mg/d 2个月治疗，血PRL水平在正常范围，但仍然闭经。权衡补充雌激素的利弊后加用雌孕激素替代治疗（芬吗通），停药有人工月经。以后每3~6个月复查血PRL水平，一直在正常范围。溴隐亭与芬吗通同时应用至今5年，病情稳定。

近年我组郁琦、邓成艳与神经外科姚勇合作诊断、治疗了罕见的"垂体促性腺激素瘤"，也很值得点赞。

关于协和妇科内分泌的诞生

一生以协和妇产科为家的林巧稚主任，很早就高瞻远瞩，指导唐敏一教授建立了妇科病理组，葛秦生教授建立妇科内分泌组。

葛秦生教授是我国妇科内分泌学科的开拓者之一，也是北京协和医院妇科内分泌组的创始人。改革开放初期她与北京制药厂合作，仿制了促排卵药氯底酚，并成功用于临床，相关研究内容于1977年发表在学术期刊上。为研究月经病的遗传因素，她与中国科学院遗传研究所合作开展染色体检查，因而对性发育异常有深入的研究，提出了"性发育异常疾病"的新分类法，1996年"性发育异常的临床与基础研究"获卫生部科技进步一等奖。她引进WHO放射免疫测定试剂，按照WHO标准规范女性不育症的处理。高PRL血症与垂体PRL瘤的诊断治疗、绝经相关激素治疗及绝经后骨质疏松症等都是在她的主持下开展的。为此获得1986年卫生部科学技术进步二等奖。她亲自主持了多次国际会议及国际专家参与的培训班，为多个医生出国深造争取到国外的资助。她兼有高超的专业素养和广泛有效的社会活动能力，治学严谨，对新事物新知识敏感、思维敏锐，对学术执着追求、精益求精。葛秦生教授是妇科内分泌界的泰斗，更是难得可贵的学科带头人。在葛教授的领导下，协和妇科内分泌组从无到有，日渐壮大，不少研究在国内处于领先。目前协和妇科内分泌组发展起来了，生殖中心虽起步较晚、规模较小，但成功率很高，操作严格遵守国家规定及临床指南，坚持患者利益至上的原则。因为协和医院患者多、病种多、实践机会多，全组医生又都非常聪慧勤奋，临床水平跟国外相比也是不相上下，不过实验室基础研究与欧美国家相比仍有不小的差距。

关于MDT——协和优势

20世纪80年代，内分泌科史轶蘩院士牵头成立了北京协和医院垂体MDT，包括我院放射科邵式芬教授、放疗科周觉初教授、眼科劳远琇教授、耳鼻咽喉科王直中教授等。这让我们有机会聆听史教授组织的、由资深教授讲授的定期学术讲座。我通过参加协和医院收治的肢端肥大症190例、巨人症31例的临床分析，进一步深化了对垂体瘤的认识。我还参与了《协和内分泌代谢学》一书中"女性生殖内分泌疾病篇"的撰写。1992年协作组的研究"激素分泌性垂体瘤的临床及基础研究"获国家科学技术进步一等奖。随着激素测定的进步，影像学MRI的普遍使用，各种药物如溴隐亭、促生育药物及辅助生育技术的应用，神经外科导航技术的进步，放疗技术的更迭，垂体瘤治疗呈现出全新的面貌。能够参与其中，历经时代和学科的发展，我觉得非常荣幸。

协和医院有综合医院的优势，从来就有多学科会诊的传统、多学科协作的科研。垂体MDT只是其中之一。协和还有综合门诊和专科门诊结合，多学科会诊的申请机制，如果医生觉得有必要，则可以请院方组织。这种形式由来已久，到了近几年，协和还有多病门诊对外开放。另外，协和曾经还有临床病理讨论会。临床医生首先发言，讲解病例，从临床角度分析病因病程，最后由病理科医生根据尸检结果揭晓谜底，从而反过来指导临床思维。

关于45年妇科内分泌相关疾病的诊治体会

妇科内分泌主要研究女性一生卵巢排卵和内分泌功能的兴衰规律及其调控。其特点是周期性，月经周期是育龄女性生殖健康的重要指标。机体遗传及内外环境错综复杂的变化都可能引起卵巢轴功能一过性或持久的改变，表现为短暂或长期的月经失调。诊治月经失调是关系到女性一生及家庭幸福的大事。但许多情况的病因尚难以准确辩认，往往不能做到让患者自身卵巢轴功能完全恢复。不少情况只能对症治疗缓解病情，在力所能及的范围内满足患者要求。

有些医生也许觉得治疗月经相关疾病很简单，采用雌孕激素人工周期治疗，或口服短效避孕药，诱发人为的子宫内膜脱落出血即可纠正紊乱的月经。这种"包办代替"的治疗确实人人都会。然而，停药后复发怎么办？况且或许患者存在着潜在的重要疾病，如垂体肿瘤等。我认为优秀的妇科内分泌专业医生必须做到以下几点。

重视读书

结合临床所见认真阅读经典参考书，掌握基础理论知识并融汇贯通，这非常重要。妇科内分泌临床工作需要扎实的理论做指导，要坚持学术的独立性，不受市场经济干扰。例如对生殖激素化验和影像学报告的解读必须结合症状、月经周期日、是否用药等进行分析。时刻牢记月经周期中6种生殖激素水平曲线图及各个年龄段生理性变化。了解某些结果的局限性，例如血雌二醇水平反映的是当天血浓度，超声检查子宫内膜厚度反映的是近期以来血雌激素作用的累积结果，两者可以不相符合。另外，判断患者有无排卵对月经紊乱及不育的诊断治疗十分关键。现在非常盛行的是超声监测卵泡生长及消失提示有排卵，但却很少检查排卵后5~9天血孕酮水平。其实前者需要多次超声检查，却只能说明卵泡破裂；后者相对简单便宜，却能反映与胚胎着床直接相关的黄体功能。除非对难治的不育患者须要确认人工授精或取卵时机，对一般患者应首选简单方法。

坚持临床基本功

我们对每位患者应想方设法在其中枢神经系统下丘脑、垂体、卵巢、子宫及下生殖道4个水平中找到任一异常的证据。我的做法是，除耐心有重点地倾听患者的诉说及主要就诊目的，发掘生活中的可能发病诱因，除行全身体格及妇科检查外，如无急性出血情况，先行一个周期的调查，选择适当时机行血清激素测定、影像学检查、代谢指标检查等，待出结果后分析病变部位再行针对性治疗，同时恰当地解释病情、治疗效果及可能的过程，并进行生活方式的指导和心理开导。

临床医疗与科研应该有差别。教科书和文献中，月经失调患者涉及的检查化验项目非常多，然而临床医疗只能根据必要与可能、患者经济情况选择。有些地方的医生似乎认为所做的化验检查越多越好，治疗措施却未必妥当。

诊断要严谨准确

现在临床上，对多囊卵巢综合征（PCOS）往往过度诊断，对下丘脑性闭经认识不足，从而导致治疗过度。如果掌握了后者的激素相特点就可避免误诊。特别举例如下。

[病例1]

　　患者，35岁，初潮后月经正常，25岁婚后口服短效避孕药1年余后月经稀少，5天/2~4个月，体重增长10 kg。27岁起不避孕未孕，被诊为PCOS，药物治疗无效，30岁行体外受精胚胎移植后怀孕顺利分娩。产后哺乳14个月，月经正常2年。33岁起月经3~4个月1次，口服炔雌醇环丙孕酮片治疗2年。2012年10月23日来协和医院初诊。既往史（-），姑姑患糖尿病。查体：体质指数29.7，面似肿，腋毛少，余（-）。甲状腺功能正常，血甘油三酯稍高。处理：停炔雌醇环丙孕酮片1个月后查血LH 5.2 IU/L，FSH 6.0 IU/L，雌二醇（E2）41 pg/mL。PRL、血糖和胰岛素正常。诊断为下丘脑性闭经。测试基础体温（BBT）1个月为单相型，血孕酮0.5 ng/mL。确认无排卵。给予微粉化黄体酮每天0.2 g，连服3天，停药后有撤退出血4天。以后用同样方法处理2个月。第4个月黄体酮停药后37天无撤退出血，血HCG测定证实已怀孕，现已分娩1女婴。

　　结论：此例患者血FSH水平高于LH，为口服避孕药后下丘脑性闭经，被误诊为PCOS，甚至行试管婴儿治疗才怀孕，产后又服用炔雌醇环丙孕酮片误治。停药后仅以孕酮撤退出血4个月即自然妊娠。

[病例2]

　　患者，22岁，未婚，12岁月经初潮后周期正常。4年前高考落榜后复读，次年考入大学第2个月起闭经。孕激素试验无撤退出血。间断口服炔雌醇和安宫黄体酮治疗3年。1年前当地查血LH 7.6 IU/L，FSH 7.3 IU/L，E2 10.5 pg/mL，GnRH兴奋试验：FSH/LH峰值比为20.9:11.8。超声检查：子宫内膜0.2 cm，双侧卵巢卵泡各5~6个，诊断为PCOS。开始口服避孕药和中药治疗。2007年6月24日来协和医院初诊。查体：体质指数正常，无多毛。血LH 2.6 IU/L，FSH 5.9 IU/L，E2 19.3 pg/mL。超声检查：子宫内膜0.8 cm，双侧卵泡7~8个，诊断为下丘脑性闭经。孕酮试验无撤退出血。改雌孕激素周期序贯治疗，连续应用多次，撤退出血量由少渐增多。白带也增多。每6个周期试停药复查血激素浓度和超声检查。观察3年的过程中雌激素的剂量逐渐减少，说明自身卵泡发育逐渐改善。2010年1月停药2个月起月经恢复正常。2010年4月BBT双相，2013年结婚，同年12月怀孕。患者心情一直平稳乐观，积极锻炼身体，先后获三好学生，后成功获博士研究生学位。

　　结论：此例患者高考落榜后闭经，血FSH基础水平和GnRH刺激后峰值皆高于LH。因此不是PCOS，而是下丘脑性闭经。选用口服避孕药只会加重对下丘脑的抑制。因是低雌激素性闭经，先用雌孕激素替代治疗，每6个月停药复查，发现卵泡发育程度逐渐改善，最终月经自行来潮并排卵自然妊娠。由此可见，鉴别诊断何等重要！

注意内分泌治疗特点

妇科内分泌治疗的原则是"缺什么补什么，不缺者不必补""适度，了解目标浓度"。例如，无排卵引起异常子宫出血患者的血雌二醇水平一般相当于中卵泡期水平，不必补充雌激素，补充过多雌激素反而抑制卵巢功能。激素作用的效果还与患者基础激素水平及其作用时间、激素剂量及疗程、靶器官反应性等多种因素相关。最明显的是孕激素的应用。天然孕酮最低生理剂量3天是测试体内雌激素水平的常规处理，适用于闭经患者血雌激素相当于早卵泡期水平，子宫内膜较薄者。如果是不规则子宫出血病程较长者，周期后半期用孕激素必须足量10天，使子宫内膜规则脱落止血。目前已合成数十种孕激素，其生物效能及药理作用各有特色；全周期单一合成孕激素治疗会引起突破出血，因为缺乏雌激素准备子宫内膜对孕激素无反应，内膜萎缩也会出血。应根据所需治疗目的是生理性替代还是抑制萎缩来决定选择不同的药物、剂量、疗程、配伍等。如可能，尤其是青春期和病程短的患者，应该注意保护患者自身卵巢的功能。

内分泌治疗要针对患者的第一需求，治疗月经失调与难治的不育症应有所区别。现在辅助生育临床与科研进展开发了许多新疗法，例如发现1次血LH或睾酮稍高就用避孕药抑制，这并无根治作用，而且血激素浓度存在常态的脉冲波动，1次高不代表持续高。该方法可适用于要求治疗高雄激素体征（痤疮、多毛）或一般促排卵治疗无效、在选择更高级的助孕手段前的患者。

注意长期随诊

这些年，通过与患者交朋友，了解自己处理的后果，验证自己的思维处理是否正确，积累经验教训，是我学到的宝贵的一课。因此，患者是我们最好的老师。例如女孩同性性早熟症的病因诊断常要观察一段时间，根据症状的发展趋势才能鉴别。举例如下。

[病例1]

患儿，1995年4月出生，1岁5个月乳房发育，每月阴道流血共5次。外院B超为右卵巢囊肿，3岁4月行右附件切除术。病理：卵巢两性母细胞瘤，化疗4个疗程，术后仍每月阴道流血共6次。1999年2月来协和医院初诊，协和医院复阅病理切片为卵巢多发性滤泡囊肿。患儿身高116 cm（高于同龄女童3个标准差），骨龄9岁，乳房明显发育，乳晕稍黑，无腋毛、阴毛，阴道涂片显示雌激素水平中度影响。GnRH兴奋试验：LH/FSH峰值比为37:12.8。头部MRI显示灰结节9 mm×10 mm占位性病变。患儿4岁时行开颅手术切除肿物，病理结果为错构瘤，确诊为脑瘤引起的真性性早熟症。术后随诊50个月（至8岁6个月），性征消退，无阴道流血，阴道涂片显示雌激素水平中度低落。GnRH兴奋试验：LH/FSH峰值比逆转为6.7:23.3。身高增长速度减慢（高于同龄女童1个标准差）。

[病例2]

患儿，1989年9月出生，5岁4个月乳房发育伴阴道流血，1995年1月初诊。身高位于同龄女童50%百分位，乳房Ⅱ级，骨龄7岁，阴道涂片成熟指数0/58/42，超声检查卵巢无回声区各2.4 cm×2.0 cm×2.1 cm、4.9 cm×4.3 cm×3.6 cm。GnRH兴奋试验：LH/FSH峰值比0.8:4.5。未治疗。随诊47个月，无阴道流血，阴道涂片成熟指数0/100/0，卵巢无回声区消失。最后诊断为一过性性早熟症。

关于"活到老学到老"

我是知识分子家庭出身，从小就知道和相信真才实学是做人的本分、生存的条件。在江苏省立上海中学完成6年的中学学习，基础打得很扎实，16岁高中毕业，当时我的第一志愿是上海医学院，后来辗转被重新分配到天津南开大学理学院选择生物、物理、化学三个学系。到了天津，一个偶然的机会得知天津有个新建的医学院，我提出要求后，征得当时天津医学院院长朱宪彝教授同意后总算如愿转入医学院学习。毕业后在协和系统的熏陶下，得到医学大师们的言传身教，受益终生。

我珍爱协和的崇高声誉和佩服老师们的卓越睿智，对学问我兢兢业业、追求完美，对患者认真细致、恪尽职守。科研能力不足就做到"少而精"。对同事后辈我善意相处、互相学习。对社会工作我遵守原则、团结协作。到退休时将所有社会职务及一些研究设计无私地移交给接班人。我为"青出于蓝而胜于蓝"的自然规律感到欣慰。

我十分热爱妇科内分泌专业，不断学习新知识。即便在极端困难的环境中拼搏奋斗也要坚持学习。退休后，我在协和历年学习班上讲课的题目经常更新。参加或主持了内分泌学组"多囊卵巢综合征""异常子宫出血""女性高PRL血症"诊治共识的制定。

多年来，我接触到各类月经病患者，从人文关怀和关注整体健康的角度追溯发病诱因，常常能听到以下情节：不注意健康体格和乐观心态的维护，劳累或应激过度、或遇到挫折不能自我排解、适度调整减压；为盲目追求苗条而过度减重，或饮食失控导致肥胖，受家族中糖尿病的遗传影响、缺乏适当的锻炼，出国留学或进城打工导致生活环境不适应，环境污染物对自身的影响，不注意经期卫生和避孕，反复人工流产或误用紧急避孕药等等。公众对上述不良生活方式危害卵巢功能的认识不足，往往过度依赖医生和药物。为此，2014年我们再版《月经失调188个怎么办？》一书，希望能向广大女性同胞普及女性生殖医学的知识，沟通医患、告诉患者在一定程度上维护生殖健康的钥匙掌握在自己手中，从而发挥患者积极性，让她们与医生一起，共同参与促进女性生殖健康事业的发展。

今年初应我国临床内分泌界老前辈陈家伦教授邀请，参与由陈教授主编的再版《临床内分泌学》一书的编写，我请田秦杰教授帮助检索近3年相关文献，到图书馆借到Yen教授的《生殖内分泌学》（第7版），阅读了数月依然兴趣盎然，收获满满。我感到女性生殖生理研究新进展正向着更高级神经中枢及卵巢局部细胞因子两个方向深入，我将相关内容整理做成PPT后在2017年协和学习班上宣讲，并完成了"月经周期的神经内分泌调控"和"异常子宫出血"两章的更新。

医学的发展日新月异，只要我的身体和时间允许，我希望自己能永远保持一颗学习的心，在我热爱的妇科内分泌知识海洋中徜徉。

"活到老，学到老。"

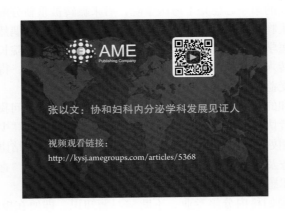

张以文：协和妇科内分泌学科发展见证人

视频观看链接：
http://kysj.amegroups.com/articles/5368

采访编辑：钟清华、廖莉莉，AME Publishing Company
成文编辑：钟清华，AME Publishing Company
视频编辑：麦雪芳，AME Publishing Company

点评

林巧稚教授、葛秦生教授、郎景和教授、张以文教授、林守清教授、徐苓教授、沈铿教授、郁琦教授等等，他们不仅是我国妇产科学的引领者和实践者，而且是中国垂体腺瘤多科协作的推动者和见证者。张以文教授从妇科内分泌学角度，讲述了协和医院垂体腺瘤的发展历程，让我们从中学到很多。

——王任直

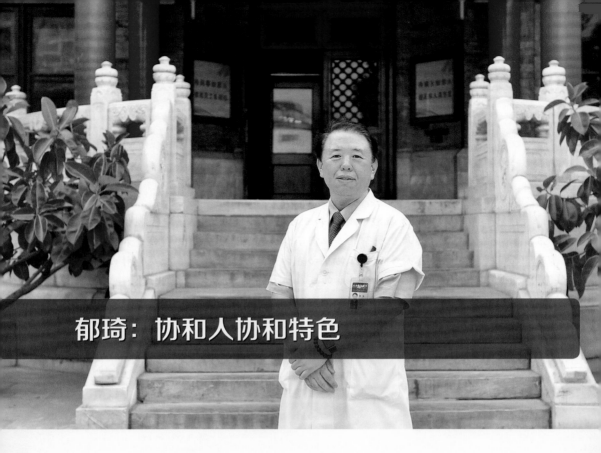

郁琦：协和人协和特色

郁琦，教授，主任医师，博士生导师。1989年毕业于八年制的中国协和医科大学，获医学博士学位。现为北京协和医院妇产科副主任，妇科内分泌专业组组长，辅助生殖中心总负责人，中华医学会妇产科学分会绝经学组组长，中华医学会妇产科学分会妇科内分泌学组委员，中国妇幼健康研究会生殖内分泌专委会副主任委员，中国医药教育学会生殖内分泌专业委员会主任委员，亚太绝经联盟候任主席。国际绝经学会*Climacteric*杂志副主编、《国际妇产科学杂志》《中华妇产科杂志》《中华骨质疏松和骨矿盐疾病杂志》《实用妇产科杂志》《中国实用妇科与产科杂志》《生殖医学杂志》和《中国妇产科临床杂志》编委。多年来从事妇科内分泌工作，进行绝经、不育、月经相关疾病和性发育异常等的临床和科研，1999年曾赴日本研修体外受精技术1年。承担包括国家自然科学基金和"十五""十一五""十二五"国家重点科技攻关课题在内的多项相关科研项目，发表论文近百篇，并多次获得北京协和医院先进工作者称号。

成为协和人

郁琦1981年开始在协和医科大学上的八年制，对协和的感情非常深厚，"对医院的一砖一瓦，每只燕子，我都是热爱的"，协和对郁琦来说是知识的殿堂，更是家园。"毕业前在学校，需要学习和掌握医学的所有学科，来到协和妇产科，则需要学习和掌握妇产科的所有亚专业——产科、妇科、妇科内分泌、妇科门诊、妇科肿瘤和计划生育等"，待选择亚专业时，郁琦选择了妇科内分泌，"一路都还比较顺利，但其实我是一个喜欢挑战的人"。

郁琦英语非常优秀，有很长一段时间，凡是妇产科领域甚至其他医学领域，有国外学者来讲课，他都会当翻译。但在决定出国深造时，郁琦却觉得去英语国家深造没意思，没有挑战性，转头选了日本，从零开始学习日语，半年后去了日本学试管婴儿技术。据说期间一次日语的演讲比赛，他拿了特等奖，"里头还有一批本来就学日语的学员"，郁琦不无骄傲地说道。回国后，他便开始做试管婴儿方面的工作。

郁琦提到的第二个挑战，是减肥。在2013年以前，他还是位"胖"医生，在门诊当中会遇到很多肥胖患者，肥胖导致月经紊乱、生育障碍，作为她们的医生，郁琦会督促患者减肥，但自己都不够"苗条"，呼吁起来缺乏说服力，于是毅然开始减肥之旅，经过4年时间，减掉了40~50斤，可以很光荣地告诉自己的患者——减肥完全可以达成。

传承协和特色

在郁琦看来，最能体现协和特色的，是协和人的临床思路，为患者制定最佳诊疗路径或者方案的能力，这是协和最与众不同的地方，也是协和人最引以为傲一路传承下的。"协和并非是能做一些别的医院不能做的复杂手术、操作，并非拥有什么非常先进的药物、器械，协和最主要、也是最重要的特点就是协和人的临床思路和决策。简单说，不是说你要会做什么，而是你要明白什么时候该做什么。"郎景和院士，也是目前妇产科唯一的一位院士，曾说过："完美的手术，技巧只占25%，其余75%在临床决策。"郁琦认为，所谓的决策，就是为患者制定最好的诊疗方案，"这也是'价值医学'的体现"。

当问及何为"价值医学"，郁琦以不育的治疗举例。与其他治疗方法进行平行比较，毫无疑问，试管婴儿的成功率一定是最高的。那么按照循证医学的证据，则应该推荐所有的不育患者做试管婴儿，"这当然不对！很多患者用简单的方法就可以怀孕，虽然不是所有的患者都适用，但值得尝试。所以先推荐简单方法，如果不成功，再尝试更复杂的，这是对每位患者的一个诊疗路径的制定"。根据现有医疗水平和经济状态，为每一位患者量身定做符合患者利益最大化的临床诊疗路径，这个就是"价值医学"，而协和特色是发挥最大的"价值医学"。

多学科医生们集思广益，和众多大咖一起把宝贵的临床思路都贡献出来，为患者制定一个最符合价值医学的临床诊疗路径，也是协和垂体MDT的意义之一。提到协和垂体MDT，郁琦表示，"协和的很多科室不管是在全国还是在相关领域实力都非常强，而把这些全国都响当当的科室的'头脑'都聚集在一起，这本身就是很震撼的一件事吧！"协和垂体MDT就是这样一个存在。不提气势和声望，其发挥的作用和取得的成就都是有目共睹的。

垂体疾病在妇科内分泌中的表现

郁琦表示，从妇产科的角度，可以用月经的正常与否来简单判断一位女性是否健康。当然，从妇产科的疾病谱来说，非健康状态则包括炎症、肿瘤、外伤以及功能失调所造成的一些症状。

"妇科内分泌，其实是研究卵巢激素的一个亚专业。"卵巢中的卵泡在成熟过程中产生激素，如孕激素、雌激素和雄激素，而激素分泌过程受垂体控制。垂体有任何的毛病，或者垂体附近的区域有任何毛病，就会影响到垂体的功能，进而影响卵巢激素的产生，影响卵泡的生长和排卵，体现在月经上，则是月经不调、闭经等；体现在怀孕上则是不育。

谈到不育，郁琦说："正常性生活，一年内不能怀孕则可诊断为不育，这个定义非常简单但并不是特别明确。"他拿肺炎打比方，肺部感染，有炎症、造成肺部损伤等就是肺炎，症状非常明确，但不育的诊断不涉及任何病因，只要时间满足，就可以下诊断。也就是说，一对夫妇备孕一年没怀上，就是不育（不孕症）。影响生育的主要是3个问题：一是男方的精液问题；二是女方的排卵问题；三是女方输卵管的问题。"排卵也好，精子的生成也好，其实都跟垂体关系密切。"

垂体疾病的有趣病例

提议分享垂体疾病的有趣病例时，不单郁琦，笔者接触过的几位协和医生，似乎都能信手拈来，郁琦表示很多病例都非常"有意思"。他分享了这样一个病例。

一位闭经、不育的患者，激素检查发现雌激素特别高，促卵泡生长激素（FSH）和垂体分泌的其他激素都在正常的范围内，泌乳素也很正常，B超检查结果显示卵巢有不少的卵泡，在外院看了很久，去了很多医院都束手无策，后来当成多囊卵巢综合征进行治疗，快要决定进行卵巢手术治疗时患者犹豫，而后来到协和。

"其实这个问题不复杂：这么高水平的雌激素，按照内分泌的机制来说，一定会有负反馈的调节，内分泌的这种情况都是这样，都是负反馈，下级激素一旦特别高，就会反馈抑制上级激素。如甲亢患者T3、T4高，就会抑制促甲状腺激素（TSH）的分泌，TSH就应该比较低，这就是甲亢。回到这个病例，高水平的雌激素居然没有把FSH给抑制下来，这就异常了，负反馈哪去了？没有发生负反馈，那么问题显然不是在卵巢。患者的FSH为什么不能被高水平的雌激素抑制下去，这才是问题的所在。"

郁琦安排重做激素水平测试，确定了雌激素偏高，而FSH在正常范围内，便怀疑是垂体问题，接着安排了垂体的磁共振成像检查，果然，在垂体上找出来了肿瘤——FSH肿瘤，患者接受了垂体手术，术后激素恢复正常，一两个月恢复了月经和排卵。

"垂体FSH肿瘤是一个很罕见的疾病，但是根据我前面提到的临床思路得出正确诊断结果，应该说是顺理成章的。"听着郁琦的诊疗思路分析，似乎这只是一道低难度的数学证明题。

垂体瘤相关共识

郁琦作为执笔专家，参与撰写了第一版《高泌乳素血症诊疗共识》，主要关于垂体的泌乳素腺瘤，包括妇产科、内分泌科、神经外科、男科、影像科、放疗科、放射科等科室，正是因为牵扯到很多科室，大家就觉得很有必要制定严格的诊疗模式。这是全国出现得最早的关于垂体方面的一个共识，在国内权威杂志上发表后，被大家广泛接受。

作为执笔人和通讯作者，郁琦还主持与参与撰写了不少妇产科内分泌疾病相关的共识，除了《高泌乳素血症诊疗共识》，还有《多囊卵巢综合征诊疗专家共识》《功能失调性子宫出血诊疗指南》和《绝经过渡期和绝经后期激素补充治疗指南》等，均成为《中华妇产科杂志》年度引用次数最多的文章。

妇科在垂体疾病诊疗中发挥的作用

妇产科在垂体疾病患者的接诊中，往往起到非常重要的作用。在女性中，某些垂体疾病通常以妇科疾病为首要表现，因此垂体疾病患者的首诊，一般不是神经外科，而是妇科，或者内分泌科和眼科等。"女性一旦患有垂体瘤，特别是泌乳素腺瘤，或者其他有功能的腺瘤，马上就会在月经上表现出来，月经问题、不育问题和反复流产问题等。根据这些表现，抽丝剥茧去寻找病因，如果最终定位在垂体，再去做影像学检查，可以很快确定病因是否为垂体肿瘤。而许多男性垂体瘤患者，特别是泌乳素腺瘤患者，一般是肿瘤已经长到很大，压迫神经或者贯穿颅骨，甚至脑脊液都漏出来了，才会发现问题。这点来说，女性占了生理结构上的先天优势。"

妇科内分泌在垂体瘤本身的治疗中也发挥重要作用。有些垂体瘤不需要做手术，只需要用药即可控制；对药物不敏感，或者患者无法耐受药物的情况，则仍需手术。"是选择手术治疗还是药物治疗，其实并没有那么明确的分界，因此也更需要MDT多学科讨论。"此外，接受完手术或者药物治疗，垂体病灶已经治好了，但是垂体控制卵巢的功能被肿瘤或者治疗肿瘤的手术或药物破坏，妇科内分泌方面的功能没有恢复，则又应该回到妇科，"回到妇科内分泌，重建患者的内分泌功能"。

生殖内分泌功能的重建

内分泌功能恢复或"术后功能重建"，在妇科内分泌被称为"生殖内分泌功能的重建"。"在协和的垂体MDT大会上，我多次以这个题目讲过。"据郁琦介绍，生殖内分泌功能的重建，包括恢复排卵功能和补充激素。

首先是排卵，即生育功能的重建，"实际上垂体疾病导致的生育问题是最容易解决的，"郁琦认为，"患者卵巢没问题，卵母细胞可以受精，子宫能够着床怀孕，只有垂体的调控功能出现问题，无法分泌雌孕激素，因此患者只需要使用促排卵药物，自然受精怀孕或通过体外受精胚胎移植（试管婴儿），通常可以成功怀孕"。

其次是激素的重建，"其实这反而更为重要，也是更长远的问题"，郁琦表示。由于垂体的调控功能缺失，卵巢无法分泌雌激素，而雌激素对于女性非常重要，雌激素的缺少会使女性进入快速衰老的过程。"比如一位女性30岁就没有了雌激素，那么相比正常绝经者，就会更早发生骨质疏松症，变得容易骨折，有更多的机会得心脏病、糖尿病等等，所以对女性的身体健康来讲影响非常大。"这类垂体功能丧失以后造成的低雌激素状态的恢复和功能重建，显得尤为重要，可整体提高女性健康水平和生活质量。

甲状腺功能低下、肾上腺功能低下大家都会重视，因为其引发的症状是当下的，立竿见影，唯有雌激素低下大家不重视，因为其造成的结果可能10年后才能看到。"我们要把这件事管理起来。这是我们生殖内分泌功能重建的一个主体。"（图9-1）

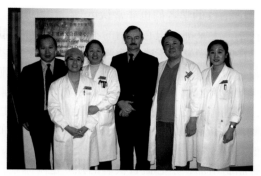

图9-1　2001年，北京协和医院辅助生殖中心成立之初，郁琦（右二）、何方方（右四）与国内外专家合影

围绝经期管理

聊完激素功能的恢复和"管理"，郁琦随即谈到"围绝经期管理"这一话题。据郁琦介绍，在"围绝经期管理"这个领域，协和有着绝对的权威，无论是理论还是操作上在国内都是开创单位，"我们妇科内分泌最初在葛秦生医生的开创下，对围绝经期进行管理，适合用激素的则定期补充雌激素，院内的老专家教授和医生们实际上都因此获益"。

女性50岁左右慢慢绝经进入围绝经期，以前称为更年期，通常会出现各种更年期症状，如潮热出汗、易怒及泌尿生殖道症状，"这是在寿命延长后女性必经的生理过程，但并不能放任或者默默忍受"。绝经虽然是一种生命现象，但只是随着人类寿命的延长才成为普遍，在人类平均寿命仅为40岁的七八十年前，绝经相关问题从来不会是一个重点。随着女性寿命的延长，生活在绝经状态下的时间也从无到有，且越来越长，目前已占据女性一生的约三分之一以上，因而绝经对女性健康影响重大。"一方面，围绝经期是各种女性老年慢性退化性疾病，如骨质疏松症和心脑血管疾病等的重要诱发因素，将严重影响女性的生命健康；另一方面，在绝经过程中伴发的相关症状会明显影响女性的生活质量，不仅对本人，对其家人以及周围的人都会产生不良影响。"

绝经的本质是卵巢中的卵泡耗竭或接近耗竭，由此引发的雌激素水平低落，这是绝经相关问题的根本原因。"为解决绝经相关的近期症状问题及远期的退化性疾病问题，绝经相关的激素治疗（MHT）应运而生。"MHT从20世纪40年代诞生到现在已有70多年的历史，经历了数次大起大落，"没有任何一项医疗干预措施所受到的关注之大，所展开的相关临床和基础研究之多，可以和MHT相提并论"，郁琦说，"MHT可以缓解绝经相关症状、预防绝经后骨质疏松症及冠心病等，是改善生命质量、预防老年慢性疾病不可或缺的方法，

255

这一点，即使是反对MHT的学者们也非常认可"。

但提到激素补充，大家都在担心所谓的不良反应，如肥胖或者癌症，"但这些并没有依据，在医生指导下正确补充激素并不需要有这些担忧。中老年女性乳腺癌的主要影响因素包括不良心理状态、体育活动少、肥胖和饮酒，这些因素远高于MHT。而MHT的乳腺癌风险主要与应用的孕激素有关，目前对此已有充分的了解，并进行了大量的研究，所应用的孕激素与以前相比，乳腺癌风险已经大大降低；肥胖就更是一个谣传了，大家有目共睹的是，围绝经期女性都会或多或少地发胖，特别是发生腹部和内脏脂肪的堆积，而大量的研究均表明，腹部和内脏脂肪增加，是心血管疾病的独立危险因素，而这一切恰恰是缺乏雌激素的结果。"

"MHT应在有适应证、无禁忌证且患者有意愿的前提下，在治疗窗口期（绝经10年之内，60岁之前）开始启动，个体化地选择合理的治疗方案和相应药物，会给女性带来长期的对骨骼、心血管系统和神经系统的保护作用。在全面提升女性生活质量的同时，提高生命健康。"郁琦总结。

据说妇产科老主任连利娟教授，现已90多岁高龄，却仍保持着非常好的精力，也得益于良好的围绝经期管理。"虽然连医生不是搞妇科内分泌的，但她对妇科内分泌非常认可，2017年5月份在新加坡的'亚太围绝经期大会'上，还播放了连医生拍的一段录像，作为国内最年长、接受了围绝经期管理的老教授对大会进行了祝福，这段录像还获奖了。"

郁琦眼中的连利娟教授

连利娟教授是郁琦较为熟悉的一位协和老教授，是郁琦的导师，"今年已经90多岁了，身体还算不错，能够弹弹钢琴，写写字，画个画，打打乒乓球……"郁琦笑着说。

"连教授是一个什么样的人？不同的人对她有不同的看法。有的人说她很严厉，继承了林巧稚教授的一贯作风，首先就是容不得一点错误，一有错误，她会马上直截了当就给对方指出来、批评；但同时她对于下属的关怀和关心又是非常周到的，会为每一个人考虑今后的发展方向和适合从事的专业，对大家的性格能力所长等都有了解，对亚学科的发展也非常了解，因此可以给同事们提出非常恰当的建议，她推荐的在各个亚专业发展的医生也都成为各个专业的'大家'，撑起整个专业。"

郁琦与协和的妇科内分泌之间，应该说是双向选择，"当初要定专业的时候，我找连医生进行了一次非常详细的谈话"。那个时候妇产科人也不是太多，可供选择的方向还很少，郁琦也曾经很彷徨，"但跟连医生谈完，我就坚定了选择"。

郁琦的学术传播之路

郁琦是非常擅长且愿意在学术传播上花精力的，这一点从他在网络上的活跃度可以看出。"我比较愿意将妇科内分泌这一门对于其他专业的医生来说，神秘、复杂、深奥、晦涩难懂的知识分享给大家，共同探讨。"妇科内分泌方面的疾病占到女性疾病的主体，比任何疾病占的比重都大，"比如有月经紊乱、围绝经期的人等，比妇科肿瘤患者可多得多。妇科内分泌疾病如此普遍，这是为什么？怎样诊断治疗、预防？这些问题需要我们全国的妇产科医生都去了解这些事情，其他医生至少也要有个初步的了解和掌握"。

除了妇产科医生或者其他医务工作者，对大众在妇科内分泌知识层面的普及，郁琦表示，都是他所喜欢做的事。北京协和医院在2016年举办了首届健康科普大赛，郁琦作为科学导师挂帅的战队在激烈的角逐中拿下冠军，获"金牌科普演说战队"称号。

采访结束，我们请郁琦录制了一小段视频，分享了他的医学观以及他眼中的协和精神。

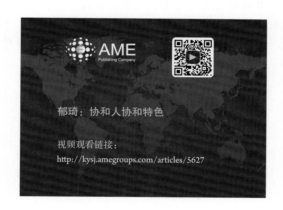

采访编辑：钟清华、廖莉莉，AME Publishing Company
成文编辑：钟清华，AME Publishing Company
视频编辑：麦雪芳，AME Publishing Company

点评

郁琦教授是早期中国协和医科大学八年制毕业生，也是那个年代八年制毕业后，能够留在医院做医生的极少数人。他是现任妇产科副主任、妇科内分泌专业组组长、北京协和医院辅助生殖中心总负责人。在长期合作过程中，我们向他们学习到很多。

是他们最早在妇产科学领域开展"垂体腺瘤患者功能重建"工作，并颁布功能重建指南；是他们专门针对垂体腺瘤患者术后功能重建，开展了一系列研究，按患者疾病分类与分期，进行个性化的治疗；是他们告诉我们，"外科医生可以尽可能切除肿瘤，即使患者没有垂体也可以让他们生出孩子来"，如此种种，不一而足。

他们出色的工作减轻了外科医生的负担，使团队的整体工作越做越好。如今，北京协和医院辅助生殖中心已经成为协和妇产科的骄傲，也是全国优秀的生殖医学中心之一，更是协和垂体MDT的重要力量。祝愿郁琦教授早日成为林巧稚教授样的"万婴之母"。

——王任直

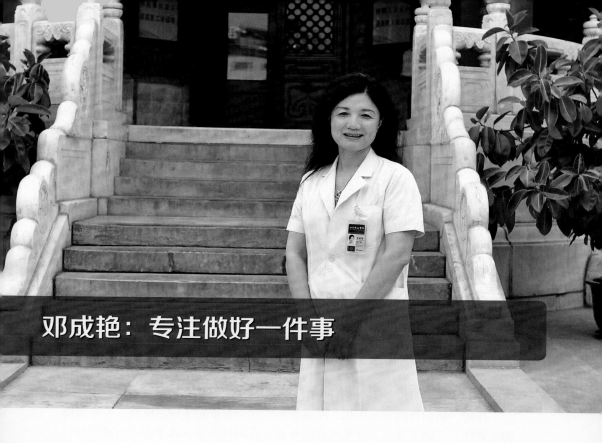

邓成艳：专注做好一件事

邓成艳，妇科内分泌主任医师，教授，医学博士。1987年于广州中山医科大学（现中山大学中山医学院）医学系毕业之后进入北京协和医院妇产科，历任住院医师、总住院医师、主治医师、副主任医师和主任医师。1995年从事妇科内分泌工作至今已22年。1994年毕业于协和医科大学研究生院，获临床医学博士学位。1999—2000年在澳大利亚墨尔本莫纳什大学医学中心系统学习妇科内分泌和试管婴儿。2005年任协和医院妇产科主任医师。熟悉掌握妇科各种疾病的诊断和治疗，致力于妇科内分泌各种疾病的诊治，包括性早熟、性发育异常、功血、多囊卵巢综合征、闭经、高泌乳素血症及绝经期相关疾病，对各种原因不育的诊断和治疗有着较丰富的临床经验。现任中华医学会生殖分会委员、副秘书长和临床学组副组长；中国医师协会生殖医学专业委员会委员；北京医学会生殖医学专业委员会副主任委员，中国医师协会妇科内分泌培训专业委员会副主任委员；中国医师协会基层医疗机构医师服务中心学科顾问；中国妇幼保健协会妇科内分泌专业委员会常委；中华医学会心血管病学分会女性心脏健康学组委员。

前言

　　"真正的专注是，真的做好了一件事。"

　　"怎么找到最想要做的那件事呢？"

　　"也许是意外，也许是你感兴趣的，也许是歪打正着。"

　　本来，邓成艳的采访开头，不是这个样子的。

　　"……7：00早早来到办公室，7：30巡视病房，处理棘手问题，8：00开始门诊……"

　　可是，通常的"套路"被机智的邓成艳一眼就看穿了："千万不要写我有多忙，每位医生都很忙，很敬业，这真的没什么；也别把我给夸大了，满屏都是溢美之词。"

　　因为——

"我仅仅就是一名简单、纯粹的医生"

擅长：解读性激素报告单

　　作为一名妇科内分泌医生，邓成艳深知这个专业对于一名女性、一个家庭的重要性。"除了炎症、常见肿瘤以外的所有妇科疾病，几乎都可以属于妇科内分泌的范畴。从性器官发育异常、性早熟、性发育迟缓、月经失调、闭经、不孕不育到绝经综合征，可以说贯穿女性的一生，关系到她的家庭和一生幸福。妇科内分泌好似妇科中的内科。"

　　邓成艳细细道来妇科内分泌的奥秘：下丘脑-垂体-卵巢轴是众多内分泌轴的一个分支，有着共性的抑制性负反馈调节，但又有独一无二的促进性正反馈调节，卵巢内每个周期的卵泡都不同，一个周期内由于卵泡的生长变化，每天的六项性激素水平也都不一样，加上一些激素是脉冲式分泌，导致在某一时刻抽血化验的性激素结果也会令人眼花缭乱。

　　那么，一名妇产科医生为什么要给患者开化验单？具体抽血时间？结果如何解释？

　　如果想评估卵巢功能，观察基础性激素的比例是否正常，则应在月经第2~4天抽血；如果要评估卵泡的成熟情况，则要在卵泡直径18 mm以上时测定血中性激素水平；如果希望了解黄体功能，就需要在排卵后第7天抽血；如果是月经不调或闭经，则直接抽血。

　　"雾里看花花非花，水中望月月非月；是非真假假亦真，善恶正邪邪亦正。"以此佳句来形容性激素结果的分析，可谓入木三分。邓成艳娓娓而谈，并列举了几个典型实例。

[病例1]

一看见报告单上泌乳素水平轻中度升高，许多医生第一反应是垂体上长肿瘤了，马上做磁共振成像（MRI）检查，发现垂体上有个微腺瘤，于是下诊断：垂体泌乳素瘤。孰不知泌乳素受太多因素影响了，进食、紧张、睡眠、应激、低血糖、雌激素等都可以刺激其水平升高。而泌乳素每天的分泌是脉冲式的，10：00 am~2：00 pm是低谷时段。而且其升高并不一定是病理性的，也有可能是生理性、药物性或特发性的，所以病史询问很重要。

因此，泌乳素检查最好在月经第2~4天（避开高雌激素），早上空腹，静坐1小时后（应激引起的泌乳素水平升高会在静坐1小时后降为正常），10：00~11：00 am抽血。有时医生也会建议早上吃饭，中午抽血，避免饿过头了导致低血糖。

邓成艳说，小窍门是"泌乳素看低不看高"，即昨天查泌乳素高，今天查不高，则以低的为准。而垂体上的占位性病变也可能是无功能腺瘤。临床上时常过度诊断"高泌乳素血症"，引起患者恐慌，甚至导致后续的过度治疗。

[病例2]

月经第2~4天的报告单中有时显示雌激素水平低，有医生就诊断"低雌激素血症"，给予人工周期治疗。这也是个误区。真正的低雌激素血症是不能自然来月经的，能够主动来月经说明体内的雌激素至少够生理水平，但为什么报告单显示雌激素水平低呢？

"有可能是实验室把测定雌激素的定标定得过低，也有可能是这天的卵泡还很小，颗粒细胞少，分泌的雌激素就少，体现在血中雌激素水平低，如果同时促卵泡生长激素（FSH）正常，则卵巢功能正常。卵泡的发育常常是后发制人，今天低，明天可能升上来了。袁隆平老师的水稻种子也不是同一天都发芽，同一棵苹果树上的苹果也不可能在同一天变红，临床上要注意避免过度诊断'低雌血症'。"邓成艳解释道。

[病例3]

患者月经规律，这次来月经抽血化验，FSH低，促黄体生成激素（LH）低，但雌激素和孕激素高，这是怀孕流产型的表现，不是真正的月经，应马上补查绒毛膜促性腺激素（HCG）来协助诊断。

[病例4]

还有一次，患者拿着外院检查报告单来邓成艳门诊，说自己来月经抽血的性激素六项正常，但就是HCG非常高，可是后来B超监测还排卵了，怎么都说不通啊？邓成艳微微一笑："实验室测定加样时被污染了。"

[病例5]

一位患者停经3个月，抽血显示FSH 56 IU/L，医生诊断她是卵巢早衰（卵巢早衰时FSH>40 IU/L）。患者悲痛欲绝："我还这么年轻，还没有孩子，怎么就早衰了呢？"邓成艳哭笑不得："这是排卵前的峰值，LH 83 IU/L，雌激素230 pg/mL，说明你快排卵了，这是好机会，回去试吧，说不定这次就怀上了。"患者半信半疑："我都6年没怀上了，行吗？""铁树还有开花的时候呢！"2周多以后，患者拎着巧克力进来："邓医生，千年的铁树真的开花了。"

最后，邓成艳总结："垂体疾病影响生殖内分泌轴，临床上有异常妇科症状，第一步要做的一定是性激素检查，而不是垂体MRI。性激素检查提示卵巢早衰，就没有必要去做MRI；而如果是高泌乳素血症，则马上安排MRI。从简单到复杂，从低级到高级，从便宜到昂贵，一定是这个顺序。"

协作：集思广益，拓展思路

内分泌科老专家金自孟教授慧眼识珠，将邓成艳这位解读性激素报告单的"小能手"，带入了垂体多学科协作组这个欢乐的大家庭。

谈到加入这个团队，邓成艳感慨良多，因为每次都可以从其他学科医生那里学到知识，例如金老对于疾病诊断的思路、放射科医生对影像片的判断、神经外科医生对于手术操作的解释、放疗科医生对放疗的说明、眼科医生对视野的检查等等，开阔了眼界，增长了知识，拓展了思路。"在团队讨论中，如果能通过一份性激素报告单的解读发现患者的问题所在，是很有成就感的事情，但最欣慰的是，患者能从中真正受益。"

垂体多学科团队曾经会诊过这样一例患者：月经失调，双卵巢增大直径达10 cm，多房囊肿，妇科医生把卵巢囊肿剔除了，结果患者术后3个月双卵巢上又出现了多房囊肿，直径达11 cm，性激素中的雌激素水平高达3 000~5 000 pg/mL，但FSH 13 IU/L，LH值低……听到此处，邓成艳脱口而出："应该是垂体的FSH瘤，这么高的雌激素水平，本应负反馈把FSH值压到1以下，FSH居然还这么高，一定是垂体长肿瘤后失控了，负反馈机制无效了。"

果真MRI显示，患者垂体上长有大腺瘤，于是在北京协和医院神经外科接受了垂体瘤切除，病理证实正是FSH瘤。患者术后雌激素水平迅速下降，卵巢体积缩小，后来还顺利怀孕生子了。邓成艳感慨，垂体的促性腺激素瘤发病率很低，全球才报道300多例，如果能及时认识到问题所在，这类患者是可以免于妇科手术的，更何况妇科手术并不能从根本上解决问题。后来，垂体疾病多学科会诊又出现了4例类似的病例，大家处理起来更加得心应手了。

"医学博大精深，永远在给我们出难题。垂体多学科会诊是个非常好的模式，面对疑难病、罕见病，各个学科集思广益，反复讨论，及时反馈，受益的不仅是患者，我们医生也收益颇多，见多才能识广啊！"

原则：不网上看病、不来者不拒、不随波逐流

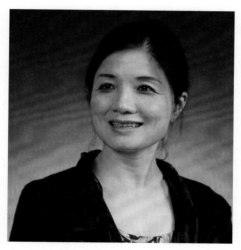

图9-2　南北交融的成长和求学经历造就了邓成艳秀雅灵动的气质

出生于南方，求学于中山医科大学，居住在北京部队大院的邓成艳，既温婉可人，又豪爽大气（图9-2）。同为眼科医生的双亲给孩童时代的她留下最深刻的印象就是——家里似乎有吃不完的鸡蛋。因为父母给病患们带去了光明，那个时代，善良的患者觉得无以为报，经常悄悄地把鸡蛋放到家门口。正是因为从小就受到医患之间这样温馨的情感传递的影响，邓成艳对患者的信任无比看重。

"不网上看病，不来者不拒，不随波逐流"是她坚持多年的"三不原则"。

邓成艳解释："古人云看病要'望闻问切'不是没有理由的。网上看病有利有弊，通讯技术的迅速发展，通过视频交流的确可以方便患者，然而网上问去答来，难以像面对面对话这样捕捉到蛛丝马迹，更是无法查体，所提供的辅

助检查结果往往不敢认定，尤其是与内分泌有关的疾病，影像片拍摄的角度、质量（清晰度）都影响医生的判断，实验室的结果经常会大相径庭，需要重复检查，甚至需要做药物实验来证实，一次网络对话岂能解决全部问题？"

有位年轻女性，乳房正常发育，但原发性闭经，有性生活史，外院医生给予人工周期，第一次服用后来月经了，但只有少许出血。患者花300元网上问某位医生，被告知应加大剂量。结果尽管患者每月服药仍然不来月经，服用1年无效停药后来到邓成艳的门诊。

邓成艳问着病史，满腹狐疑：乳房能发育，说明机体有雌激素发挥作用，但又原发性闭经；若是先天性无阴道无子宫，可患者又有性生活；若是雄激素不敏感综合征（无子宫，阴道盲端），但人工周期又来过月经；如果是继发性下丘脑-垂体性闭经，可后来的人工周期又不来月经了。

"亲临患者"的优势，可以马上妇科检查——

谜底揭晓：患者是"石女"，先天性无阴道无子宫。经过仔细询问时间顺序，终于捋顺了。第一位就诊医生根本没查体就直接开药，患者服完药刚好与男朋友第一次性生活，少男少女懵懵懂懂，处女膜的破裂或黏膜损伤出现少许出血被当做月经了。

还有一位患者，25岁，闭经，外院医生让口服孕激素。结果停药后不来月经，花300元网上问某位医生，被告知是下丘脑-垂体性闭经，必须用人工周期才能来月经，而且以后生育也需要打针才行，费用也高。患者压力很大，战战兢兢用人工周期多年，因婚后生育需求来协和就诊。

邓成艳先让患者停药一段时间再查性激素，然后给予黄体酮针剂撤退试验，结果患者来月经了。于是，诊断被完全颠覆，其实是"无排卵性的月经失调"，而不是下丘脑-垂体性闭经。完全可以用口服药物来诱导排卵来帮助妊娠，又省钱又省事。邓成艳介绍，误诊的原因主要是患者的雌激素水平如果相当于早卵泡期水平，因药代动力学的原因，口服孕激素常常不能撤退出血，而黄体酮针剂是敏感的。

因此，邓成艳郑重地强调："我不反对网上看病，通过网络普及医学常识，解答疑惑，以及用于治疗后的短期随诊是有益的，但'隔空看病'不会成为主流。每位患者都是独特的个体，疾病的表现又是万般复杂，面对这些挑战，医生如履薄冰。而一旦误诊，极有可能万劫不复。"

随着对性激素报告解读"功力"的不断增强，邓成艳的好口碑也在患者间口口相传，门诊患者越来越多，有一次甚至从早8点看到晚上10点多。"不夸张地说，我走在空荡荡的大厅时都觉得头晕耳鸣了。"邓成艳意识到，这样下去是要出问题的，人的精力有限，精疲力竭时头脑不清醒，思路也会紊乱，其实这是对患者的不负责，要学会拒绝。所以，邓成艳现在严格控制加号数量，精心为每位挂上号的患者提供诊疗意见。她的严谨获得了信任，坦诚的话语换来了理解，体贴入微的解释消除了患者的疑窦和顾虑。

　　"不随波逐流有时是非常孤独的，临床上层出不穷的新技术、新仪器、新方法、新药品令人应接不暇，但一个医生要有坚定的立场，不能人云亦云，要有从患者的角度来判断利弊的能力，更不能为利益所驱使。当我们老了，午夜梦回时，才不会有遗憾"，邓成艳淡淡地说："时间是最好的试金石。"（图9-3）

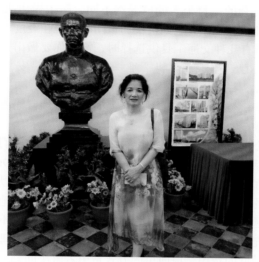

图9-3　毕业30年，邓成艳回到阔别已久的母校中山医科大学

患者：花最少的钱、轻松地离开

　　"邓医生，B超说别的没事，就有点盆腔积液，要紧吗？怎么会有盆腔积液呢？"

　　"盆腔少量积液就像嘴里有口水似的，不稀奇。"

　　"邓医生，我怀孕了，口水特别多怎么办呢？"

　　"咽。"

　　"医生，我今年58岁，绝经5年了，没啥不适，但我想知道雌激素是不是很低，想开性激素化验单，我不差钱。"

　　"没必要查，就是因为雌激素低才绝经的，你看你标准的女人相，以前月经正常，生孩子也正常，不需要查染色体得到46XX来证明你是个女人。"

　　"邓医生，我怀孕2个月，B超也做了，昨天吃了点鲍鱼，今天就出点血了，是不是海鲜会导致流产？要抽血化验吗？要再做一个B超吗？"

　　"有人中午吃了饺子，下午出了车祸，能说车祸是饺子引起的么？但如果吃撑了，打了一个嗝时把油门当刹车了，导致了车祸，也只能说这是一个偶然事件，吃啥都可能会打嗝。许多妇女怀孕早期都有少许出血，原因多种，但十有八九都能妊娠到足月，况且恐慌没有任何益处，先观察吧。"

"邓医生，为什么要选择这个方案呢？为什么不用那种药呢？为什么要打4天才回来见你？为什么你不先给我查那个指标？我为什么不能用她的那种治疗……"

"医学是很复杂的，每个人的情况都不同，医生做出决断是有充分证据的。你每次坐飞机的时候，会跑到机长那里问咱们现在经度、纬度都多少，为什么这么开么？当有几种交通工具供选择时，需要你要做出是坐飞机还是火车的决定，而一旦你已经坐上了飞机，唯一需要做的就是安下心来，系好安全带，充分信任机长。"

在邓成艳诊室，类似的对话每天都在上演着。她经常需要耐着性子一遍遍解释，一遍遍安慰。

"美国社会心理学家费斯汀格有个很出名的判断，被人们称为'费斯汀格法则'，意指生活中有10%的事情我们无法掌控，而另外的90%却是我们能掌控的。你控制不了前面的10%，但完全可以通过心态与行为决定剩余的90%。其实能帮助自己的不是他人，而是自己。"邓成艳语重心长地表示，很可能是一个非常小的问题，但不停地担心、焦虑，反而会引发一些不良后果。

"患者需要充分信任你的医生，反过来，医生也要充分理解患者。"在邓成艳眼中，能用最低的费用、最简单的方式帮患者解决问题，让大家尽可能轻松地离开，"这才是一位好医生该做的"。

实际：同时兼顾几件事，或许只是美好的期待

若带研究生，邓成艳一次只带一位，直至毕业。

"在工作中，患者的事情容不得半点马虎，同时兼顾几件事，又要将几件事都做到极致，对我而言很困难。我这个人又较真，改个学生的文章都会十几二十遍地改，不改到完美不罢休。一个人的能力和精力是有限的，我认为自己无法做到一方面能全身投入临床工作，另外还要兼顾数位研究生的带教、科研、社会兼职等。而一旦是我决定去做的，就一定会竭尽全力把它做好。"

因此，虽然自己带教的研究生数量有限，但邓成艳一直坚持：要么不带，要带就要好好带。这位大家口中的"邓姐姐""邓姑姑"，不仅对自己的学生如此，而且只要有人来请教或者求助，无论是进修医生还是其他教授的学生，她都会毫无保留、倾囊相授。

"这也是我的另一个原则：只要爱学习，无论何时有问题来找到我，我都会真诚相待。"

因为——

"我还想当一名好老师"

传承：前辈在先，一往无前

1999—2000年在澳大利亚墨尔本Monash医学中心的系统学习，使邓成艳心中对于妇科内分泌和辅助生殖的认识提升到了一个新高度。那段时光带给她的，是思维方式的培养以及眼界的开拓。

"一位好老师或者一段难忘的学习经历是在引领我们走上一条路，而这条路上究竟会看到什么风景，每个人体会都不一样。"

"协和情结"是邓成艳心中难以割舍的，也是她无论何时何地都会坚守的阵地。"我们是踩在巨人的肩膀上才走到今天的，前辈们用他们的实际行动诠释了如何当一名好医生，一名好老师。"

说起北京协和医院老专家对自己的影响，邓成艳感慨万分。"跟随葛秦生教授出门诊4年，老人家谆谆嘱咐，要扎实地打好基本功，切忌好高骛远，她还指导我做幻灯片，一遍遍练习，给全妇产科的医生讲功血的诊治；连利娟教授对患者事必躬亲，头一天晚上，无论多晚必定要再查一遍第二天手术的患者，给我改博士论文，一遍又一遍，当时计算机还没有普及，全靠手写，我一遍又一遍誊写，真的都要哭了；论文答辩的练习，连教授听了5遍，每一遍都指出问题所在，在高手的指点下，一堆看不出头绪的实验结果被提炼得条理清晰，还获得了优秀论文奖；张以文教授每次修改文章，都是字字句句从头看到尾，每篇参考文献都是看到最后一个标点符号；徐苓教授的讲课，亲切自然，论证严密，层层剖析，环环相扣……老一辈的言传身教，润物细无声，我们耳濡目染，一点都不敢懈怠，得把优良传统保持下去。"（图9-4）

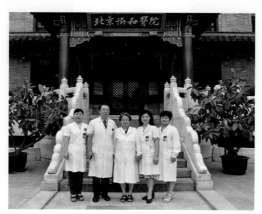

**图9-4　参与垂体MDT的妇科内分泌医生合影
（右二为邓成艳）**

爱好：读小说与当讲师

脱下白大衣的邓成艳，生活上也是安排得丰富多彩：宠猫遛狗，养花弄草，游泳旅游，迷恋小说……

"我读小说不是盲目地读，一定是有故事性的小说我才会读。因为，想当好讲师、老师，要时刻思考如何把知识通过一种趣味、易懂、引人入胜的方式传授给对方。"

垂体MDT里有邓成艳欣赏的3位老人家——博古通今的金老、和蔼可亲的任老、慈眉善目的苏老。她经常向他们请教问题，每次老人家都不吝赐教。"我有一次问金老，在内分泌科患者的处理中，有时会用到地塞米松，有时会用到泼尼松，怎么换算？金老回答：'一片抵一片。'这给我留下太深刻的印象了，言简意赅，一句话就解答了一个困扰我已久的问题。所以，我开始注意怎么把这个'技巧'用在自己平时的教学里。"邓成艳说，内分泌相关知识有时非常难以理解，这时内分泌科副主任朱惠娟教授就成了她随时"骚扰"的对象，而朱医生不管多晚，都会耐心解答。

之所以被誉为最受欢迎的妇科内分泌老师，这跟邓成艳的讲课风格不无关系。深入浅出，条理清楚，机智诙谐，妙语连珠，生动形象的比喻激发了基层医生学习妇科内分泌知识的兴趣，恰如其分的幽默引来了医生们会心的微笑。尤其是邓成艳的《如何解读性激素报告单》已在全国巡讲百余场，至今仍经久不衰。在她心中，好老师也正是要"用自己的经验，使听者受益，让她们第二天回到工作岗位就能把这些经验容易地用起来"。（图9-5）

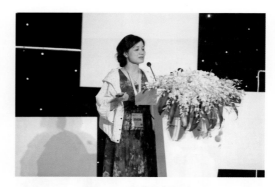

图9-5　邓成艳授课中

2011年以来，连续6年，邓成艳利用周末时间，作为主要讲者参加了公益性"全国妇科内分泌培训工程"，对全国各地30多家妇科内分泌培训基地开展

培训，每年进行30多场巡讲，将深奥难懂的妇科内分泌知识系统传播到基层，每年培训医生数量达万余名。（图9-6）

　　说起平时的授课、对基层医生知识的普及，邓成艳的欣慰之情溢于言表。"我不喜欢干巴巴地说教理论，而是琢磨怎么让对方记忆深刻。有人刮宫后月经量减少，就担心子宫内膜受损，会影响受孕，于是一边避孕，一边到处求医。对此，我常说，子宫内膜好似土壤，若土壤不够肥沃，确实对植物的生长有影响，但是万一你的孩子是棵青松，没准可以扎在岩石上啊，你不去尝试怀孕，怎么知道怀不上呢？"

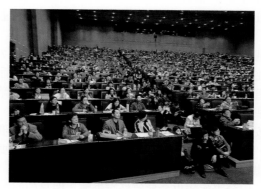

图9-6　邓成艳的课上，听得津津有味的听众们

寄语：打牢根基，耐住寂寞

　　二孩时代，辅助生殖在临床上呈现了一种"井喷式"的增长态势。而对于有些年轻医生刚进入临床就直接开始涉足生殖领域，邓成艳也表示了遗憾之情。

　　"协和妇产科医生的生长模式是先积累扎实的基本功，在妇产科的每个专业组轮转，必须经过多年的轮转直到能独当一面，然后再定专业组，如产科、肿瘤或妇科内分泌等。这就像一颗大树，只有根基打牢了，树干才能越长越高，枝叶也才会越来越茂盛，而树叶、树枝、根系又互相制约和依赖。妇科内分泌搞清楚了，也更容易理解生殖内分泌。"

　　邓成艳解释，生殖不像大家想象得那么简单，经常与妇科疾病相联系，妇科问题没处理好，妊娠结局就不好。一位妇女曾经怀孕5个月流产了，后来做试管婴儿，第一次做就幸运地怀孕了，但5个月时又流产了，胎儿检查并未发现问题，来到协和要求再做试管婴儿。

"我们没有马上安排她做试管婴儿，而是在问病史时就关注怀孕5个月流产时是什么情况，是先破水还是先腹痛，有没有宫颈内口功能不全的问题等。经过"8号扩宫器"顺利进入宫颈内口后诊断为宫颈内口松弛，而临床上这种情况应在怀孕12周后进行宫颈内口环扎术。"

邓成艳惋惜地表示，若之前尽早查清问题进行相应的医疗处理，第二次怀孕也许就不会流产。至于应不应该再做试管婴儿，不是在别的医院做了协和就会接着做，而是要查为什么不能怀孕，有没有做试管婴儿的指征。这位患者其实是担心怀孕后再次流产，一直在避孕，寄希望于"高科技"。

"对于这例患者，我们的建议是暂停医疗干涉，鼓励先尝试自然怀孕。"

"能自然绝不干涉，能低级绝不高级，能无创绝不有创。"事实证明，邓成艳的判断是正确的——患者第2个周期就自然怀孕，经过宫颈环扎后顺利产子。

"还有一位患者来咨询：胚胎质量都很好，为什么做了7次试管婴儿都没有怀上？"邓成艳一问病史，发现患者没有检查过输卵管，后经输卵管碘油造影发现一侧输卵管积水。"试管婴儿技术虽不需要用到输卵管，但其积水含有许多有害因子，积水倒流至宫腔内会妨碍胚胎种植。"

邓成艳立刻安排腹腔镜手术切断了患者有积水一侧的输卵管，留下另一侧通畅的输卵管。"意外的是，还未等到再做试管婴儿，患者便自然怀上了。最重要的是挽救了患者岌岌可危的婚姻。"

邓成艳介绍，内分泌疾病也会导致妊娠失败，明显的问题一目了然，不典型的表现一叶障目。一位在外院进行了13个治疗周期没有怀孕的患者，一直被诊断多囊卵巢综合征。在协和医院开始进行试管婴儿的时候，患者的孕酮轻度升高，而且近几年一直如此，邓成艳马上意识到可能肾上腺出问题了。转内分泌科后证实患者患有"非经典的肾上腺皮质增生症"，因为子宫内膜长期受到孕激素作用，再优质的胚胎也无法种植。

后来经过内分泌治疗后患者孕酮很快降至正常，通过做试管婴儿成功妊娠，那一刻患者激动得泣不成声……

"尽管是意料中的事，但医生心中也会为之雀跃。其实在琐碎的临床工作中，高尖端的技术并不常用，扎实的基本功反而有助于发现端倪，而细节往往决定成败。"邓成艳淡然表示。

在协和工作31年的邓成艳，已荣升为"姑姑"级别。"邓姑姑"时常对急于求成的年轻医生唠叨：一个医生，不能走得太快、太急，以至于在"功利"和"喧嚣"的丛林中迷了路，要耐得住寂寞和清贫，静下心来，要有平和的心态。多年的历练、反省一定会留下烙印，岁月的沉淀定能反射出你的睿智。

　　因为她坚信——是金子迟早会发光的。

　　"不是'总'会发光，而是'迟早'会发光。但前提是，得打牢根基，耐住寂寞。不争眼前才能放眼世界，给予别人才能受益无穷。"

采访编辑：廖莉莉，钟清华，董杰，AME Publishing Company

成文编辑：廖莉莉，AME Publishing Company

点评

    真的很佩服AME出版社的几位采编者，年龄不大，阅历不深，但"人见人爱"的邓姑姑在她们的笔下，栩栩如生跃然纸上。医生分几类：一类是"忽悠型"，名气很大，影响力不小，但诊治患者能力不足；一类是踏踏实实做事型，影响力是靠患者口口相传、同行间慢慢认可带来的。邓成艳教授明显是后者。如文中所述，"泌乳素看低不看高""能自然绝不干涉，能低级绝不高级，能无创绝不有创""子宫如土壤，受精卵如青松"等等，没有丰富的经验和深厚的功力，能总结出这些经验吗？"一辈子只做一件事"，能将错综复杂的关系深入浅出、条理清晰、生动形象地讲述出来，一般人是做不到的。

    快人快语、大大咧咧、大智若愚、抓大放小、快刀斩乱麻、养猫爱狗……一大堆词都可以用在邓教授身上，而且非常贴切。我们一直在向她学习，也在一直在探讨是哪些因素造就了她的性格特点？看到文中描述的"集南北之精华，携部队大院之灵气"才恍然大悟。这几年，在大家的帮助下，垂体团队连着得了4个奖，答应给邓姑姑换一台电动自行车的事要抓紧落实，也祝福她身心健康，幸福永远！

——王任直

10

核医学科

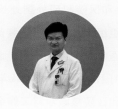

朱朝晖

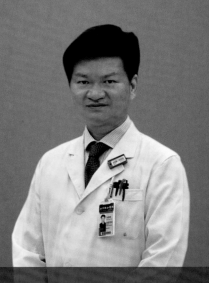

朱朝晖：在路上，或突破，或超越

朱朝晖，中国医学科学院北京协和医院核医学科主任医师、"协和学者"特聘教授/博士生导师，协和医院科研处副处长，中华医学会核医学分会常委及PET与分子影像学组组长，中国医学装备协会核医学装备与技术分会常委，中国医师协会核医学分会全国委员，北京医学会核医学分会副主任委员。1995年毕业于中国协和医科大学八年制医学系医疗专业，获医学博士学位，并留北京协和医院核医学科工作至今。1998年参与协和PET中心筹建，2003年任PET中心副主任。专业方向是核医学PET/CT，包括肿瘤显像和心脏、脑部疾病的显像。研究方向为分子影像新技术，主要是PET/CT新探针、新技术的临床转化。先后主持国家重点研发计划"政府间国际科技创新合作重点专项"等各类课题20余项。2012年曾被选为中华医学会核医学分会青年委员会副主任委员，2014年任全国委员/国际交流学组副组长。兼多个SCI杂志、科技核心期刊的编委或审稿专家，国家大型仪器招标评审专家库成员，国家自然科学基金评审专家库成员等。

前言

"到了八九十岁，您还会像王世真院士那样继续去接触新的技术、指导后辈吗？"

"非常乐意。当然我现在总觉得还年轻，还在路上，还没有达到回过头来去看的程度。"

"做研究的时候，有遇到过哪些特别的困难吗？"

"因为还在路上，很多挫折就忘了，就过去了。想到更多的其实是我跨过了一个什么坎儿，做了一些什么工作，觉得还不错，能够解决问题，特别值得。"

"哪一次获奖，让您特别印象深刻？"

"我觉得还在路上，很多都还在不断探索的过程中。现阶段来说我觉得还没有哪件事情可以算这辈子的成就，还早。"

"那您想要达到怎么样的成就呢？"

"如果要想的话，我估计也要到躺在病床上动不了的时候再想，现在还没有。"

朱朝晖不止一次谦虚地说，"在路上"。而"在路上"，谁又能说不是一个最好的状态呢？

谦谦君子，温润如玉

朱朝晖在1995年毕业于协和医科大学八年制的医疗专业后，便一直在协和医院工作，带着对医学事业一如既往的热衷，一切都是那么的顺其自然。在同学眼中，他是沉静和善的；在老师眼里，他是严谨认真的；在笔者看来，他是谦逊温润的。在谈到生命中那些对其有着重要意义的老师时，他依然是一脸的温和平静，眼里却多了一份清澈和坚毅。

"我刚开始工作的时候，我的导师李龙芸教授时任呼吸科的主任。在她身上我获得了作为医生最初的启蒙，发现真正的好医生并不仅在于医术，更多的是能站在患者的角度真正地替他们着想。她对患者的态度，对工作的态度，特别是对学生的态度，对我影响至深。作为一个老师，她把学生当成自己的孩子一样，总希望能给他们创造更好的学习条件。"朱朝晖说。

朱朝晖认为，对于技术创新的态度，科里的王世真院士是榜样。他刚参加工作时候，王院士刚好80岁，在学术上，依然非常积极、活跃，一直到90多岁，王院士依然活跃在核医学领域的各个前沿方向，总能为年轻人点开迷津，帮大家找到最有价值的研究方向。

20世纪90年代末，PET还是一项非常昂贵的检查，在临床中的应用还很少，不乏在有些医院，医生可能会努力动员患者做。然而，在协和，"老教授们经常把要求做PET的患者劝回去，他们认为几十块钱就能解决的问题，不需要做"。朱朝晖说："这就是站在患者的角度去想问题。"

在朱朝晖看来，协和人待患者和学生如家人以及学术上的钻研精神都非常令人钦佩。"从刚参加工作开始至今，接触到了很多老一辈协和人，他们身上的协和精神，是我们一辈子都应该学习和传承的。"

一路走来，除了协和老前辈们的言传身教，同样让朱朝晖难忘的还有那些与患者相处的瞬间。他认为，所有的一切都是相互的，医生能够给予患者以信心与慰藉，反之亦然。"很多患者回过头来找我的时候，说我当时的一句话相当于救了他的命一样，我常常记不起来是哪一句了。我想，正是因为我们时刻站在患者的角度替他们着想，才会得到这样由衷的感激，这是整个协和非常重要的一个方面。"

有一个中国患者，虽然跟着儿子、女儿生活在美国，但他每次回国，都会去看望朱朝晖。关于这个患者的很多诊治细节，朱朝晖已经记不清楚了，他只记得患者当时非常绝望，因为最初的检查结果是"胰腺占位病变，性质待定"。"当时，我观察到一些其他证据，认为可能不是肿瘤，于是就建议患者改变检查思路。最后，诊断结果是自身免疫性胰腺炎，是一种良性、纤维炎症性慢性胰腺炎。"朱朝晖说："其实，我也只是说了一句话，却让这个患者从彻底的悲观绝望马上变成了对生活充满信心和希望。"

在朱朝晖看来，一个医生应该始终站在替患者考虑的角度，不仅给予他们心理上的安慰，同时还要不断寻求新技术，帮助他们真正解决问题。

锐意创新，或突破，或超越

协和的核医学科是我们国家最早建立的核医学科，有着辉煌的历史。1958年，全国同时建了几个核医学点，协和是其中之一；1998年，协和成立PET中心，是国内最早一批。而像王世真院士这样的一批人在20世纪80年代初的时候，就组建了中华医学会的核医学分会，并建立了核医学的杂志。从他们之后传承，便有了今天的协和核医学科。在这样的条件之下，不断地去寻找新的技术来解决别人解决不了的问题，是他们始终在追求的目标。

协和医院核医学科诊断第一例IgG4相关疾病时，当时国内外还没有对该类疾病PET表现的系统性归类研究。之后，协和医院的核医学科与免疫科等相关科室组成的团队通过短期内对这类疾病的分析研究、总结，为该类疾病的诊断和鉴别诊断提出了明确的方法。"这一类疾病虽然不常见，但协和免疫科能够收治到全国的典型患者，在短时间内，积累了五六十例患者。有足够多的病例数，这为进一步研究提供了基本条件，这也是我们国家在开展临床科研方面的优势。"朱朝晖说。

朱朝晖还总是会说：我们还在路上，我们做的一切都特别值得！

他介绍说，有一种特别罕见的疾病，叫肿瘤性骨软化症，查阅全球文献的报道也就300多例。大概在2000年初的时候，协和的一个医学生，在内分泌科实习的时候，就遇到这样的患者。查文献的时候，发现国际上有用奥曲肽显像诊断这种疾病的案例，想到我们的核医学也能做奥曲肽显像，然后建议患者来做这种检查。本来找不到肿瘤，就知道患者全身骨痛，只能通过一些补钙、补充维生素的方法来进行对症的治疗。但是一做完奥曲肽显像，就在非常隐蔽的部位发现了良性肿瘤存在。良性肿瘤一切除，第二天患者就觉得浑身轻松。所谓的精准治疗，对于这种病来说，就在于发现隐蔽的病灶。它的病灶不大且又是良性的，只不过它分泌了一些东西让骨的代谢异常从而容易造成骨折、骨裂、骨痛。这其实是大家思维碰撞得出来的结果，从而把技术应用到临床。这个技术应用了一段时间之后，由于当时核医学的奥曲肽显像的灵敏度还是不够高，后来就发展了另外一种显像方法——生长抑素受体PET/CT显像。这种显像方法的建立也是耗费了不少时间，现在在协和已经发展得很好了。肿瘤性骨软化疾病，目前在协和有约200例的患者接受诊治，这是这一罕见病在全世界最大的一组病例。

这就是朱朝晖团队每天在考虑的事情，也是他们每天在做的事情。始终在路上，或突破，或超越，去钻研问题，去探索新技术，然后最终让患者受益。

基础与临床，相辅相成

协和PET中心是在国内最早开展很多新技术的单位，经验非常丰富，并且在不断开拓创新，探索新的技术、新的检查方法，来解决临床解决不了的问题。在全国的核医学科里，协和最大的特色就在于转化。有了来自于临床的需求，他们就不断去琢磨、去攻克。

"很多研究在实验室里做完、文章发表后，往往被搁置。我们与基础研究者做朋友，了解这些技术成果，再跟内科、外科的临床医生接触，了解到更多的需求，跟他们提出来讨论，然后一起碰撞出新的火花。我们站在临床技术平台，联手基础研究人员与临床医生，把一些新技术转化到临床应用来切实给患者解决问题，这样我们的研究就没有白费。在过去的几年内，我们转化了十几二十种这样的新探针和技术，来解决临床所提出的问题。在这样的工作中，能获得最大的成就感"。朱朝晖如是说。

不管是从基础研究者的角度还是从临床医生的角度出发，他们最终都是想让患者去获益，而不是说为了去做这个研究而研究。朱朝晖则特别享受介于临床和基础研究之间这个桥梁的角色，他更多的是希望把这些基础研究成果应用到临床。在2000年前后，转化医学的概念才被正式提出，但在这之前，"转化"已经有了很迫切的需求和实践。对于解决临床问题来说,基础研究者与临床医生的贡献应该是对等的。

协和核医学科与垂体MDT

朱朝晖认为,垂体疾病的研究在协和本身就是一个优势,因为有一个很好的内分泌团队和神经外科团队。内外科结合起来,携手共进,就对像核医学PET中心这样的技术科室提出更高的要求或者需求。与此同时,作为技术科室,他们也可以了解到很多新的东西,发现有很多可以不断努力的方向。

"核医学科的作用就是给垂体MDT团队带来新技术。经常是不同学科在一起讨论,最后就问我们有没有什么更好的方法。所以我们也是一直在寻求,包括现有的技术,以及探索一些新的技术,来解决大家不断提出的问题。我觉得在垂体疾病协作方面,我们确实有比较好的产出。比如说,临床提出来需要知道哪个是垂体肿瘤,哪个是做完手术的瘢痕坏死纤维化,那么最初寻求的对应解决方案可能是磁共振成像检查。或者我们会把国外已经知道的东西,例如把我们常规的根据葡萄糖代谢来显示肿瘤的技术用上,用上之后往往可以解决一部分临床问题。特别是术后瘢痕坏死,磁共振成像看起来一团糟的时候,用PET/CT就能够发现这里面藏着一个亮晶晶的肿瘤,让人眼前一亮。一开始我们做这些工作都是基于现有的技术,后来我们一直想寻找一些突破性的新技术,比如说寻找一个更好的探针。但是在没有找到之前,我们就想到了一个交叉的方法。把我们做肿瘤性骨软化症的生长抑素受体PET/CT显像技术和刚才所说的葡萄糖代谢的显像技术做一个交叉。针对这个患者来做两个检查,如果两个检查结果均显示阳性那就是肿瘤,两个阴性是纤维化坏死,而一个阳性一个阴性正好就是一个正常的垂体。这就相当于把三种成分区分开来,解决了临床要把三种东西给区分开来的需求,这个我们当时很顺利就完成了。现在我们又在探究另一种技术——PET/MRI,把PET和磁共振成像技术,融合到同一台机器上去做以达到更好的效果……"

科技在发展,医学技术亦然。潮流推着人们往前,生命不息,探索不止。

想对年轻医生说的话

"我希望他们能够更加沉静下来,不忘初心;以现在社会的物质条件做一些真正有意义的事情。作为一个医学生来说,这个其实就是要解决患者的问题;就是沉静下来,去钻研,去解决,在寻求更多技术的基础上去钻研解决所碰到的困难。并且能创新,在扎扎实实去做的基础上不断地突破创新,来解决临床工作中所发现的各种各样的问题。"朱朝晖说。(图10-1)

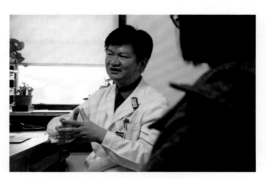

图10-1　采访中的朱朝晖

致谢

感谢AME Publishing Company廖莉莉、王仁芳女士在本文采写过程中的支持。

采访编辑：唐雪琴，AME Publishing Company
成文编辑：唐雪琴，AME Publishing Company

点评

朱朝晖教授是协和八年制出来的医生，他天资聪慧，性格沉静、和善、认真而谦逊，工作中努力、勤奋、一丝不苟，再加上身处协和核医学科这个顶尖的平台，想不优秀都难。他有一大堆耀眼的头衔，但在协和医院这个竞争激烈的平台上，当年"最年轻的教授"或许能够说明一切。

朝晖教授在垂体团队中，发挥着举足轻重的作用。当遇到临床表现典型而磁共振成像检查阴性的患者时，治疗后患者肿瘤是否复发、侵袭海绵窦的肿瘤与颈内动脉之间的关系、GH腺瘤及其激素受体以哪种为主、术后复查到底是术后瘢痕还是肿瘤复发等一系列问题，都需要朝晖教授团队来解答。

此外，在神经干细胞研究中，朝晖教授也帮助我们很多。当年我们干细胞课题组影响因子最高的论文，就是在他的无私帮助下，完成并发表的。总之，踏实做事、不争名利，正是他的优秀品质。朱朝晖——值得信赖的朋友！

——王任直

11

神经外科

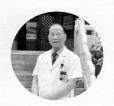

任祖渊

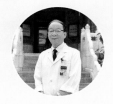

苏长保

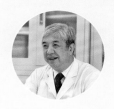

王任直

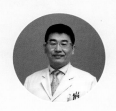

姚勇

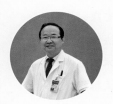

幸兵

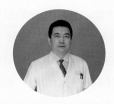

连伟

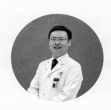

冯铭

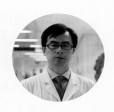

包新杰

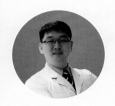

邓侃

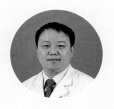

刘小海

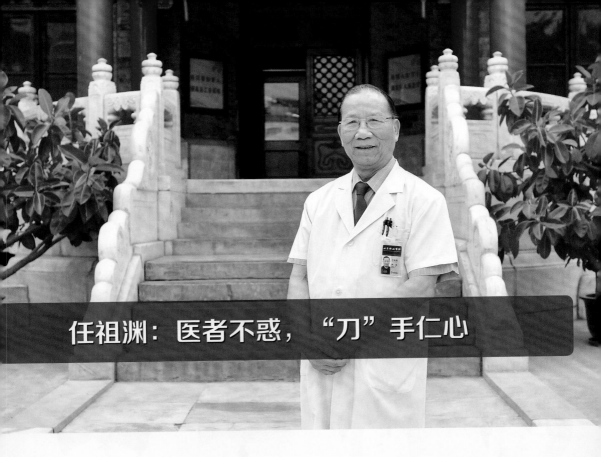

任祖渊：医者不惑，"刀"手仁心

任祖渊，原籍浙江东阳市，1934年9月出生，1959年毕业于上海第二医科大学医疗系，同年分配到北京协和医院工作，我国神经外科资深专家，从事神经外科工作近60年，医教研经验非常丰富。中国垂体腺瘤协作组顾问、北京协和医院垂体腺瘤外科诊疗中心首席专家、国家科学技术奖励评审委员会原评审专家、中华医学会神经外科学分会常委、世界华人神经外科联合会常委等。发表经蝶显微外科切除垂体ACTH腺瘤治疗库欣病等医学论著72篇，参加黄家驷院士主编的《黄家驷外科学》、王忠诚主编的《神经外科学》和《神经外科手术学》、蒋朱明主编的《外科患者水和电解质平衡》、方圻主编《实用内科学》、吴阶平主编的《医家金鉴》、朱预主编、任祖渊副主编《内分泌腺肿瘤外科学》等著作编写。

前言

"有时，去治愈；常常，去帮助；总是，去安慰。"在58年的临床生涯中，任祖渊用一言一行在践行着这句广为流传的名言，后辈们亲切地尊称他为任老。

他在颅脑肿瘤、颅脑外伤、脑血管病的外科治疗和功能性神经外科上均具有丰富的临床经验。他是历任北京协和医院神经外科主任、外科学系主任的任祖渊。

医者仁心
不让患者感觉无助

他总是亲切地拉近跟患者间的距离，去安慰患者

一位老先生，被诊断为垂体囊肿，来门诊看病。

"家是哪里的？"

"那离北京不算远。"

"不要害怕，只是囊肿，不是瘤子，不是什么大问题，其他地方都很正常。"

任老随后给老先生做了基本的神经系统检查，边检查边聊天似地询问，"你今年多大了？""75""攥住我的手，要使劲握，我比你还大近10岁呢。"（图11-1）

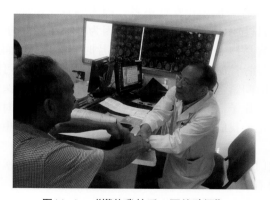

图11-1 "攥住我的手，要使劲握"

他总是站在患者的角度，常常去帮助患者

有位患者连同亲属共5人，把诊室几乎挤满了。患者40多岁，退伍军人，

下身瘫痪多年，既往拟诊断为脊髓炎。任老看过带来的所有影像片子、病历资料，又给坐轮椅上的患者仔细进行了神经系统的全面检查，从头部到四肢，整个检查过程，患者非常地配合。任老认为病情复杂，可能不是简单的脊髓炎，还有其他病变的可能，甚至不是协和医院所擅长的诊治领域。

最后，任老将自己所有的诊断和建议认真地写在病历本上，谦虚地跟患者和亲属说"我只能提出一些意见"，其中一位患者亲属听着有点儿着急，"我从网上下载了您40年前的报告，都整理打印出来了"，任老和蔼地说，"病情比较复杂，还诊断不清楚，不能妄下结论的"，"脊髓血管病，宣武医院看的多一些"。任老为这个患者瞧病共用了44分钟。

他总是有着严谨的临床思维，尽量去治愈患者

一位60多岁的父亲，带着各种以前看病时的资料，从黑龙江来到北京，帮下半身瘫痪、大小便失禁的儿子看病，儿子39岁。"趁我们老俩个还能折腾动，不想放弃任何一线希望"，父亲非常沉重地说。当任老逐一看完几十张影像片子后，父亲发现病理诊断报告落在了宾馆，任老认为病历中的病理诊断也是很重要的参考。

"住的离医院多远？"

"那现在回去拿吧，来得及。小心点儿，别着急，路上注意安全！"

大半个小时后，父亲气喘吁吁地拿着厚厚一沓病历资料回到了诊室。

他总是会履行对患者的任何一个承诺

几年前，曾经有一位中年女性患者，因为颅骨头顶部肿物来门诊就诊。CT影像片对肿物只显示出了一点，主要是因为肿物在头顶的位置，CT断层扫描的时候往往不容易扫描全，再加上出影像片时会隔几个层面选择一张放到片子上，并且没有颅骨骨窗像，所以任老只能推测良性病变的可能性更大一些。

由于门诊的时间紧张，不能解决这种问题。很多时候，医生会让患者"到放射科打出更全的片子，下次门诊时，再拿来看"。任老当时说："你现在的诊断还不是很清楚，我们再看看，你下周再来找我。"并把患者的病案号、联系方式记下来了。

任老在下次门诊之前，就给当时跟着一起出门诊的年轻医生打电话，"跟我一起去放射科看看那个患者的CT吧"。接到任老电话时，年轻医生非常地惊讶、震撼，他完全没有想到。当时，任老亲自带着年轻医生一间一间屋子找到放射科的有慧医生。有慧医生从电脑里调出这位患者所有的片子，跟任老详细地讨论病情。

任老做的这些患者及患者亲属并不知道。经过跟放射科医生的"小型会诊"后，下次患者再来，就能够肯定地给出答复了——良性肿物，可以暂时不需要进行手术，先观察，定期随诊。

任老说，各行各业的道理都是一样的，都是相通的，他习惯根据患者不同的职业，用通俗的比喻跟患者或者患者亲属讲明白病情，让患者放下包袱，比如"良性肿瘤不会像发馒头一样很快就'发'起来的，不要担心，不要害怕，定期随诊、检查就好"。任老常跟后辈们说："很多患者都是从外省大老远来到协和，基本都在当地做过很多检查了，不容易，不能三两句就把患者打发了。"任老还说，他习惯一定先把最重要的诊断结果放在最前面说给患者听。（图11-2）

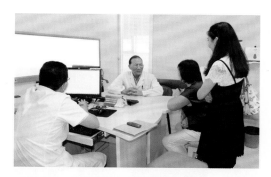

图11-2　任老带着年轻的神经外科医生出门诊

不惧艰难
拿起神外手术刀

1954年，任祖渊考入上海第二医学院医疗系，1959年大学毕业被分配到北京协和医院，当年由上海第二医学院分配来协和的医生共有二三十人。新来的外科医生都要先到内科实习半年，训练基本功，写大病历、做血尿便三大常规化验等训练，然后再到外科的各科轮转。"轮到神经外科时，当时科里年轻医生少，上级医生都对我很好，我又愿意干外科，很自然就留在了神外，那时候，想法很简单，没有想过一定要选择哪个科。"任老说。

在西医的范畴内，神经外科大概是所有医学门类里最难、对医术医德和完美主义要求最高的科室之一。神经外科医生直接在患者的大脑上做手术，而人脑精密无比，每一个部位都有功能区分，有时手术刀偏离一毫米，患者就可能瘫痪。"大学时喜欢外科，那时候希望自己能成为一名外科医生，可没想到是神经外科医生。"当一名神经外科医生，并非任老一开始就希望的。当时神经外科的前辈有冯传宜、范度、王维钧、尹昭炎教授等，任老自年轻就好学、始终把患者放在第一位，跟着前辈专家们一路走过来，继承了协和神经外科老一辈专家的衣钵。

人体的中枢神经系统结构复杂、功能特殊，神经外科急诊多且重症患者多。全世界的神经外科住院医师的训练都是艰苦而漫长的，任老又恰巧碰上了特殊时期，十年"文革"期间，工作变得没有规律，但是神经外科的临床工作依然很忙，会负责很多急诊的患者。任老始终坚持医生是他的根本，"临床是最基本的，是专业，是为人民服务的本钱"，并且还经常劝说科里的年轻医生们"不要心神不定，要好好做手术，我们是医生，治病救人才是基本的原则"，那段时期，任老仍带出了一批批更年轻的住院医生。也是因为"文革"，1966—1985年间，连续18年，虽然他早已先后承担了总住院医生和主治医师的工作，但在职位和工资级别上一直还是住院医生，直到1985年才晋升为副主任医师。（图11-3）

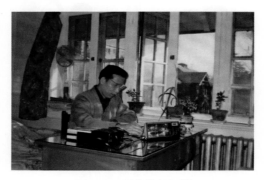

图11-3　早年的任祖渊

承前启后
努力攻克垂体瘤手术

20世纪70年代，垂体瘤还没有特别有效的治疗药物，但是医院垂体瘤患者数量却在不断增多，受当时技术设备条件的限制，还不能够为每一位垂体瘤患者进行有效的手术治疗。如何才能找到治愈这些患者的办法是那时神经外科前辈们非常困惑的一件事情。前辈尹昭炎教授在图书馆文献中看到国外有"经口鼻-蝶窦显微外科垂体瘤切除术"治疗垂体瘤的报道，他根据文献中对手术器具的描述，自己设计了一套手术器械，再借用耳鼻咽喉科现有的一部分器械，1978年，在自己创造的简陋条件下开展了国内神经外科领域里第一例"现代经口鼻-蝶窦显微外科垂体瘤切除术"。

自从尹昭炎教授完成第一例手术以后，神经外科为第一批垂体瘤患者进行了成功的手术。现在看来，当时的第一批患者很多是泌乳素瘤或肢端肥大症患者，典型症状是闭经不孕，"患者术后就能够怀孕生育了，很多患者把孩子的照片寄给我们，当时很受鼓舞"，任老回忆道。

协和医院神经外科的现代经口鼻–蝶窦显微外科垂体瘤切除术在冯传宜、王维钧、尹昭炎教授等前辈专家们的开创下，已经能够实现垂体微腺瘤的安全切除。20世纪80年代，微腺瘤经蝶手术的治愈率已经达了国内领先水平、国际先进水平，比如库欣病的手术治愈率可达80%以上。继承了前辈们的基础工作，任祖渊和苏长保又进一步改进手术方法，后来垂体大腺瘤、巨大腺瘤以及蝶窦气化不良的患者也都可以利用经蝶手术治疗。任老曾在国内最早提出侵袭性垂体腺瘤的概念和垂体瘤腺瘤综合病理的新分类，最早提出促肾上腺皮质激素（ACTH）瘤细胞增生的论点。他说："到现在，有的侵袭性垂体腺瘤也已经可以通过经蝶手术治疗。"（图11-4）

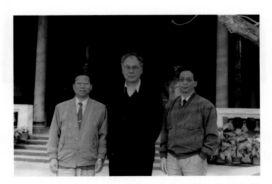

图11-4　20世纪90年代初，在华北神经外科会议
期间的任祖渊、王维钧和苏长保（从左至右）

过去，进行垂体瘤切除的时候，术中除了要做到精准，医生还要被迫"吃"很多X射线，因为当时没有移动式的术中立体定位仪，所以术中对病灶的定位要依靠"C型臂"X线机（可以透视和拍片）完成，如果定位不准确，位置发生偏移，会出现严重的问题。当"C型臂"推到手术台旁后，护士和麻醉师都可以离开，而主刀医生不能离开，要通过多次透视对肿瘤位置进行准确定位，那时候手术室没有铅衣等防护（早期，铅衣也仅在放射科才有几件）。除了手术时医生要接受射线照射之外，在术前诊断时也需要做脑血管造影、脑室造影等，医生都要冲在第一线，接受射线的考验。任老说："那时候，神经外科医生做得真是比较艰难，我属于幸运的，熬过来了，有的医生就得了放射病。"

垂体作为一个复杂的功能性器官，调控身体多个器官的功能运转，其工作特别需要多科室协作。再加上神经外科已经开展了垂体瘤的手术，而且治疗疗效不错。1978年，开始由内分泌科的史轶蘩院士牵头，王维钧教授为副组长，组织医院的9个科室成立了北京协和医院垂体多学科协作组（MDT），基于临床中收治的垂体瘤患者，对垂体瘤进行了长达12年的研究，其主要成果"激素分泌性垂体瘤的临床及基础研究"于1992年获得了国家科学技术进步一等奖。当年，史轶蘩、金自孟和任老等相关科室的多位专家，代表该项目参加了国家科学技术进步奖的评选。（图11-5）

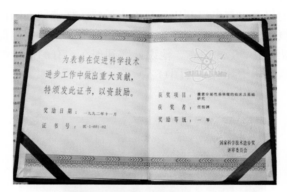

图11-5　任祖渊的获奖证书

　　自1978年开始尝试垂体瘤的多学科协作治疗模式，直到今天的垂体 MDT，一直都是协和垂体瘤治疗方面的良好传统。各科汇聚一起，经过讨论，明确诊断以后，制定治疗方案。在MDT的模式下，各科室分工明确，密切合作，可随时组织会诊，能为患者一次性解决垂体相关的问题，为治疗进行全方位的保驾护航。

　　20世纪80年代以后，协和医院引进了CT机，之后又有了磁共振成像。随着影像诊断技术和术中监测技术的进步，垂体瘤的外科治疗水平得到进一步提高，协和神经外科的垂体瘤治疗受到全国神经外科学界及社会各界的广泛关注。

　　多年来，内分泌科一直是协和医院的优势学科，收治了大量的垂体瘤患者。在垂体瘤的手术治疗方面，神经外科从早年尹昭炎教授和王维钧教授的白手起家，到任老和苏长保教授的传承发展，再到现在王任直主任及更为年轻的专家们的不断发扬光大，协和医院神经外科在大量垂体瘤手术的基础上，积累了丰富的手术经验。不断研究改进手术技术的同时，在推广方面也做了大量的工作，从20世纪70年代开始的小型学习班到2012年组建的"中国垂体腺瘤协作组"，影响力已经遍布全国。协和神经外科的几代垂体瘤研究者们，积极组织和参与国内外学术交流，一直在为国内垂体瘤外科治疗向规范化迈进不懈努力着。

精益求精

倾注毕生心血

20世纪八九十年代，是任老工作最为繁忙的时期。先是担任神经外科主任，然后是担任外科学系主任兼神经外科主任。在医院和科室管理工作繁忙的情况下，他并没有减少临床的时间投入。任老说："我认为，临床也是我的重要工作，只要患者需要的时候，我就应该去。"采访中，类似的话任老反复说了多遍。听科室的后辈们说，"工作占据了任老生活的大部分时间，除了回家睡觉吃饭，其他时间他都在医院。我们来的时候，任老早已在了，我们走的时候，他还没走"。（图11-6）

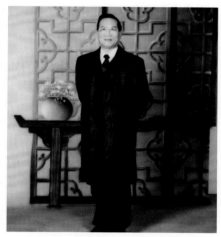

图11-6 担任协和外科学系主任时的任祖渊

一位国外著名的作家曾说："对于神经外科医生来说，撇下家里的客人去做紧急开颅手术，没人会说什么，但如果说我得把客人撇在客厅到楼上写作去……"，这样远高于常人的工作要求，早已经成为了全世界神经外科医生的"标签"。

"从难从严"是任老对做每一个手术时的共同要求。

从年轻到已成为业内非常知名的神经外科专家，任老每次上手术前都要认真翻看资料，对照着影像片，结合解剖知识，分析可能会遇到的所有困难，推断术后可能会有的后果。他说："比如有的肿瘤会导致周围重要神经和血管的异位，将原本的血管和神经挤到一边了，解剖结构就变了，这就要提前考虑到术中的变化。"

"神经外科手术一旦出现问题，就是大问题"，任老说。神经外科医生在手术台上，要眼观六路，主刀医生更要把控住手术的每一步及全过程，因为任何一个小的失误，对于患者来说都可能是终生遗憾。"细致、稳重"是任老从开始走上手术台就给自己定的标准。

任老担任神经外科主任的时候，除了手术，他还会关注着病房的一举一动——要手术的是哪几个患者、术前准备是否到位，对于近期要进行手术的患者，周末也都会抽空来病房看一眼患者术前的状态。他说："神经系统的疾病复杂，真会有患者出现术前查房时'叫不醒'的情况，不容忽视。"这些严谨的科室传统，至今在神经外科还保留着。

神经外科的手术，差之毫厘，谬之千里。

神经外科手术必须精准，哪怕是在缺乏先进的诊断技术、术中无法对肿瘤进行精准定位的情况下，手术要求也丝毫不能降低。"不像做开腹手术时，大家都能看清，可神经外科手术不能打开看。尤其对于肿瘤来说，比如垂体瘤，术前就要弄清肿瘤的大小、侵犯到哪里了、旁边有什么重要神经和血管、如何避免出血、如何避免误伤神经……神经外科手术的特点是术中变化快。因此，跟其他外科医生相比，神经外科对医生术中突发情况的处理能力要求极高，经验的培养也需要更长的实践和逐步体会的过程。"神经外科的后辈们说，任老做手术最大的特点是稳重，非常重视手术的安全，这是神经外科手术的根本。

我们好奇任老一生做过多少病情凶险、术中处理难度大的手术，任老却只平静地说"很多"，并没有描述具体的处理过程。后来，从科室的后辈们那里得知"真正的高手，从来不说自己是高手"，"大佬做的手术太多了，经常在困难、危境中周旋，对于年轻医生来说是印象深刻、惊魂未定，但在他们看来也许就像家常便饭，不值一提"。（图11-7）

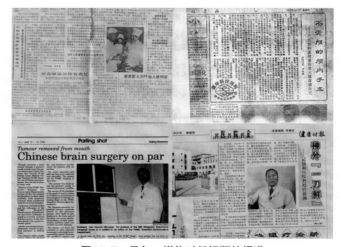

图11-7　早年，媒体对任祖渊的报道

　　神经外科自王维钧教授指导任祖渊开展大鼠垂体移植实验研究开始，就已重视开展基础和临床相结合的研究，后来任老带领科室参与了"八五""九五""十五"国家科技攻关的课题。任老非常重视科室科研能力的提升，从20世纪90年代开始，他就认识到，"神经外科医生不能光做垂体瘤的研究，也需要进行脑胶质瘤、脑血管病和脊髓病等相关方面的研究"，他主张年轻医生要积极参与国家级科研项目。1993年，任老亲自带着年轻医生从填表开始，一步步地申请到由协和神经外科负责的国家级科研项目"垂体激素（ACTH，GH等）缺如的基因治疗实验研究"，后来，科室申请科研项目就容易多了，课题也越来越多了。

　　"临床科学是一种经验科学，如果缺少临床实践作为根本，科研再好也是在沙土上建楼，没有牢固的根基。"所以，在做好科研的同时，任老永远把后辈的手术和临床技能的培养放在第一位。任老非常注重临床实践，认为只有在临床实践中才能及时发现患者的很多早期变化，才能引发主动思考、查阅资料、寻找方法。

倾囊相授
传递协和求实严谨作风

　　"我的手术都是任老和苏老手把手教的，亲自教我画切口，做错了，都会帮我改。"王任直教授微笑着说："任老是最愿意讲的人，一边手术都会一边跟后辈讲关键步骤，每次必讲，不厌其烦，大家也都愿意听他讲。"

　　幸兵医生也对此印象深刻，"从开始的摆体位、画切口，到手术结束的缝皮，任老会一直盯在旁边，直到我能够完全独立手术"。幸医生又满怀深情地补充："有任老在旁边看着，我心里踏实。他还问我，'幸医生，你觉得我啰嗦吗？'我说'我不觉着您啰嗦，您不说是您不关心我了，您说是为了我的成长。'"

　　姚勇医生是2001年来协和神经外科的，"科里开任何会议，任老和苏老都会过来，从头坐到尾，默默地支持。当遇到一些疑难问题、我们不知如何解答的时候，他们都会用自己丰富的临床经验为我们解释，毫无保留"。姚医生说："作为后辈，我们非常幸运，任老和苏老两位老人家身体硬朗、思路清晰，能够经常出现在临床，这是我们的福气。有他们在，我们心里有底。"

　　"任老在门诊上会把患者的病历写得非常详细，之前怎么样、现在怎么样、前后对比是怎样都要写清楚。跟着任老出门诊两三年，自己写病历的水平有了很大进步。"协和神经外科的李智敏博士认真地说道："开始的时候我认为门诊时间紧，病历写得差不多，能明白就行，患者一般又不会关注医生对症状的描述，往往只关注医生最后给出的处理意见，但是，任老每次都会一点点地仔细跟影像片比对，把我写不对的划掉重写，会逐字逐句地挑问题。"

任老总跟年轻医生说，影像片上是"不太规则、边界不太清晰"不能写成"形态规则、边界清晰"，体征为"可疑阳性"不能写成"阳性"，有疑问的地方一定不能写成肯定，并且要在疑问的地方打问号，如果碰到跟放射科不同意见的地方，要标记出，打问号，写出疑问所在。这样，如果患者回来复查，则不需要再跟患者询问以前的情况，况且就算他能回答，有些症状也不一定是当时真实的情况，而病历上却能一目了然。李智敏博士非常认可地说："虽然当时写的时候会麻烦一些，但是对于患者的随诊来说会省去很多时间。"

"只有经历这样的过程，协和写病历的内涵才会传承下来。"李智敏博士补充，"日常中，任老能触动到我的地方非常多，虽然'协和精神'这四个字没有办法具体描述出来，但是能从任老身上感受到这股劲儿的存在"。
（图11-8）

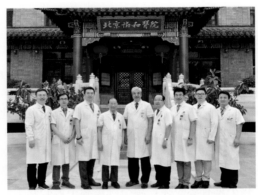

图11-8　任老（左四）与神经外科的后辈们

任老为协和神经外科事业的发展倾注了一生的心血和汗水，如今已过八旬，仍然坚持每天来医院、查房、出门诊，有时候还坚持上手术台亲眼看后辈们为患者手术。

哪怕是看看周围的环境，看一看后辈们的日常，近60年来，协和就是任老生活的一部分，无法割舍。

不仅是任老严谨的态度和精湛的手术，还有他对于神经外科的坚持，他把专业当成毕生追求事业的精神，这些都是无形中带给年轻医生们的宝贵财富。

现在，在东单三条、人流窜动的马路上，还能见到任老骑自行车上下班的身影。

致年轻人

"跟其他学科相比，神经外科比较年轻，是非常有发展前途的学科，但是需要我们更多的努力。老一辈神经外科人的敬业勤奋、对专业的执着追求和对患者无私关爱的精神是需要我们很好继承的。

随着整个科学事业的发展，随着神经外科技术的提高，希望年轻一代的神经外科医生能做出更多的成绩。"

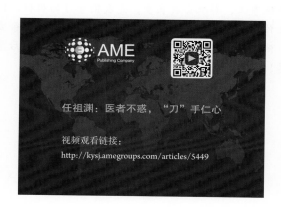

采访编辑：王仁芳，AME Publishing Company
成文编辑：王仁芳，AME Publishing Company

点评

　　任祖渊教授是我的恩师之一，是我走上神经外科道路的"引路人"，无论是在做人还是在做事上，都教会我良多，是我们学习的楷模。他代表的是那一代老前辈，对工作认真负责，对技术精益求精，对未知不遗余力地探索。如今虽已84岁高龄，他仍然奋战在临床一线上，为我们做坚强的后盾。祝任老健康快乐，幸福永远！

——王任直

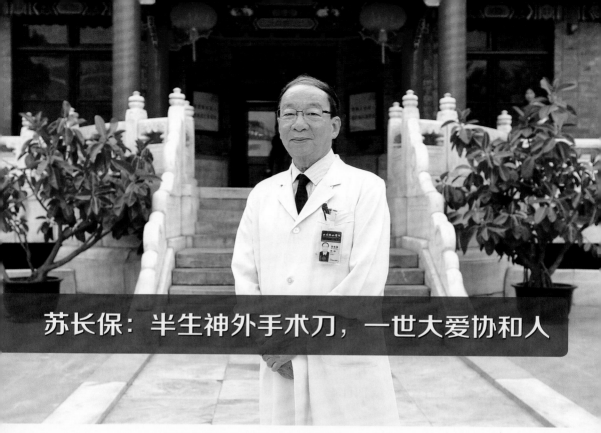

苏长保：半生神外手术刀，一世大爱协和人

苏长保，原籍广西北海市，1939年10月出生，1963年在北京协和医院实习，1964年毕业后分配到北京协和医院工作至今。北京协和医院主任医师、教授、博士生导师，曾任神经外科主任。从事神经外科临床、教学和科研工作50余年，积累了丰富的经验，为国内知名的神经外科专家，享受国务院颁发的政府特殊津贴。共发表论文80余篇，主参编专著6部。是国内早期开始经蝶垂体瘤手术的神经外科医生之一，在各型垂体瘤的诊断和外科治疗方面经验丰富，造诣颇深。系"激素分泌性垂体瘤的临床及基础研究"项目主要成员之一，该项目获国家科学技术进步一等奖。目前担任中国垂体腺瘤协作组顾问。

前言

　　"听说您有时还去手术室看看？"

　　"有时候我还上去看一看。"

　　"看什么？"

　　"手术做得怎么样，能否出出主意？"

　　"就是因为您真的关心患者，您习惯了对患者有始有终是吗？"

　　"主要是关心。因为这个患者在门诊，我是他的首诊嘛，他到了协和医院，第一个认识的医生是我，我收他住院，要让他有一种比较亲切的、安定的这种感觉。所以患者住院以后，我还到病房看看，完了以后，上手术（再看看他）。"

　　苏老的回答显然不是笔者意料之中的"有始有终"，也不是简单的关心，或者说，笔者憧憬着，至少苏老会有几句豪言壮语，然而，都没有。他的想法那样平实，说的时候，眼神静定又慈悲。

　　他，就是一个医者。他是一位近80岁的神经外科医生——北京协和医院神经外科的苏长保教授。（图11-9）

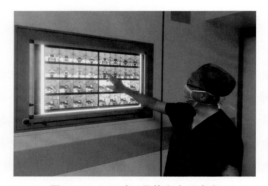

图11-9　2017年9月苏老在手术室

快速减轻患者痛苦，决心拿起手术刀

53年前，他曾经是一位神经内科医生

　　1958年，18岁的苏长保考入广州中山医学院医疗系。大学期间，他就对神经系统产生了浓厚的兴趣。"神经病学老师讲得特别好，一个疾病，从症状、体征，通过解剖、生理知识分析，一步一步，最后得出定位和定性诊断，听起来逻辑性非常强，那时候我就对神经系统有了深刻印象。"

1963年，苏长保在大学的最后一年来到北京协和医院实习，当时觉得自己"近视眼，也许会对做外科医生有影响"，因此倾向于内科。1964年，实习结束，协和的实习生班主任认为他"分析概括能力比较强"，自然地就把他分配到了神经内科。

1964—1965年，苏老因故离开协和神经内科1年，回来后，继续在神经内科工作了5年多，直至1971年。

在神经外科发展史上，最开始的时候，协和医院并没有专门的神经外科医生，大多还是由基本外科医生来"救场"。那时候，受限于检查设备和医疗水平，常常是神经内科医生进行病灶的定位和定性诊断，外科医生做手术。有时，甚至会出现手术打开头颅后"找不到病灶"之类啼笑皆非的事。苏老说，那并非单纯因为神经内科医生诊断不对，也许是神经外科医生手术不正确，两种原因都有可能。由此可见，神经外科与神经内科在疾病诊断方面的要求是一致的——同样的精确定位和定性诊断。

后来，神经外科医生才开始独自负责疾病的诊断。时至今日，尽管神经系统疾病的诊断技术已经随着时代发展取得了极大的进步，但是神经外科与神经内科在疾病诊断方面的要求仍然是一样的，只是治疗的方法不同而已。（图11-10）

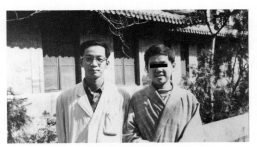

图11-10　做神经内科医生时的苏老（左）与当年所管的患者

5年后，他决定当一名神经外科医生

20世纪六七十年代，依靠有限的影像诊断技术和医生严密的逻辑推理，很多神经系统的疾病被诊断出来，神经内科医生却苦于没有确切有效的治疗方法，因此会觉得"付出很多，但成就感比较低"。苏老说："有一些神经系统占位性病变，如脑膜瘤、脊髓肿瘤的患者，神经外科医生来会诊以后，做了手术，效果都很好，当时觉得外科能解决患者的问题，我就心动了。"

苏老亲眼看到"脑膜瘤，手术后痊愈了；垂体瘤导致的视力下降，手术切除肿瘤后第二天就复明了；脊髓神经鞘瘤切除后肢体瘫痪明显改善"。立竿见影的手术治疗效果深深地打动了苏老——没有什么比为患者解除痛苦更能让医生感到欣慰和自豪的了。那时，协和医院神经外科的固定医生很少，很需要神经外科医生。而且苏老认为自己身体条件好，当外科医生没问题。

"5年神经内科医生的经历，对我后来的神经外科工作帮助非常大，相当于打下了较坚实的基础。使我在神经系统疾病诊断思路方面，更广一些，在临床思维、逻辑推理方面会更强一点儿"，苏老说。

拿起这把手术刀后，苏老就再也没有放下。这么多年来，到底为多少患者解除了病痛，他自己也记不清楚了。

近50年里，他从未停止过思考如何做好手术

神经外科所涉及的器官主要是脑和脊髓，大脑和脊髓的重要性和脆弱性不言而喻，因此神经外科手术的难度可想而知。

苏老认为，神经外科常见手术中的入路选择、止血、切除等基本功，可以通过足够的实践打牢。但是，复杂手术需要更强的随机应变能力，要随着实践经验的大量积累才能提高。当然，外科医生的悟性也是其中一方面的因素。

"神经系统手术，更为重要的是如何既能将病变切除，又不影响周围的重要神经结构和血管，因为神经功能的保护是至关重要的。一般情况下，不能只求速度，细心、安全最重要。如何做好止血也非常重要，要有耐心，有时仅止血就要花很长时间。最为忌讳的就是在手术过程中，大的血管破了，手术就会立刻变得非常被动，甚至会来不及收场。"采访中，苏老根据自己50多年的临床体会，多次概括着神经外科的特点。

"神经外科手术，王维钧、尹昭炎和任祖渊教授都是我的老师。（图11-11）后来，我也曾去加拿大渥太华市民医院神经外科跟随Benoit教授进修一年，期间还有幸到加拿大蒙特利尔圣母医院得到了现代经蝶显微外科鼻祖Hardy教授的指导"，苏老谦虚地说。

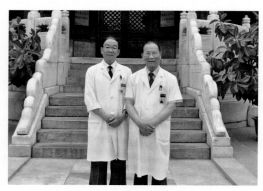

图11-11　协和医院神经外科任祖渊和苏长保（左）

细致入微，钻研垂体瘤

20世纪六七十年代，协和医院神经外科的前辈有冯传宜、范度、王维钧和尹昭炎教授，任祖渊教授和苏老是后辈，是学科未来发展的中坚力量。

苏老成为一名神经外科医生以后，从手术基本功开始，跟着科里的前辈们，一步一个脚印，积累着神经外科手术的经验。在之后的十几年里，他在垂体瘤领域做了大量的工作。

20世纪80年代以前，国内还没有CT，要用原始的影像技术来诊断垂体瘤——脑血管造影和气脑造影，结合内分泌学检查和眼科的视野检查等推断，才能明确是不是有肿瘤，以及肿瘤的大体定位。"当时脑血管造影还是从颈动脉穿刺（现在都是从股动脉插管，叫DSA了），比脑血管造影更让患者痛苦的是气脑造影，在患者清醒的状态下，通过腰穿注入过滤空气，使颅内脑室、脑池、蛛网膜下腔显影，间接推断颅内占位性病变的位置。在气脑造影过程中，由于气体的刺激和颅压升高，患者会出现剧烈头疼和呕吐，很多时候做到一半患者就坚持不下来了，医生只能勉强拍几张X线片了事"，苏老说。

落后的诊断技术为患者带来了巨大痛苦，这促使着刚踏上神经外科道路的苏老积极地思索着如何才能将手术做完美，才能更快、更有效地改善患者的身体状况。

1986年，苏老到加拿大渥太华市民医院进修时，发现国外已经有MRI了，而此时国内才刚刚有CT。在加拿大期间，苏老了解了国外的手术设备和国外垂体瘤诊断、手术及术前术后的整个流程。"垂体瘤手术治疗的目的有一定的特殊性，一方面要把肿瘤切除干净，另一方面要能够保持垂体的正常功能，尤其是对于激素分泌性垂体瘤患者来说，"苏老说。

在自己多年的垂体瘤相关临床工作中，苏老非常重视临床经验的总结和分享，更善于思考和创新。他曾经参加过4次世界神经外科大会，投了4篇垂体瘤相关的文章，其中3篇被选到会上报告，1篇以壁报形式展出。对于这样重要的学术成绩，苏老只是平淡地说："都只是一些治疗经验的总结。"（图11-12）

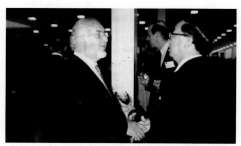

图11-12　苏老（右）在第11届世界神经外科大会上偶遇Hardy教授

在多年的临床生涯中，苏老在大型和巨大型垂体腺瘤的手术治疗和处理策略、中小型非侵袭性泌乳素瘤的手术治疗、儿童和青春期垂体瘤诊断和手术治疗、空泡蝶鞍合并垂体瘤的手术治疗、偶然发现垂体瘤的诊疗和无功能性垂体微腺瘤的诊断和处理等方面，都具有丰富的经验和深刻的认识。苏老将这些方面的临床实践分析和切身体会总结成文，发表在《中华神经外科杂志》上，与神经外科的同行们分享，其中部分在国内是首次报道。

特别值得一提的是，苏老发现，在垂体大腺瘤的显微外科手术中，由于手术显微镜的限制，术者是看不见瘤腔全貌的，仅能凭感觉利用刮匙将死角的肿瘤组织刮除，而大部分垂体瘤比较软，瘤腔周边和死角的残余瘤组织不容易刮干净，从而影响手术效果。他一直在思考"如何才能减少手术残留"的问题。

后来，苏老首先总结出了切除肿瘤的顺序和任祖渊教授提出的"瘤周切除"的方法，还想到了术中用生理盐水"冲洗"的办法，可简单理解为，术中用两根硬管，一根放在瘤腔里，用生理盐水冲洗，另一根用来往外吸出含瘤组织的冲洗液。（图11-13）

通过对200多例垂体生长激素（GH）腺瘤的病例比较和分析，发现由于手术技术的改进，明显提高了疗效，降低了复发率。1992年的第2届中日、中意神经外科论坛上，苏老对这些垂体瘤切除技术的改进进行了报告。后来，"冲洗"成了协和神经外科进行垂体瘤显微外科手术时的常规要求和步骤，并且成为了该类手术流程中的组成部分之一。

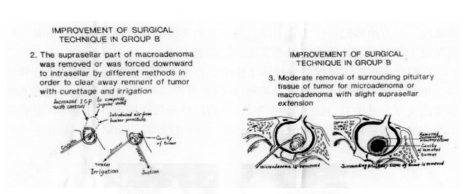

图11-13　当年，苏老绘制的手术改良图

1978—1992年，在协和医院9个科室参与组成的垂体瘤协作组的共同努力下，主要研究成果"激素分泌性垂体瘤的临床及基础研究"于1992年荣获国家科学技术进步一等奖，苏老作为神经外科的专家位列其中。

到今天，当我们跟已年过古稀的苏老谈起垂体瘤外科治疗相关的前沿进展、争议话题时，他仍然才思敏捷、观点鲜明。

"内分泌性垂体腺瘤，如果侵犯到海绵窦，很难切除干净，即使仅残留一点儿肿瘤，对于内分泌水平的完全恢复仍会有很大影响，并且手术一旦发生意外就是灾难性的，因此，冒很大风险手术，到底是否值得？"

"小型、中等大小的非侵袭性泌乳素瘤，手术效果很好，是否一定要首选药物治疗，终生服药？至今在学术界还有一些不同的观点。"

时至今日，虽然诊断、手术、药物、放疗技术等都有了长足的进步，但目前的医疗水平还远不能解决所有的垂体瘤问题。

"一些侵袭性的垂体瘤，侵犯了海绵窦等鞍周重要结构，甚至长入了第三脑室，引起梗阻性脑积水，手术难以切净，特别是无功能性垂体瘤，还无特效的药物。一些非典型的垂体瘤，尽管手术切得比较干净，但肿瘤标记物水平很高，术后很快会复发，我的一个患者，前后做了4次手术，但还是会复发。"

"我们有大量的标本、病例资料，能否依托现在的精准治疗理念，从基因水平发现一些有效的治疗方法，我认为这是今后的方向之一。目前国内已经有中心在基础研究的层面取得了一定的成绩，但未来还有很长的路要走。"

"目前看来，要打破垂体瘤的治疗技术层面的瓶颈，困难还比较大，需要继续努力，攻克难关。现在要做的就是提高全国垂体瘤治疗的整体水平，让诊疗做得更为规范，至少能让大家知道什么是不规范的，从而提高整体上的诊疗水平。2012年王任直教授组织成立了'中国垂体腺瘤协作组'，做了大量工作，已看到了初步的成绩。并且，国内有大宗病例，我们有得天独厚的条件，将来在建立垂体瘤的标本库和数据库的基础上，共享资源，集全国同道协作之力，得出能够指导疾病治疗的一些循证医学的研究结论，这在世界上都是非常了不起的。"

白衣一生，医者仁心

在苏老门诊跟访，一位患者给笔者留下了非常深刻的印象。

儿子带着50多岁的母亲来看病，河北口音，母亲说家乡话，儿子讲普通话。该患者6个月前因车祸造成脑部外伤，当时有轻微脑出血，未手术。现在出血已全部被吸收。患者的主诉症状是头晕、恶心、眼花、食欲不振，影响正常生活。

来之前，患者去过协和医院神经内科，医生已为她开了一些帮助睡眠和调节神经功能（也就是患者眼中的"营养神经"）的药。苏老看完后，认为患者当时实属万幸，脑外伤不重，不需要手术，现在病情稳定，已经在恢复期，好好调养即可。

整个看病过程，患者表现出的是极度怀疑自己，心理上非常依赖药物。儿子要时不时为苏老翻译母亲的话，因为有时候并不是非常易听懂。

苏老一遍又一遍地说，说了十几次，"要慢慢恢复""现在已经是恢复期了""你已经恢复得不错了",可是患者依然追问了七八次,"我能恢复?""已经在恢复了?"苏老跟患者反复说,"不是靠吃药,要靠你自个儿""不要总吃药了""不是主要靠吃药的",期间,患者及其儿子问了几次"那还有更好的营养神经的药物吗"。为了给患者讲通道理,"你的思想顾虑比较多""不要负面的东西想太多""不要有过多的思想负担"类似的话,苏老说了许多遍。最后,为了让患者彻底放下思想包袱,苏老明确告诉她:"你听我的没错。"

临结束,苏老看着患者哈哈笑了,被苏老感染,患者也终于笑了,也可能是有点儿不好意思,跟着苏老笑了。苏老笑着说:"我看你,笑笑,你就好了。"

患者走后,苏老跟笔者说,脑外伤以后,有很多像她这样的情况,患者需要一个恢复的过程。

另外,在苏老的办公室,我们发现,他收藏着患者在几十年前写给他的明信片和自己的一些老照片。

在我们的追问下,苏老为我们分享了其中一张明信片和一张照片背后的故事。

1998年的明信片

1994年,有一位来自沈阳的患者,女性,36岁,因闭经、泌乳、不孕6年就诊,经检查诊断为垂体泌乳素微腺瘤,苏老为她做了手术,术后1周,泌乳素水平恢复正常,从84 ng/mL降到了4.0 ng/mL,月经恢复,术后2年,育有1女。1998年,患者亲手给苏老写明信片,感叹苏老的医德高尚、博学多才、平易近人,感谢苏老为她的家庭带来了天伦之乐。(图11-14)

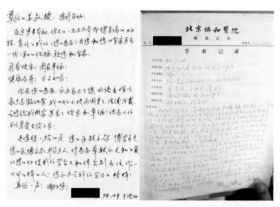

图11-14　患者1998年写给苏老的明信片和苏老1994年的手术记录

我们问苏老，为什么患者能够体会到他的"包容、厚德、大爱"？苏老平静地说："心里装着对患者的尊敬，说话的方式自然就不一样了。"

1978年的照片

1978—1979年，响应周恩来总理的指示——协和医院带头派医疗队到缺医少药的西藏阿里地区为军民服务。那一次，协和派出了共有6名医护人员组成的第9批医疗队，苏老是指导员，为阿里地区的藏民提供医疗服务（图11-15）。苏老回忆说："长途跋涉近一个月，才到达阿里地区，那里的自然环境恶劣，医疗卫生情况极差。全体医护人员都忍受着强烈的高原缺氧反应，克服工作和生活上的种种困难，全心全意地为藏民看病、培训卫生员，有时还要通力协作，在简陋的'手术室'内进行手术。"

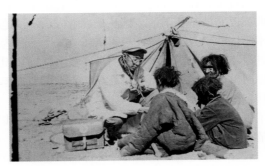

图11-15　1978年，苏老在西藏阿里地区改则县巡回医疗时为藏民看病

苏老说："医生是为患者服务的，假如没有这种胸怀和感情的话，不可能全心全意地为患者服务。"

今天，我们都在谈人文医学，呼吁如何才能提高医学人文在医疗中的作用，这甚至难倒了众多的医疗工作者、教育工作者，甚至制度的制订者。苏老跟我们说："其实，人文的精神、沟通的艺术，是很重要的素质，没有它们，跟患者的距离就拉不近。当患者愿意把他的一切都告诉你时，才表示他信任你。同时还要尊重患者的亲属，很多病情是通过患者亲属知道的，患者不一定能表达得出来。在这种相互信任的前提下，哪怕治疗达不到预期，患者亲属都容易理解。"

知其然，知其所以然

协和医院有三宝：专家、病案、图书馆。一份合格的协和病案，堪称为疾病诊治的生动教材，从中能对病知其然，而后知其所以然。一份合格的协和病案，就像是画家的一幅生动优美的艺术作品，而现在有的年轻医生却把这幅画作成了简单的颜料堆砌。

为了锻炼年轻医生的临床思维，提高临床技能，增强他们写病案的内涵，协和医院成立了"病历内涵专家质控组"，请老专家进行对病历内涵检查和评估，并将年轻医生的病历质量纳入了职称的考评，与科室奖金挂钩。医院先后共有十几位老专家参与其中，负责对病案室抽查的病历进行评阅，苏老是其中一位（包括苏老，共有3位外科老专家）。

有次，苏老在检查病案时，看到一份脊髓髓外硬膜内占位性病变的病历，写了"患者右下肢无力"，但是"下肢腱反射正常引出，病理征阴性"，当时就产生了怀疑，认为病理征鉴定不应呈阴性。因为当时看到的不是一位急性的脊髓病患者，所以苏老后来在参加科里大查房的时候看到类似患者，就问年轻医生，患者是否有病理征，让年轻医生检查。"年轻医生一查，没有，查不出来。我一查，很典型巴宾斯基征阳性。这就是检查方法不规范的问题，神经系统检查的基本功不牢固，平时没有重视积累临床经验"，苏老说。

在协和神经外科幸兵的眼中，"苏老的神经系统基础知识非常扎实，思辨能力非常强，是思考型的神经外科医生；苏老代表着协和神经病学老一辈专家们在神经系统疾病定位和定性诊断方面的传统"。

一位患者来了以后，要做什么检查，本是由医生通过初步判断得出来的，先了解患者的病情、症状、体征，然后进行神经系统的检查，在脑海里就形成了初步的诊断——病灶可能是定位在脑的什么部位，还是定位在脊髓。然后，再看影像片和化验结果，印证刚才的判断，最后给出明确诊断。有了这样的临床思维过程，才能够给患者作出正确的诊断和治疗。

"这是一种快速的临床思维，是看病的常识，也是一种经验积累的过程。特别是神经系统的疾病，规律性很强，是可以通过患者的症状和体征给病灶定位的，然后再根据各种各样的辅助检查和特殊的实验室检查，CT和MRI等进行印证，只有这样的过程，才能提高看病的水平。"苏老说："顺序应该是这样的，而不是反过来的。患者来了以后，先看片子和化验单，'就是脑瘤了'，然后几乎没有其他可以跟患者说的了。那如果是一位初诊的患者，并没有辅助检查资料呢？"

医学是实践性很强的一门学科，学到的理论，要通过不断的实践来印证，通过理论指导实践，实践碰到了问题，再寻找解决方法。苏老说："不能只重视辅助检查结果，轻临床思维；不能只重视理论，轻临床实践；不能只重视手术操作，而不关注术前准备和评估及术后并发症的处理和观察。假如手术做得'很漂亮'，但对术后并发症发现、处理晚了，患者很可能就不行了，等于前功尽弃。所以，手术治疗不仅是手术本身，而是一个完整的过程。"

苏老说："一个人，学习做事情，主动和不主动，效果是完全不一样的。所有的临床知识和技能的升华，是靠在患者的病床旁获得的。比如，在病房管患者，不应只管自己的患者，也要关注别的患者，主动去关注成功的经验和失败的教训，观摩，思考，总结。"

苏老忧心，现在写病历时模块化的拷贝，甚至不能将病例特点提纲挈领地总结出来，不进行针对性地鉴别诊断，不动脑筋，写不出病历的"内涵"，将来医生的收获会越来越少。他跟笔者说，自己特意将我国著名医学家、医学教育家张孝骞教授曾经讲过的、关于病历的精辟语录写在本上，准备将来讲给年轻医生："写大病历的阶段至为重要，要通过它形成一种终生不改的习惯，即在诊务繁忙之中也能如条件反射般运用，在诊治患者的过程中不遗漏任何要点。这种训练是短暂的，稍纵即逝，一旦落课，就无法再补，切勿等闲视之。"（图11-16）

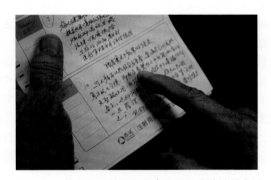

图11-16 苏老将手抄的张孝骞语录逐字读给笔者听

听苏老说历史

AME：多年前，协和的全院死亡患者临床病理讨论会，您认为它跟今天的MDT有什么不同？

苏老：有幸参加过协和以前的全院死亡患者病例临床病理讨论会，在协和的三条礼堂，印象非常深刻。病理科事先将死亡患者病例的大体解剖、局部病变解剖和病理切片检查进行透彻的研究，弄清楚死亡患者的疾病诊断和死亡原因，先保密。然后，各科室有经验的高年资医生一起讨论，先由收治患者的科室介绍病例的症状、体征、诊断、治疗和死亡经过等情况，相关医生就诊断、死亡原因和经验教训发表自己的意见——最后由病理科的医生再公开结果。

每次讨论都非常热闹，经常将礼堂挤得满满的。通过对死亡病例这样的回顾，能够快速积累经验，吸取教训，提高诊治水平。可惜，后来尸检率明显减少，这种多科参与的死亡患者病例临床病理讨论形式，已无形中不再了。

全院死亡患者病例临床病理讨论，可以被认为是最早的MDT。今天的MDT，从内涵来说，并不是新鲜事物，在北京协和医院，针对疑难病例，组织多科会诊是常见和常规的事情，这在今天看来，实际上就是MDT。只不过是为了深入研究某一疾病或课题，将有关科室组织起一个团队，进行有计划的医疗和科研活动，就像我们今天的垂体MDT，这是临床和科研发展的必由之路。

AME：国内第一例现代经口鼻–蝶窦显微外科垂体瘤切除术是神经外科的尹昭炎教授做的，其重要意义是什么？

苏老：北京协和医院的内分泌学科一直很强，会收治很多垂体疾病的患者，其中垂体瘤患者占了大部分。半个多世纪以前，垂体瘤还没有很多特效药物，外科切除是非常重要的治疗手段之一。协和的第一例经蝶窦垂体瘤手术，是1974年由耳鼻咽喉科的王直中教授做的。第一例现代经口鼻–蝶窦显微外科垂体瘤切除术，是1978年由神经外科前辈尹昭炎教授做的，这也是国内最早的经口鼻–蝶窦显微外科垂体瘤手术。

世界上，现代经口鼻–蝶窦显微外科垂体瘤切除术方式最早应该是1965年左右开始用的，由加拿大的Hardy教授首创，术中要用到手术显微镜，术中的定位非常重要，要用到C型臂X线机来监测。后来，Hardy的好友Wilson也在美国做了好多例此类手术。当时，尹昭炎教授就是从协和图书馆的文献中看到了国外有此类手术，通过研究手术所用器材和手术步骤，然后自己动手设计加借用耳鼻咽喉科一套简陋的手术器械，在非常艰苦的环境下为垂体瘤患者开展了第一例手术。

当时国内的其他医院，垂体瘤的切除还是以开颅手术为主，尹昭炎教授手术的成功，在国内神经外科学界引起了很大的反响。现代经口鼻–蝶窦显微外科垂体瘤切除术，在神经肿瘤学界成为了一种开创性的技术，能够给很多垂体瘤患者一次治愈的机会。很多兄弟医院都来协和，到手术室观摩、学习。那段时期，国内三甲医院的评定标准里有一条，就是能否开展此项技术。

对于大部分垂体瘤患者来说，是否行开颅手术是被动选择的，因为要满足手术指征——肿瘤要大到一定程度了，压迫到视神经了，才可以手术。因此，那时候很多垂体瘤患者都延误了最佳治疗时机。

AME：从1978年成立垂体瘤研究组，到1992年研究成果获国家科学技术进步一等奖，您也参与其中，有什么感触？

苏老：1978年的垂体瘤研究组可以认为是死亡病例讨论模式和疑难病例多科会诊的一种延续。垂体疾病给身体其他器官和系统带来的影响广泛，加上20世纪六七十年代，对垂体瘤的了解还远没有现在透彻，鉴别诊断还非常困难，诊疗中往往需要多学科一起协作。

一个神经外科医生，不可能解决垂体瘤患者的所有问题。一个复杂疾病的诊断和治疗，也不可能通过一个科室就完成。

1978年，第一例现代经口鼻–蝶窦显微外科垂体瘤切除术的成功和内分泌科垂体激素测定方法的建立及诊断水平的提高，为当年垂体瘤协作组的正式成立奠定了基础。1978年，内分泌科的史轶蘩教授任组长、神经外科的王维钧教授任副组长，成立了由9个相关科室参加的垂体瘤协作组。神经外科尹昭炎教授和王维钧教授是技术上的主力，后期由任祖渊教授和我承担了主要的具体工作。1992年，该协作组的主要研究成果"激素分泌性垂体瘤的临床及基础研究"实至名归，获得了国家科学技术进步一等奖。

临床科室获得国家科学技术进步一等奖，是非常不容易的。在过程中，最为难能可贵的就是协作精神，充分发挥了协和医院多学科的特点，多学科协作。史轶蘩教授特别强调，门诊收到的垂体瘤患者不能立刻进行手术，凡是手术前的患者都必须经过内分泌科进行诊断，然后再手术。

协和垂体MDT成立后，除了针对疑难病例的会诊讨论以外，大家开过无数次会议。各科室先各自总结，然后所有科室再归总到一起讨论总结。我当时负责肢端肥大症和一部分泌乳素瘤手术治疗的总结。整个协作项目所取得的研究成果，使我国垂体瘤的诊治水平迈入了国际先进行列。（图11-17）

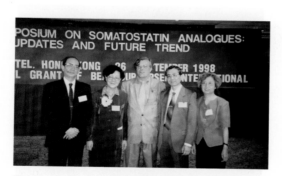

图11-17　1997年在香港参加肢端肥大症研讨会，左一苏长保教授、左二史轶蘩院士、左四金自孟教授、左五邓洁英教授

AME：所有神经系统疾病的诊疗通常比较复杂，各相关科室协作的重要性和意义何在？

苏老：20世纪八九十年代在任祖渊教授和我先后担任神经外科主任期间，有很多年，也曾经组织与神经系统相关的科室进行过多学科会诊。神经内科、神经外科、影像科、病理科等相关科室的医生在一起，每1~2周组织1次会诊。由神经内科和神经外科推荐病例，综合分析讨论临床表现、影像学检查和术中所见，病理学诊断、治疗效果等，在这个过程中，大家都提高了神经系统疾病的诊疗水平。

通过这样的方式可以提高医生的水平，又可以无形之中提高疾病整体的诊治水平。

包括协和医院今天的垂体疾病疑难病会诊，在形式和内容上都是沿袭了以前死亡病例讨论和多科会诊以及当年垂体瘤协作组的多学科协作。多科协作就是临床的需要，对于疑难的病例，任何一个科室的单打独斗都是不行的。

致年轻人

"万丈高楼平地起。希望年轻医生要勇于实践，夯实临床和理论的基础；要勇于创新，在追踪学科国际前沿的过程中找到突破点。通过多科协作，不断提高诊疗水平，希望年轻外科医生能在国际舞台上展示我们中国外科医生的风采。要加强医学人文素质的培养，提高医患沟通的能力，全心全意为患者服务。传承和发扬协和严谨、求精、勤奋、奉献的精神。"

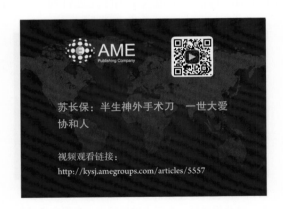

苏长保：半生神外手术刀　一世大爱协和人

视频观看链接：
http://kysj.amegroups.com/articles/5557

致谢

感谢AME Publishing Company廖莉莉女士为本文成文给予的指导！感谢北京协和医院神经外科王任直、幸兵和姚勇为本文采访、成文提供的支持。

采访编辑：王仁芳，AME Publishing Company
成文编辑：王仁芳，AME Publishing Company

点评

　　苏老是在老、新两代团队中发挥重要作用的四位前辈之一，也是目前仍然坚持上手术台的老专家之一。他是神经外科知识和技能的传授者，在团队中发挥着重要的作用。协和的今天，正是由像苏老一样挚爱协和、奉献于协和的人一代一代传承铸就的。祝愿他们健康、快乐、幸福！祝福所有协和人事业有成、更上一层楼！

——王任直

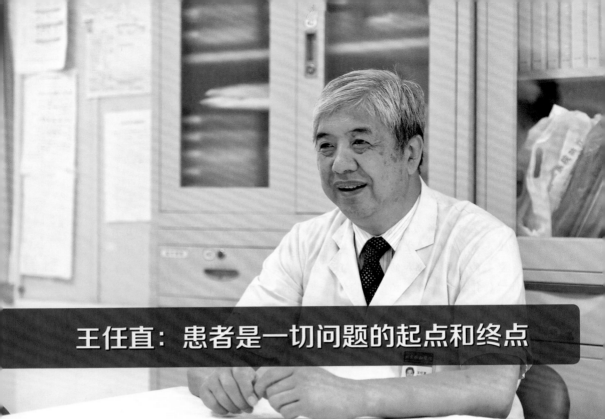

王任直：患者是一切问题的起点和终点

　　王任直，北京协和医院神经外科主任，教授。从事神经外科工作30余年，善于处理神经外科各种疑难复杂病例，尤其擅长垂体腺瘤、颅咽管瘤等鞍区肿瘤的诊断和治疗，每年完成各类复杂、难治性鞍区肿瘤手术300余例，在很多方面都有独到之处。先后主持多项国家、卫生部、教育部以及北京市的科研课题。其临床研究工作，曾获国家科技进步一等奖（1项），中华医学科技奖一等奖（2项），国家教委科技进步二等奖（1项），华夏医学科技进步二等奖（1项），中华医学科技奖三等奖（1项），北京市科学技术三等奖（1项）。在基础研究方面，长期致力于脑血管病，神经干细胞移植等工作，取得很大进展。其研究成果曾获1989年第一届世界脑卒中大会"青年研究者奖"，1993年第一届亚洲微循环大会"优秀论文奖"，2009年国家技术发明二等奖，2015年教育部自然科学二等奖等。曾任中华医学会神经外科学分会第四届、第五届常委兼秘书，第六届副秘书长；曾任中国微循环学会秘书长。指导硕士研究生10名，博士研究生60余名，博士后5名。组织编写神经外科各类共识22部，撰写或主译著作12部，发表中、英文论文100余篇。

前言

梁晓声曾将文化定义为："为他人着想的善良。"深知他人不易，继而懂得换位思考，在笔者看来，这似乎是最适合王任直的注脚。他曾直言不讳地说："我们应该把患者当亲人，只有这样，才能不断激发学习热情，努力提高技术水平；才能从患者的角度出发，来制定各种检查和治疗方案。"他也深知此话说易行难，但"患者命都交到你手里了，你不从他的角度去考虑这些问题，行吗？"

于王任直而言，患者是所有问题的起点和终点。作为北京协和医院神经外科主任，他不仅致力于为每一位患者提供最好的诊断和治疗，还在全国范围内推广和普及"经口鼻-蝶窦显微外科垂体瘤切除术"，将垂体腺瘤患者的手术创伤减到最低，争取更好预后。2012年，他发起并组建了"中国垂体腺瘤协作组"，推动了全国脑垂体瘤多学科协作与规范化治疗，惠及数以万计患者。

看到更多的患者从点点滴滴的改变中实实在在地获益，王任直深觉，这么多年的付出——"挺值的！"

"从患者角度考虑问题"

初见王任直，一袭白大褂裹身，个子挺拔，气质干练，炯炯的目光中透着一股子精气神。笑起来时，眼睛微眯，眼角勾勒出几条清晰的鱼尾纹，显得格外和蔼亲切，且令人信任。

每周一、二上午，是王任直的固定门诊时间，一上午固定12个号，但每次患者加号都会到20个左右。他的语速从来都是不紧不慢，根据患者的具体情况，不仅会深入浅出地把病情和治疗方案为患者和患者亲属解释得清清楚楚，还会从患者角度出发权衡利弊，提出自己的建议。

一位垂体泌乳素瘤患者带着之前的检查结果，前来找王任直咨询诊疗意见，他仔细了解病情并看过影像片后，对着片子解释道："您看，这个是肿瘤，这个白色的是出血，这有一条线一样的东西是视神经。肿瘤长大了，往上一顶，这条线一样的神经就看不见了。一般来说，泌乳素瘤如果吃药有效，一方面血泌乳素水平会降到正常值，另一方面是肿瘤会缩小。从你目前吃药的情况看，血泌乳素水平是降下来了，但是肿瘤还在长大，已经有3公分了，说明这个肿瘤不是垂体泌乳素腺瘤，需要手术解决。"

但有时候，再多的医学解释，也不及一句推己及人的判断更有说服力。门诊中，一位患者在王任直认真解释了10分钟后，只问了一句："如果您是我，做不做手术？"王任直笑着回答："如果我是您，肯定不做这手术，切不干净肿瘤，而且手术风险极大。"（图11-18~图11-19）

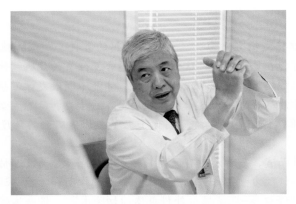

图11-18　王任直正在向患者解释"肿瘤压迫了神经"

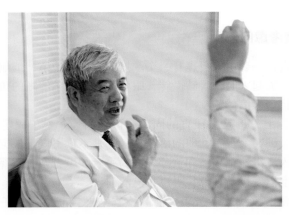

图11-19　王任直笑言："如果我是您，肯定不做这手术"

　　对于王任直而言，从患者的角度考虑问题，是贯穿在每个医疗行为中的准则。在门诊时笔者注意到，他会特别询问患者多大年纪、结没结婚、有没有孩子、家住哪儿等等，再根据病情需要及路程远近安排随诊时间。比如有一位来自河北邯郸的小患者，得知他来一次医院路程需要七八个小时，且正在上学后，王任直便建议："别每月过来了，再吃一段时间药，观察疗效。等放了寒假，再过来查一次泌乳素水平，做个磁共振成像检查。"

门诊结束后，笔者还从王任直的学生口中了解到诸如"没用的检查坚决不开；对于经济条件差的患者，要考虑患者的承受能力"等细节。

"能不能再努力一下"

从患者角度考虑问题，也令王任直很少拒绝患者。由于很多患者都是在当地医院治疗过后，由当地医院医生或患者介绍，来到协和医院的，病例的疑难复杂程度可想而知。每每治疗陷入进退两难之境时，他总会问自己一句："能不能再努力一下？"

有一位从西藏慕名而来的肢端肥大症患者，外院手术后遗留下了剧烈的头痛问题，每每发病，痛不欲生。多方咨询后，她找到了王任直这里。王任直仔细检查过后发现，引发她疼痛的根源是没有切干净的肿瘤，要解决头疼只能进行第二次手术。但是，残余肿瘤形态不规则，不仅包裹了颈内动脉，更是明显压迫了视神经（这也就是前次手术肿瘤没有切干净的根本原因）。再加上手术后瘢痕粘连等因素，手术风险可想而知。

类似的高风险患者还有很多。据了解，目前协和医院神经外科垂体腺瘤外科治疗小组每年手术量800台左右，其中疑难、复发、重症患者占50%以上。协和医院神经外科博士生沈志伟对笔者说："作为中国垂体腺瘤协作组组长，王主任很明白，很多患者来协和就是为了抓住最后一根救命稻草，如果协和都看不好的话，其他地方就更困难了。"

在精心制定了整套手术方案、准备了多条预案后，王任直为这位西藏患者实施了手术。手术的结果出乎意料得好，患者病愈后，在病房为大家献上了一首来自家乡的歌谣，灿烂的笑容感染了周围的每一个人。

从工人到协和年轻的教授

吃过苦的人，往往更懂得珍惜所得，也更懂得体谅他人。王任直的一颗体谅之心，与他的成长经历密不可分。

1957年，王任直出生于吉林省长春市。与东北寒冷的天气一样，他的青春时光，也刚好经历了一段"寒潮"。这段时期，他曾随家里走"五七道路"，到吉林最贫穷的乡下生活了8年；高中毕业后曾在工厂做过3年工人。直到高考恢复半年后，他一举考入白求恩医科大学医疗系，成为了"文革"后全国首批统招大学生。

"吃过苦的人更懂得珍惜来之不易的学习机会。"在医科大学读书期间，年轻的王任直可以说是如饥似渴地吸收着知识。回忆大学时光，他说："那时候大家基本都是晚上看书到12点多，我们不觉得这是苦，反而觉得是一种来之不易的幸福。"

幸运似乎总会眷顾努力的人。在1982年即将毕业之际，王任直正好赶上北京协和医院从原卫生部下属五所医科大学挑选实习生，他幸运地被选中了。

来到北京协和医院后，年轻的王任直深受老一辈协和人"严谨、求精、勤奋、奉献"的精神感染。他至今仍清楚记得神经外科王维钧教授60多岁还在值二线班，深夜一个电话，他冒雨赶来医院做手术；记得王维钧教授所讲的"一定要做那些别人做不了的东西"的勉励之词，记得"以柔克刚"的谆谆教诲……在这种耳濡目染下，王任直一心钻进了医学中。毕业留院外科轮转1年后，便考上了北京协和医学院的研究生，成为尹昭炎教授的硕士研究生。1986年，他又获得了去日本北里大学留学的机会，成为同届学生中最早出国留学的人。至今，王任直都非常感谢这3年留学经历给他带来的收获。

一方面，他的科研思维正是养成于这段时间。所谓"言之有物，持之有据"，对于他来说，一种疾病，不仅要了解其症状、治疗方法，还要了解其历史、背景，这就需要阅览很多文献。不论是下诊断，还是做手术，都要有理有据。与此同时，还要带着科研思维去学习手术技巧。"先看老师怎么做，再去了解老师为什么这么做。想想如果是我，我会怎么做。手术做完后，比较老师这么做有什么好处，我这么做又有什么好处……"

在这种"知其然，更要知其所以然"的学习过程中，王任直快速成长。1993年，他被破格晋升为副教授、副主任医师；1996年破格晋升为教授，被批准为博士研究生导师，成为了整个协和医院最年轻的教授之一。

另一方面，国外的所见所闻，将他的视野也带到了另一个高度。他的导师矢田贤三是当时北里大学的神经外科主任，也是当时日本神经外科教育委员会的委员长，王任直经常跟着他到处去开会、交流学习，接触了很多新理念，也结识了很多人。

他这样描述自己的变化："我不再是只站在自己科里，或者国内的角度去想问题，而是会站在神经外科整个发展角度，包括借鉴国外的发展经验去考虑问题。如果没有这3年，大概就不会有我后来对这些大方针、战略规划的思考。"

从一枝独秀到百花齐放

曾有人这样评价王任直："虽身为神经外科知名专家，但他更多是站在多学科的角度上考虑问题。"

王任直说，虽然按照目前肿瘤分类，大家把垂体腺瘤划归在神经外科领域，但从疾病本身来看，它是横跨神经系统与内分泌系统等多个系统的疾病，需要多学科共同协作。"单单一个神经外科，想把垂体腺瘤工作做好，太难了！"

实际上，早在1978年，北京协和医院就成立了以史轶蘩院士和王维钧教授等为核心的垂体MDT，一路发展至今。开创了垂体腺瘤激素测定方式、经口鼻–蝶窦显微外科垂体瘤切除术以及多学科协作的诊疗模式等等，致力于为患者提供最优化的治疗。

站在巨人的肩膀上，王任直把协和垂体MDT模式继续发扬光大，并将之推广到全国范围。

这一行动的初衷，正是由于垂体瘤治疗领域仍存在"治疗不规范"的情况，如各个医院制定的诊断治疗标准不一样；有些患者术前激素都不查就做手术；不该做手术的患者给做了，该做手术的患者没给做好……正所谓"一枝独秀不是春，百花齐放才是春"。王任直说："垂体瘤治疗不是一个人、一家医院就能够做好的，我们希望让更多的患者得到最合适的治疗，这个是最根本的想法。"

在此背景下，2007年，王任直联合其他垂体瘤专家代表中华医学会神经外科学分会，发布了《肢端肥大症治疗共识》，这是中国第一部垂体瘤治疗共识，也是一个重要节点——提出如何规范化诊断治疗垂体腺瘤。

为了在全国推广和普及"经口鼻–蝶窦显微外科垂体瘤切除术"，同年，他创办了"北京协和医院微创高峰论坛暨显微镜内镜技术学习班"。迄今为止，已连续举办了11届，硕果累累。

2012年，王任直在很多神经外科前辈的支持下，发起并组建了"中国垂体腺瘤协作组"，成员包含全国30几家三甲医院的54名专家学者，后来增加到46家医院的100位专家教授。协作组成立5年多以来，先后组织制订了6部垂体腺瘤诊治指南和专家共识。同时，在全国范围内帮助30家医院成立了垂体腺瘤多科协作诊治中心，为广大患者服务。

北京协和医院内分泌科金自孟教授对于这一创举给予了高度肯定：这相当于把协和垂体MDT模式推向全国，推动了全国脑垂体腺瘤多科协作与规范化治疗，影响力不可同日而语。

面对这些成就，王任直却总爱说，是别人做了什么，甚少提及自己。他笑言："我们这些东西都是建立在前辈们的基础上，依靠整个团队的力量做出来的，不是说我有多特殊，离开了他们，我什么都不是。"（图11-20~图11-21）

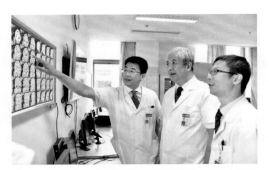

图11-20　王任直（中）与同科医生一起进行术前讨论

"吃亏是福"

当今社会，是一个合作方能共赢的社会。但促成合作本身，并非一件易事。

王任直说，从小父母会教育他，吃亏是福，做事要容人让人，好处别往前抢，责任多承担点……正是这些简单朴素的道理，塑造了他日后的合作理念，并成为"中国垂体腺瘤协作组"得以成立的思想根基。

其实，在协作组筹备之初，大家有一个普遍的担忧：我们把协和的好东西毫无保留地告诉大家了，人家都赶上来，协和不就不突出了吗？

回忆此事时，王任直笑言："人都有私心，我也有。但是，私心和让更多患者受益相比，后者一定是排在前面的，这是最根本的。另外，我也有自信，在大家的努力下，我们一定会发展得更好。"

在王任直看来，北京协和医院作为组织者，在初始阶段，或许需要先将自己的东西拿出来与人分享，需要付出更多。但时间长了，大家会看到你不是为了一己私利，这样才可以一起继续往前走。当这种合作形成一定规模后，一定是大家都可以从中受益。

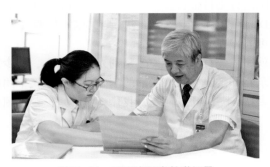

图11-21　王任直日常教学场景

"在垂体领域发出中国人自己的声音"

在"中国垂体腺瘤协作组"运作这几年中，中国逐渐缩短了与世界先进垂体腺瘤治疗水平的差距。其中，北京协和医院在国际上首先提出了"难治性垂体瘤"的概念；复旦大学附属华山医院接连发了3篇垂体瘤基因测序方面的文章，首次构建出完整的垂体瘤体细胞突变基因图谱；建立世界上最大的垂体瘤数据库等。

王任直说："中国垂体腺瘤协作组每年做垂体瘤手术约1万例，这是哪个国家也比不过的。只有把大家组织起来，把这些资料整合到一起，才能发出中国人自己的声音！"

2015年，协作组在科技部等支持下，成立了"中国垂体疾病注册中心"，在建立中国垂体腺瘤完整数据库上迈出了坚实的一步。目前，数据库中有超过1.3万例病例，成为发展基于人脸识别技术的垂体腺瘤人工智能诊断的重要基石。该技术对库欣病、肢端肥大症等垂体疾病已经能够达到初步筛查的效果。只要把人的头像照片输入到软件中，就能瞬间做出判断是否患有上述类型的垂体疾病。据悉，目前辅助诊断准确率达到97%以上。

对于王任直而言，只是停留在原来基础上的好，不能算好。北京协和医院科研处副处长朱朝晖说："他不断想着解决别人解决不了的问题，带着一个庞大的团队一起进步，并以此为乐。"王任直颇为自豪地说道："经过这几年的发展，协和通过垂体腺瘤协作组这个平台，做了很多事。事实证明，我们的影响力不是越来越小，而是越来越大了。"在他看来，在不远的未来，中国垂体腺瘤治疗或有望赶上、甚至赶超世界先进水平。

"我们的终极目标是：为每一位垂体瘤患者制定个性化的治疗方案。"

采访手记

作为本次垂体MDT采访项目的促成人，王任直曾多次强调：多采访些患者，让患者说说他们对疾病的认识，说说自己的心理变化过程。"我们做这些事情，更多是为了让患者受益，提高患者的知识水平，让患者参与到诊治过程中来。"

中国幅员辽阔，很多患者，甚至医生依旧对垂体腺瘤疾病知之甚少。"宣传和普及垂体瘤知识，任重道远，我们还有很多工作，我们还要继续努力。"

畅想未来，王任直希望，垂体腺瘤发病机制能被彻底弄清楚，能够做到从根本上预防垂体瘤的发生，也就是"不战而屈人之兵"。

"那外科医生不都失业了？"面对笔者的提问，他笑答："患者不做手术是好事儿，说明有更安全更有效的办法治疗了。所有事情都应该围绕着患者，以患者的利益为第一出发点。"

最后，一切都回到了一位医生的初心上——为患者解决问题。

采访编辑：廖莉莉、高晨，AME Publishing Company

成文编辑：高晨，AME Publishing Company

点评

　　作为这本书的发起者，自然要接受采访，并尽己之力努力将其做好，所以采访前也做了很多准备，但因为时间有限，感觉还是说得很乱，没有条理，甚至词不达意。非常感谢AME出版社的两位编辑高晨和廖莉莉，通过短短的几个小时采访，就能将一位"即将步入老年，平庸无奇，无识无趣的人"写成一个有血有肉、有理想有抱负的人。特别喜欢她们归纳整理的"患者是一切问题的起点和终点"，仔细想想这么多年走下来，这也是对我工作的最高奖赏了。"待患者如亲人，提高患者满意度；待同事如家人，提高员工幸福感"是协和医院的院训，但很多人对此有不同看法，甚至质疑，说怎么可能把患者当亲人呢？但是，试想：作为医生，作为直接掌握患者"生杀大权"的主管医生，从内心深处，如果你不能将患者当做你的亲人，你能设身处地从患者角度出发去制定诊治方案吗？你能全心全意从患者角度出发完成所有的诊疗流程吗？你能投入全部热情和心血为患者争取最理想的治疗结果吗？你能在整个诊治过程中真正积累自己的经验教训吗？你能在从医过程中不断博采众长、砥砺前行，成为一名医学大家吗？两天前，在网上直播了一个"优秀神经外科医生浅析"的课，很多朋友电话或者微信，赞同我说的成为优秀神经外科医生的十个必备条件：高尚的医德、渊博的知识、精湛的医术、强大的内心、踏实的科研、用心的教学、优秀的平台、优秀的团队、健康的身体以及和谐的家庭。既然走上了这条从医之路，我们就一定用心去走。患者就是一切问题的起点和终点，与大家共勉！

——王任直

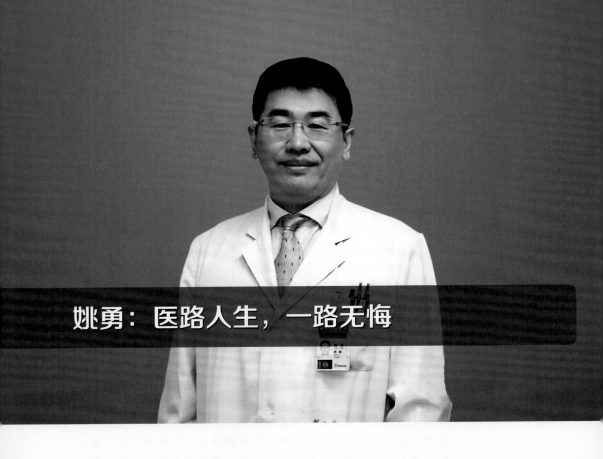

姚勇：医路人生，一路无悔

姚勇，北京协和医院神经外科垂体组。副教授，主任医师，硕士研究生导师。中国垂体腺瘤协作组秘书长，北京医学会神经外科内镜专业委员会委员，2015—2017年连续三年获得"北京协和医院外科学系最佳副教授"荣誉称号。2007年开展神经内镜微创手术技术，擅长神经内镜下经鼻–蝶窦垂体腺瘤、颅咽管瘤、生殖细胞瘤等鞍区疾病的微创手术治疗，难治性垂体腺瘤的综合治疗，以及脑室镜下脑积水、脑室内占位等的微创手术治疗。主要负责并组织编写5部各亚型垂体腺瘤诊治规范及专家共识（中国垂体腺瘤协作组2012—2016年）。在研课题：国家自然科学基金项目1项；科技部重点支撑计划1项；中国医学科学院医学与健康科技创新工程1项；首都临床特色应用研究项目1项（均与鞍区疾病有关）。

前言

　　每一段开拓的路上最初都布满荆棘，中国垂体腺瘤协作组正是开启国内垂体腺瘤多学科治疗之路的"开山虎，拓荒牛"。而作为中国垂体腺瘤协作组首任秘书长，北京协和医院神经外科的姚勇又有着怎样的医路人生？忆起这些年协作组从筹备、创建、实践、运营，到逐渐成熟并取得成效，他有着怎样的感触？对多学科协作组的治疗模式，他有着怎样的理解与体会？行医多年，他又有着怎样的人生感悟？接下来将为您一一揭晓。

协和医路人生　始于白医大精神传承

　　姚勇的医路生涯，开始于白求恩医科大学七年制，在他心中，白求恩精神是对医生这份崇高职业的最好诠释。

　　他高中时，骑自行车不慎在冰上摔倒，膝盖被严重摔伤，就诊于当地医院，骨科医生为他做了血肿穿刺，然后进行了加压包扎，很快就康复了。那时，他看到医生的工作真的很伟大，能够帮助病患，也很受人尊敬，便萌发了学医的念头。"那时就觉得医生能治病救人，觉得很崇高，很伟大。"

　　其实，在姚勇那一代人中，在科技兴起的大潮中，更多学子愿意选择理工科，如计算机和财经等专业，姚勇那时成绩非常优异，怀着对医学的热忱，1991年考入培养了一代又一代医学大家的白求恩医科大学。

　　1997年，中国协和医科大学（现北京协和医学院）到全国十几所有临床医学七年制专业的医科大学中招生，学生可以从七年制转成八年制继续学习。协和作为我国医学院校高等学府和我国医学史上璀璨的明珠，是所有医学生梦寐以求的医学圣殿，其招生标准也自然严苛，只有成绩前几名的学生才有资格报名考试。姚勇凭借自己的努力和优异的成绩考入中国协和医科大学，自此开启了协和医路人生。

"情定"神外　只因"钟心"一人

　　自学习临床医学起，姚勇便梦想着当一名外科医生，"外科医生做手术，就像一名将军在指挥战场，很有担当，责任重大，并且对患者的帮助也是立竿见影的"。然而，真正使其下定决心留在神经外科的，是在轮转过程中，姚勇遇到的一位良师："他是外科医生中少有的君子型的医生，不是霸气侧漏，而是温文尔雅，像长辈一样慈爱、和蔼，让你感觉很温暖。"这便是现任神经外科主任王任直。

　　"我就是冲着王老去的"，姚勇选择神经外科的原因，是如此简单，神经外科让他感受到了家的温暖，在任祖渊、苏长保、王任直等老师身上，姚勇看到了他们相近的性格特点，温和，不急不躁。这是科室文化和历史的一脉传承，与神经外科本身的工作特点也相契合，因为神经外科不是"大刀阔斧"的外科，而是非常精细的外科。

在王任直主任的带领和耐心引导下，姚勇从一名稚嫩懵懂、初出茅庐的年轻医生，跌跌撞撞，一路成长，一步步揭开神经外科疾病神秘的面纱，在垂体瘤治疗和内镜手术中逐渐打开一方天地。而这一切都离不开王老在背后的支持与鼓励。（图11-22~图11-23）

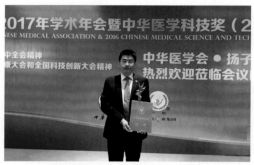

图11-22　姚勇代表整个团队领取中华医学科技奖三等奖

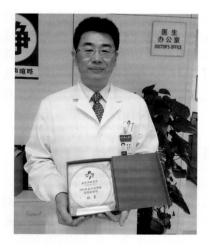

图11-23　姚勇2015—2017年连续三年获得"北京协和医院外科学系最佳副教授"荣誉称号，图为2015年获奖照片

多科协作　共克垂体腺瘤顽疾

垂体腺瘤可引发内分泌代谢紊乱和神经功能障碍，严重影响患者的生活质量和寿命，是一种涉及多学科的复杂疾病，往往需要多学科合作。总体而言，无论是国内还是国外，垂体腺瘤疾病的治疗均为多科协作的模式。在垂体疾病的治疗上，协和团队与国际接轨，在国内领先。协和的垂体MDT成立于20世纪70年代末，覆盖了内分泌科、神经外科、放射科、放疗科、病理科、妇科内分泌、眼科、核医学等多个科室。

"多科室共同诊治，多名专家分析讨论，群体智慧的结论能很大程度上避免误诊漏诊，也能更好地规避医疗风险，使患者更容易接受，也减轻了医生个人的决策压力。"姚勇说，我们希望协和的模式得到推广与认可，最终使国内垂体腺瘤患者都得到标准化的诊治。

曾经一位患者给姚勇留下了深刻印象。一位年轻貌美的姑娘患上肢端肥大症，最初病程发展很缓慢没能引起注意，最开始是月经紊乱，吃了些中药，便出国留学了。这次回国发现视力变差，看东西模糊不清，最典型的是外观的改变，她原来很漂亮，后来面容发生明显改变。姑娘在协和医院查出垂体上长了很大的肿瘤，但因为担心垂体手术的并发症迟迟下不了决心做手术，在MDT多位专家的分析和劝慰下，最终姑娘在协和医院进行了手术和放射治疗。

姚勇分析，其实很多垂体腺瘤患者都会出现视力模糊的症状，很容易被误认为近视。另外，早期可能不会出现肢端肥大的症状，很难发现，需要结合内分泌科的筛查进行分析。

"因为肢端肥大症由生长激素增高引起，骨质的增生逐渐导致肢体变形，发生面容改变。随着治疗的起效，外貌会有一些改善，但很难再恢复原貌，比较可惜。"姚勇表示，"对于肢端肥大症的女性患者来说，若能早期发现疾病，早期得到治疗，便能避免容颜受损。对于这种病例，多学科治疗模式的优势便体现了出来"。

推广协和模式　建立中国垂体腺瘤协作组

2004年，国内知名的几位神经外科专家如王任直、雷霆、于春江等人参加了一个国际大会，发现国外有垂体腺瘤协作组织，受启发决定在国内组建类似的组织，于是花费近两年的时间筹备、实践。然而，受重重困难的阻碍，筹建协作组的想法一直未能落地。

"实际上，最初很多人不太理解这项工作的意义，因为它是一个自发的民办组织，没有任何经济上的资助，完全依靠个人的兴趣和主动性，难度很大，当时很多人担心会做不好。"姚勇讲述，协作组的创立经历了几多波折，"我们希望决定做一件事时，就要做好，这也是协和一直推崇和追求的作风"。

直到2012年，在王任直主任的带领下，中国垂体腺瘤协作组才正式成立。

它联合了全国多家垂体瘤诊疗中心，聚集了一批志同道合对垂体感兴趣的人，共同推广规范化治疗、个体化治疗。

大量的病源、精湛的医术，以及各个科室实力相当是协和的优势，经过多年的积累，协和总结出了丰富的垂体腺瘤的治疗经验。为了使全国的垂体腺瘤患者受益，协和以开放共享的姿态，将治疗模式和成果无偿推广。

"我们很高兴地看到，6年过去了，协和在国内垂体疾病治疗上依然处于当之无愧的领先地位。通过协作组的努力，吸引了更多同道来关注垂体疾病，使更多的垂体疾病患者得到了有效的治疗。"姚勇感慨。

2015年，协作组进行了一次增员，到目前为止没有再增员。"实际上这些年想加入协作组的中心非常多，但我们希望在扩大团队上更谨慎些，使组织更好地规范化。在规范组织方面，我们也制定了一些书面的标准，比如规则、章程、会徽、责任权利。"姚勇介绍。

在实际工作中，协作组会定期开展活动，将各个中心团结起来，集思广益，发挥各自优势，共同实践。如编写指南共识、手术演示直播、开展多学科的综合分析与讨论等，都体现了垂体疾病诊疗以人为本，多科协作的个性化综合性理念。

协作组成立后，先后撰写了多部指南和共识，如2013年制定了《中国肢端肥大症诊治指南》，2014年制定了《中国垂体催乳素腺瘤诊治共识》。肢端肥大症和催乳素腺瘤是两种常见的垂体疾病，共识是集体智慧的结晶，具有重要意义。2015年制定了《中国库欣病诊治专家共识》，2017年又制定了《中国垂体促甲状腺激素腺瘤诊治专家共识》，这些共识涵盖了各种功能性垂体瘤，为国内各家医院规范化治疗这些疾病提供了非常专业的指导。

"共识虽然不是临床治疗绝对的规则，但可以作为指导，让一些基层医生、尤其是不常参加国内外会议的医生了解目前规范化治疗，例如一些垂体瘤患者不需要手术治疗，有了指南和共识，便可以为医生临床诊治提供参考。"姚勇指出，同时，对于撰写共识的专家而言，这也是更新和充实自身知识的过程。

开展神经内镜垂体瘤微创手术

2007年，姚勇在北京协和医院开展神经内镜垂体微创手术技术，经过10余年的临床历练，他在神经内镜下经鼻-蝶窦垂体腺瘤、颅咽管瘤、生殖细胞瘤等鞍区疾病的微创手术治疗方面有了一定建树，并成为北京医学会神经外科内镜专业委员会委员。在姚勇的带领下，协和的神经内镜手术也逐渐开展起来。

在中国垂体腺瘤协作组成立之初，为了解国外垂体中心的发展现状，2013年，王任直教授带队，到美国参观学习。而后，姚勇先后去了约翰·霍普金斯大学医学院、纽约长老会医院、匹兹堡大学医学中心、密歇根大学医学院和麻省总医院5家美国久负盛名的医院，这些医院都有各自的垂体中心，内分泌科和神经外科都有密切合作。其中，匹兹堡大学医学中心被认为是内镜的圣殿。

姚勇发现，这些医院中，五六十岁的神经外科医生垂体瘤手术多使用显微镜，而40岁左右的医生多使用内镜手术。这说明什么？说明垂体瘤手术使用内镜优势可能要比显微镜大。

"显微镜的成像原理是局部放大，但仅通过一个鼻孔大小的空间，能放大的程度有限。而内镜的视野更清楚，内镜相当于一个摄像头伸进了鼻孔，把眼睛直接放到肿瘤的位置。"

姚勇边说，边用手和手中的笔来模仿内镜和显微镜的视野范围。为了更清晰地讲解，他还以门和屋子来类比。"显微镜就相当于站在门外向屋内看，你能看到这个屋子的全貌吗？肯定不能。内镜则相当于从门外伸进来一个摄像头，可以看到所有的角度。"姚勇说，看得清楚，相对来说手术安全性也会更高。

但是内镜也有局限。显微镜看到的是立体的，会让人觉得显微镜看到的是真实的。而目前临床使用的内镜均为平面的，尚没有3D内镜，因此，需要操作者在脑中建立起空间感，需要一定的训练过程。

"但两者并非互相排斥，不论是显微镜，还是内镜，都只是工具，关键是使用工具的人。只要能把技术练得炉火纯青，能扬长避短，都能在临床中发挥应有的作用。"姚勇说，武侠小说中练剑的最高境界是"手里无剑，心中有剑"，即达到人剑合一的至高境界，做学问亦是同样的道理。

在姚勇看来，随着科技的发展，未来使用机器人做手术并非没有可能。机器人手术和传统手术之间的过渡，就是镜子，就是摄像头。如今，胸腔镜、腹腔镜、宫腔镜、膝关节镜等，身体各部位的手术都在使用内镜。内镜是科技发展过程中必不可少的一步，为将来的智能化奠定了基础，起到承上启下的作用。例如，达芬奇机器人，实际上它的原理也是通过镜头来操作。（图11-24）

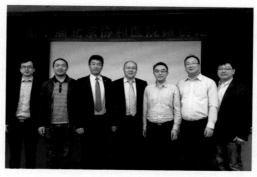

图11-24　姚勇（左三）在第十届北京协和医院微创论坛上与同行合影

充分沟通　搭建医患间信任

在姚勇看来，医患之间充分信任是获得良好治疗效果的基础。只有这样，患者才能放心地把自己的生命健康交给医生。医生和患者才能成为一条战线的战友，一起冲锋，而非站在对立面。

充分沟通是建立信任的重要过程，医患双方医学知识不对等，掌握的"情报"有着巨大差别，医生需要浅显易懂地为患者讲解病情，各种治疗方法存在的利弊，理清问题的主次，帮助患者作出选择。生命最为珍贵，以垂体瘤手术为例，最关键的是能不能把肿瘤切除干净，会不会复发，这是优先考虑的问题，而后再考虑能不能保护垂体功能，有没有垂体相关的并发症。

随访是及时了解病情发展和预后的重要环节。在北京协和医院，所有垂体腺瘤患者都要进行终生随访，因为有些垂体腺瘤对内分泌功能的影响是终生的，比如部分患者会有终生的垂体功能低下，需要进行激素替代治疗。

"患者出院时，我们会为他们留下二维码或联系方式，再三叮嘱患者定期到神经外科和内分泌科同时随诊。随诊期限根据不同肿瘤的种类和性质而有所差异。另外，我们建立了垂体MDT微信群，如肢端肥大症群、库欣病群、无功能腺瘤群等，由科里的年轻医生负责管理，发送一些通知与提醒，解答患者的疑问等。这种方式很好地增加了医患之间的沟通与信任，也能帮助患者少走弯路。"姚勇说。

传道授业　培养行医理念

在繁忙的临床工作外，姚勇还担任着医学院本科生和研究生的教学工作。

"对于年轻医生，除了扎实的技能，更重要的是理念的培养。知道什么该做，什么不该做，这是一个'红线'。为不该手术的患者做了手术，即使手术做得再好，哪怕一点并发症都没有，理念错了，整个治疗模式也便错了。"姚勇说。

医学之路没有尽头，也在不停地快速发展变化。姚勇始终保持与时俱进，不断更新医学知识。以前，医生靠裸眼看病，如今有了显微镜、内镜，一些领域甚至出现了机器人手术，所以需要不断更新技能，接受新的观念。

"另外，团队合作非常重要。几十年前，强大的个人能力也许能带动整个科室甚至整个医院的发展。而在今天，我们意识到团队作用的强大，在一个团结的团队中，个人的辐射力才会更强。"

此外，在临床教学中，姚勇还特别注重培养学生的语言表达能力和总结习惯。他说："中国人做了很多事情，但比较可惜的是，一方面表达不好，因为英文技能不过硬；另一方面，总结得不够好。比如虽然别人1年只治疗50例患者，但这50例患者，他可能观察了20年；而你1年可能治疗500例患者，但只观察了1年，这样是没有意义的。"

　　因此，每次的教学会议，他都会让学生提前准备好PPT，模拟国内外大会的发言，站在会议室讲台上演讲，其他人则围桌听课、提问、讨论。"能站上讲台，对着一屋子人，清晰流利地完成演讲，这就是一种锻炼。"通过这样长期的练习，演讲能力和语言技能便能得到提高。（图11-25~图11-27）

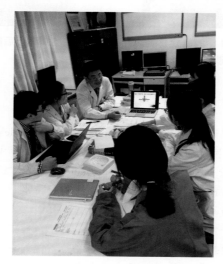

图11-25　姚勇在为学生讲课

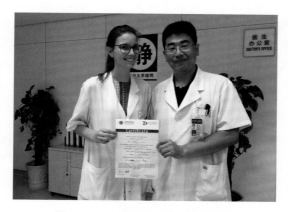

图11-26　姚勇与法国交换学生合影

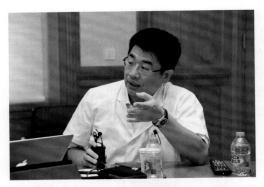

图11-27 姚勇在为北京协和医院临床博士后临床思维公共课程授课

后记

西方有这样一句话，"A good surgeon must have an eagle's eye, a lion's heart, and a lady' hand"（外科医生应具备"鹰眼，狮心，妇人手"）。姚勇认为，随着年龄的增长，外科医生最重要的就是"lion's heart"，"狮心"即外科医生的手术意志，象征着勇敢、机敏、果断。无论遇到任何事都应有条不紊，遇险不惊，遇难不退，坚韧不拔。

"很多时候，手术反复做了10台、20台，便能掌握技巧。为什么总有人说要找专家，要找老教授，看重的就是他们的经验。他们在遇到风险、遇到紧急情况时能够临危不乱。"姚勇说，只有一点点积累，经历得越多，心理才越成熟、越坚定。

一路拼搏，一路成长，一路点燃希望，也正是因为经久的付出与坚持，姚勇才能取得今天的成绩。多年辛苦的从医生涯，纵使碰到过挫折，也经历过失望，但姚勇从未后悔当初的选择。"做完一个成功的手术，我觉得这种满足感和帮助患者的成就感不是用钱能买来的，辛苦一人，幸福全家人和更多人。"何乐而不为呢？

采访编辑：董杰，高晨，钟珊珊，AME Publishing Company

成文编辑：董杰，钟珊珊，AME Publishing Company

点评

　　姚勇教授具备年轻人所有的特质：聪慧、敏锐、富于激情、勤于观察、擅于思考、乐于助人，并且智商情商双高，是不可多得的人才。30岁刚出头就成为"协和最年轻的副教授"，他是国内神经外科最早开展"糖尿病周围神经减压术"的医生，也是国内较早开展神经内镜手术的医生，在内镜下扩大经蝶窦入路手术过程中，积累了丰富的经验，并培养了冯铭、包新杰、邓侃、刘小海等一批能够同时应用显微镜、内镜技术的"双料医生"。多年来，他一直负责神经外科教学工作，充分发挥了"传帮带"作用，激发了广大同学的积极性，使得神经外科教学质量明显提升。不论是在协和垂体MDT工作中，还是在中国垂体腺瘤协作组各项工作的开展中，他都发挥着组织、引领和推动的重要作用。祝福姚勇教授"医路人生，一路无悔"！

——王任直

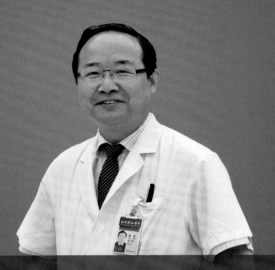

幸兵：争做神经内分泌肿瘤领域专家

幸兵，医学博士，北京协和医院神经外科主任医师，教授，博士生导师。上海医科大学医疗专业本科，中国协和医科大学医学博士，香港大学医学院访问学者。擅长垂体疑难病的诊治，目前任北京协和医院神经外科鞍区肿瘤组组长，美国垂体协会会员。从事神经外科工作26年，擅长脑肿瘤的临床和基础研究，尤其是各种鞍区疑难病变的诊治。先后完成教育部、人事部、原卫生部（现国家卫生健康委员会）和北京市科委授予的4项科研课题。目前担任中国医师协会小儿神经外科分会委员、中国垂体腺瘤协作组成员。任《基础医学与临床》《中华内分泌外科杂志》《科学通讯》《中华临床医师杂志（电子版）》《中国微侵袭神经外科杂志》等多个核心期刊的编委和审稿专家。在国内外学术期刊发表论文60余篇，其中SCI收录论文16篇，《尤曼斯神经外科学》副主译。

前言

在本文成文过程中，幸兵坚持要为文章标题添加一个"争"字，但文章发表后，北京协和医院神经外科主任王任直教授却这样评价道："幸兵已经是国内神经外科少有的几位'神经内分泌肿瘤领域的专家'，他是我科年轻医生中发表文章最多的，也是最早成为博士生导师的，现在是北京协和医院神经外科鞍区肿瘤组组长，是推动神经外科垂体事业发展的重要力量。"

在2015年北京协和医院神经外科发表的一篇文章中，对108位肢端肥大症患者进行了一次统计研究。研究结果显示，肢端肥大症患者从发病到确诊平均需要78个月，约合6年零5个月。由于病程长达数年时间，多数患者确诊时已经出现全身多个系统的合并症。据统计，合并心脏病的肢端肥大症患者，若未经治疗，15年内的死亡率为100%；约1/4肢端肥大症患者死于呼吸系统疾病，如重度阻塞性睡眠呼吸暂停低通气综合征（OSAHS）或睡眠低氧血症。

肢端肥大症患者的合并症可涉及全身多个系统，主要包括肢端肥大症性心肌病、阻塞性睡眠呼吸暂停低通气综合征、糖耐量异常或糖尿病、新发肿瘤、神经卡压综合征、骨关节病变、人体成分分布异常等。目前，由于肢端肥大症引起的合并症是导致患者病死率高、生活质量差的主要原因，同时也带来了许多误诊误治问题。

多年来，北京协和医院神经外科幸兵一直致力于肢端肥大症合并症的研究。要降低肢端肥大症的病死率、提高患者生活质量、将肢端肥大症所致的合并症对患者的影响降至最低，最重要的是要实现早期诊断、早期治疗，尤其是规范化、个性化的治疗。在他看来，这还是要往三个方向同时发力：第一，坚持开展多学科协作，为患者制定个性化治疗方案；第二，在全国范围内大力推广普及肢端肥大症诊疗规范，提高不同级别医疗机构的诊疗水平；第三，临床和科研双结合，重视对肢端肥大症及其合并症的研究。

个性化治疗是MDT的核心

在协和，垂体MDT不过是众多MDT中的其中一个。包括胰腺疾病、呼吸疾病、肿瘤学科甚至小儿发热在内的协和MDT已经涵盖了大部分临床一线疾病。"现在MDT已经在原来的基础上更加规范化和制度化，成为了协和的一张靓丽名片，很多疑难重症的患者都是冲着协和MDT团队来的。"

幸兵表示，垂体疾病不能简单定义为一个外科的肿瘤，它是牵涉到全身多脏器的内分泌代谢疾病，包括内分泌科、眼科、呼吸科、骨科、妇科内分泌、麻醉科、病理科、放疗科等多个学科。因此，对垂体疾病的诊治要求医生不能仅仅站在自己专科的角度上去处理，而是要以患者获得最大利益为出发点，而MDT的核心作用就是为患者制定个性化的治疗方案，提供高水平的诊治平台。

肢端肥大症一直是幸兵的主要研究领域。目前，针对一般的微腺瘤或普通大腺瘤引起的肢端肥大症，手术治疗是最快捷的一线治疗方案。但如果肿瘤已经有轻度侵袭，发展到Knosp分级（垂体瘤侵袭性分级）的Ⅲ级与Ⅳ级之间，并伴有心脏或呼吸方面的合并症，原则上要先使用一段时间的生长抑素类似物，先控制高生长激素，并适当缩小肿瘤，改善患者的基本状态，降低麻醉风险，增强手术疗效。

幸兵还记得曾经就有这样一位老太太，75岁时因为骨性关节炎看骨科。恰巧接诊的骨科医生对垂体生长激素腺瘤有一定的认识，建议她到神经外科就诊。于是她辗转来到北京协和医院，根据典型的外貌特征和激素检查结果，被确诊为肢端肥大症。

术前的MDT会诊中，团队一致认为患者心肺方面有严重的合并症，身体根本无法承受全麻手术，无法立刻行手术治疗。于是，幸兵决定先采用药物治疗。在给患者使用了三次长效注射用醋酸奥曲肽微球后，复查MRI，发现患者的肿瘤明显缩小，达到了接近消失的程度。于是，他利用协和MDT有一次为患者免费随诊的机会，为患者申请了多学科会诊。经专家讨论，基于药物治疗疗效显著，患者本身手术意愿也不大，综合考虑后将患者的后续治疗确定为立体定向放疗。经过近一年多的随诊，目前患者病情控制满意。

"针对不同的垂体疾病类型、不同的患者情况，对患者实施个性化的药物治疗或手术治疗，或先药物治疗后行手术，或先手术再放疗。手术不是万能的，不能说外科手术就能解决患者的全部问题，要综合考虑患者的实际情况，制定最适合患者的、最优化的治疗方案。"

诊疗规范化是长期工作

垂体疾病患者的初诊往往都不是在神经外科和内分泌科，其首诊科室可能是耳鼻咽喉科、眼科、骨科、妇科等其他科室。因此，如果其他非垂体专科医生对这类疾病认识不足，就有可能延误诊断，甚至导致误诊误治。

幸兵坦言，临床上他们已经见过太多误诊误治的例子。最常见的就是老年无功能垂体腺瘤患者。老年人如果出现视力不好、头疼眼花等症状，容易被误诊为老年性疾病，如白内障、青光眼等。其实，白内障无法解释患者视野缺损问题，而且患者眼压不高，也无法就此诊断为青光眼。但眼科医生往往会忽略垂体大腺瘤引起的视神经压迫。

青少年也是容易被误诊的群体。"有些孩子可能精神差一点，吃饭吃得少，身高也矮一点，门诊一查发现垂体区有一个占位性病变。外科医生一看到病变第一反应就是长瘤了，甚至没有查垂体激素就匆忙给患者做手术。"幸兵表示，这种症状的青少年患者其实还有甲状腺功能低下引起垂体增生的可能性，如果武断地把"垂体瘤"切除，会造成患者永久性垂体功能低下。"有些医疗机构把垂体比较饱满的青春期垂体增大也误诊为垂体腺瘤。如果这些青少年被误诊误治，不管是对孩子自身还是对他的家庭来说，都会造成灾难性的后果。"

因此，幸兵认为垂体疾病诊疗在推行MDT模式的同时，也要做好诊疗规范的推广工作。像原发性甲状腺功能低下引起的垂体增生，如果术前做好甲状腺激素、甲状腺抗体、B超等检查，就可以避免类似的误诊误治。

自2012年成立以来，以北京协和医院神经外科王任直教授为组长的中国垂体腺瘤协作组就一直致力于在全国范围内推动垂体腺瘤诊疗规范化，针对包括肢端肥大症、垂体催乳素腺瘤、库欣病、垂体促甲状腺激素腺瘤等不同垂体腺瘤的亚型，都编写了相应的临床规范，并定期到全国各地进行知识推广。

但幸兵认为，除了不遗余力地组织专家编写垂体疾病的临床规范外，更重要的是要把临床规范切实落实到各个地方医院。"我们要先搞清楚不同级别医院的诊治现状，医务人员的知识更新程度，协作组协助解决各个医院在激素测定、影像学评估或者手术技术方面的问题，尽量做到全国医院统一标准，这样才能达到事半功倍的效果。不然即便我们发布了临床规范，但下级医院该怎么做还是怎么做，根本不按规范操作，那就没有意义了。"

为此，他举了一个简单的例子。针对垂体腺瘤的诊断，需要测定生长激素以及IGF-1，并进行葡萄糖生长激素抑制试验，以测定生长激素的随机值和谷值。但目前，这个简单的试验却并不是每个地方医院都有条件开展。甚至对生长激素正常值的设定，有些医院为0~2 ng/mL，有些为0~5 ng/mL，甚至还有些为0~10 ng/mL。各异的检验标准和检查流程不仅会影响对疗效的判断、临床资料的收集整理，也为多中心数据库的建立带来困难。（图11-28）

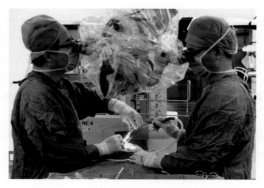

图11-28　幸兵指导研究生做垂体瘤手术

做神经内分泌肿瘤领域专家

在幸兵看来，协和垂体MDT发展至今，做了大量临床工作，积累了许多珍贵的疑难重症病例，目前缺乏的是对这些病例进行归纳总结，做成疑难杂症集锦。"不管是做成电子版还是纸质书籍，目的就是把协和垂体MDT的诊治思路分享出去，在国内其他医生遇到类似问题或病例时，能够起到一些借鉴参考意义。"

"临床医生要有意识地把对这个疾病的诊治经验、体会、手术技术以及对这个疾病未来发展方向的思考，去总结落实到文章里，分享给更多的医生，这其实也是一种传承。"

幸兵希望能充分利用协和多学科协作以及疑难杂症病例多这两个优势，继续探索垂体疾病领域。不但要做好对个案的诊治工作，更要从疾病的发生机制及对大脑结构影响等方面，进行更深入透彻的研究。

实际上，这些年，幸兵带领团队与眼科、麻醉科、营养科、放射科等开展合作，一直致力于肢端肥大症合并症以及库欣病多模态影像的研究，研究成果已达到世界领先水平。2017年4月，他带领团队在《中国微侵袭神经外科杂志》上发表了述评《重视肢端肥大症合并症的研究》，随后还刊发了相关系列文章。非常巧合的是，*Pituitary*在2017年第2期也刊登了一个肢端肥大症专刊，说明幸兵在这方面的研究和国际上是同步的。

"协和各个专科的力量都不差，如果能把这些力量通过一个疾病，像一条线一样串起来，像我们做肢端肥大症研究一样，那一定会是一个巨大的财富。在这一点上，我认为是目前国内任何医院都不可比拟的。"

在对年轻医生的培养上，幸兵同样重视临床与科研双结合。在培养临床技能的同时，他着重教导年轻医生如何做好临床科研工作。他希望未来这些年轻人都能成长为善于发现问题、善于总结的临床医生。他鼓励年轻医生别仅仅停留在"想做事"上，而是"要做事""善做事""会做事"。"我主要就是教给他们发现问题的方法，要学会在临床这种日常繁琐的工作中发现亮点，然后归纳总结起来，这就是临床和科研结合的过程。"

他认为，一个外科医生不能只会做手术，而是要把每个患者都变为有价值的研究对象，先设计一个课题，然后围绕课题有目的地去收集资料、思考、总结。"我对自己的期望，不仅仅只是一个神经外科医生，也不仅仅是个懂内分泌的神经外科医生，我希望能够成为一个神经科学和神经内分泌领域的专家。"

谈及协和在垂体疾病领域未来的发展方向，幸兵认为协和老一辈的故事已经给出了很好的指导和模范。"当年神经外科和内分泌科开展联合门诊其实就是现在协和MDT的雏形。前辈们当年还制定了很多标准，我们一直沿用至今，包括激素水平正常值的设定、病案的书写规范等各个方面。还有当年史轶蘩教授联合各科室开展垂体腺瘤的研究，拿了国家科学技术进步一等奖等等。我们现在也还是在继续这些工作。"大道归一，古往今来，皆是如此。

　　尽管医学发展了，技术进步了，世界也更大了，但前辈们在荆棘满途中走出来的路还远远没有到达尽头。幸兵等协和当代中坚力量接过前辈手中的接力棒，担起承前启后的重任，继续朝着未知的终点勇往直前，协和精神与医者使命也将随之一代代传承下去。

采访编辑：严斯瀛，AME Publishing Company
成文编辑：严斯瀛，AME Publishing Company

点评

　　幸兵很谦虚，说是"争做"，其实他已经是神经外科少有的几位"神经内分泌肿瘤领域的专家"了。幸兵踏实工作、思维活跃、善于学习、成果丰硕，是我科年轻医生中发表文章最多、最早成为博士生导师的人。同时，作为协和神经外科鞍区肿瘤组的组长，他是推动神经外科垂体事业发展的重要力量。很多年轻医生，包括协和医学院的学生都愿意在他的指导下，完成一些临床研究课题，并撰写文章，他是垂体组不可或缺的重要人物。

　　协和神经外科经过多年来的发展，每个人都逐渐形成了自己的特色：如幸兵的肢端肥大症研究、姚勇的内镜研究、冯铭的库欣病研究、包新杰的无功能垂体腺瘤研究、刘小海的泌乳素腺瘤和难治性垂体肿瘤的研究等，都独树一帜。因为有他们，整个团队才能傲立潮头，经久不衰。

——王任直

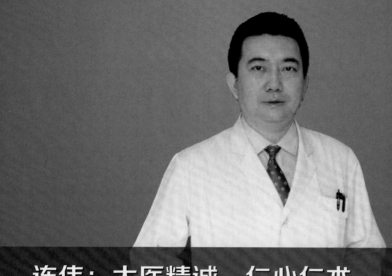

连伟：大医精诚，仁心仁术

连伟，北京协和医院神经外科，主任医师，副教授，医学博士。毕业于中国协和医科大学八年制医学系，获得医学博士学位。毕业后在北京协和医院神经外科工作，从事神经外科工作20余年，曾获得CMB基金等资助赴美国进行交流学习。对于神经外科的复杂疑难危急重患者有较好的诊断和处理能力，熟练掌握显微外科手术技术，操作细致规范，特别擅长垂体腺瘤等鞍区肿瘤的诊断和处理以及经蝶窦显微外科垂体腺瘤切除手术，每年各种类型的垂体腺瘤手术量近300台，已经成功进行垂体腺瘤手术达数千例，疗效显著。在国内外核心期刊杂志上发表论文30余篇。为中国垂体腺瘤协作组专家成员。

前言

"您觉得协和老前辈身上最值得后辈学习和继承的是什么？"

"'严谨、求精、勤奋、奉献'是从老一辈协和人身上总结出来的协和精神，是他们最真实的写照，也是我们应该去传承和发扬的。"

第一是严谨、求精。"现在团队里年纪最大的任祖渊教授，还有过去史轶蘩院士、劳远琇教授等等，这些老教授最大的特点就是严谨。"

老教授们在问诊时，问病史，每一个细微的点都不会忽略；查体，按连伟的话说，恨不得从患者头发丝开始一直查到脚趾尖。说及此，连伟惭愧地表示，现在工作特别繁忙时，他们确实没有办法像老前辈们那般细致。

第二是勤奋、奉献。协和的老教授都是65岁退休后再返聘的，医院对他们的工作时间和工作量并没有严格的规定和要求。

但协和的老教授们仍然像过去在职时一样，每天准时上班工作，不为名、不为钱，一如既往地出诊、会诊，对患者认真负责。"这种奉献精神是我们最崇敬的地方。"连伟还记得，在协和老楼任祖渊教授的办公桌上，常常堆着高高的医学书籍和杂志。已过耄耋之年的任教授仍然常常埋头在办公桌前研读学习，对医学的追求从未因年龄而停步。

"协和有三宝：专家、病案、图书馆。从这些老教授身上传承下来的协和精神，我认为是协和一直保持优秀的重要原因。"连伟总结道。（图11-29）

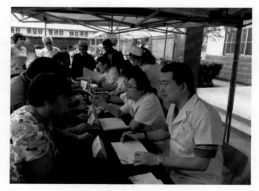

图11-29　连伟参加国家医疗队下乡医疗

MDT是团结的力量

垂体疾病为什么特别需要多学科会诊？因为垂体是人体整个内分泌系统的

司令部，其他内分泌系统腺体，不管是甲状腺、肾上腺、性腺等，都受垂体的管理和调节，因此垂体在内分泌系统中的地位相当重要。同时，垂体又位于颅内，属于神经外科范畴。"这个器官的位置和性质决定了垂体疾病既需要外科干预，也需要内科介入，缺一不可。"连伟解释道。

据连伟介绍，协和垂体MDT最早始于20世纪70年代，那时内分泌科与神经外科已经开始了简易的协作。经过这些年的稳步发展，协和垂体MDT的协作模式趋于完善，科室间合作紧密，互通有无。

协作无间

"我们从一开始就是各科室一起面对一个垂体疾病的患者。"

每周北京协和医院都会有垂体疑难疾病的会诊。在接到筛选上来的患者病例后，首先患者会被收入内分泌科，进行一系列的检查，等待检查结果。然后与患者病情相关的各科室专家会集中开会，就病情进行会诊讨论，定出下一步治疗方案。需要手术治疗的患者会从内分泌科转到神经外科病房进行手术准备，术后再由内分泌科接手进行激素调整、后期随访等工作。"这个流程已经融入我们的日常工作中，各科室是无缝衔接的。"

在制定手术策略时，外科医生最希望的就是能在最大程度切除肿瘤的同时，避免损伤正常的垂体组织，不影响正常垂体功能，而这毫厘间的把握，往往会影响患者此后一生的生活质量。但在协和，这并不仅仅只是外科医生独自在战斗。"我们内分泌科的教授不止一次跟我们说过，你们放心切，只要你们把瘤子切掉，剩下的垂体功能我们来负责维持好。"

一句"放心"背后，是了解，是信任，是支持，"我们对相互间的实力和治疗能达到的程度非常了解。手术患者激素水平不稳定，有内分泌科在；放化疗期间出现脑积水，有神经外科在。我们互相支持，保驾护航"。

相互学习

连伟认为，垂体MDT最有意义的是加深加宽了各科室医生对疾病的认识。他曾遇到过一个小患者，家属觉得他的生长发育略有迟缓，个子偏矮。连伟为患者做了一系列相关检查后，发现除了垂体略显饱满外，并无其他异常。但家长对此仍有疑问，恰好协和医院又有条件，连伟便为患者申请了垂体MDT会诊。

一位内分泌科教授在详细问诊后，发现了问题的关键所在。这位患者患有先天性嗅觉缺失，而患者父亲同样有这个症状，由此推断患者是患有卡尔曼综合征（Kallmann Syndrome，KS）。

卡尔曼综合征是一种具有临床及遗传异质性的低促性腺激素型性腺功能减

退症，通常表现为性腺功能减退、嗅觉缺失或减退以及相关躯体异常，还会伴随心脏病、癫痫、骨质疏松、色斑、肾病等并发症，大部分患者眼睛容易高度近视，上1 000度。目前该病的流行病学特征尚不清楚，部分数据表明，男孩的发病率为1/10 000，女孩发病率为1/50 000，是一种非常罕见的临床综合征。

这个病例给连伟上了深刻的一课。在之前的门诊中，他并没有发现患者有任何异常，没有问出患者的病情关键，更无从想到这个综合征的可能。"对于卡尔曼综合征，当时在场会诊的包括影像科、我们神经外科等很多科室医生其实都不太了解，是一次很好的学习。"

作为专注于垂体领域的外科医生，连伟自然更关注自己专业领域内的进展，协和其他科室的医生，如神经外科、内分泌科、放疗科、影像科等科室的医生也大都如此。因此，对于其他专科的新发展，医生们往往难以在第一时间了解。但现在，在MDT模式下，各科室间可以很容易获悉其他专科的最新进展，而这也成为了连伟在每次MDT会诊时最期待的事情。

"神经外科是以外科手术为主要治疗手段的科室，现在通过MDT会诊的学习，我们学习了很多内分泌科的知识和经验，还能获得放疗科、影像科、病理科的知识。"这样的知识拓展还有助于日常门诊工作，面对垂体疾病，现在连伟可以作出更加精准的诊断，提供更有利于患者的治疗。

MDT会诊模式还对年轻医生的培养起到了一定作用。"每次会诊都会有各个科室的年轻医生，包括进修医生来旁听。我觉得，相比我们这些年资相对高的医生，MDT会诊对他们来说可能获益更多，是非常珍贵的学习机会。"

开拓思路

在协和垂体MDT救治过的众多患者里，有一个十四五岁的小女孩让连伟印象特别深刻。这位患者当时的临床症状是月经不规律、停经。在做了垂体疾病的相关检查后，从一般角度怀疑是垂体功能低减，同时磁共振成像结果也显示垂体略饱满。当时团队里很多人都认为是垂体出了问题。

但团队中最有经验的金自孟教授却有不同的看法。他认为，患者应该是怀孕了。

患者的常规激素化验结果显示，患者的雌激素、泌乳素和孕激素皆有升高，若以一个健康正常人的标准来分析，确实有不同寻常的地方，但如果按照怀孕的情况来看，那些这些激素变化，以及垂体饱满就都有了合理的解释。

然而询问病史时，患者坚决否认了自己有性生活史，患者亲属也"打包票"绝无怀孕可能，加上患者年纪较小，所以大家对金老这个推测都半信半疑。但有了这个思路后，团队决定再次安排患者做抽血化验以及超声检查，最终确诊为怀孕。

　　在问诊时，患者往往会出于一些自身的考虑，对医生隐瞒部分病情，患者本身可能并未意识到这会混淆诊断。因此，医生当以检查结果为主要判断依据，以患者陈述病情为辅，遵循事实，大胆推测，谨慎判断。而MDT正是一个让医生在思维碰撞中开拓诊断思路的诊疗模式。

　　对协和垂体MDT的未来发展，连伟认为目前协和的MDT运作模式已经相对完善。但在信息化技术方面，还有进一步改善空间。"现在我们还停留在最简易的会诊模式。汇报的时候，看片子用的是灯箱，化验单是一张张地念，患者病史、资料也是医生手写。希望未来可以在信息化系统方面有一些发展，这样更有利于合作协调，提高效率。"（图11-30）

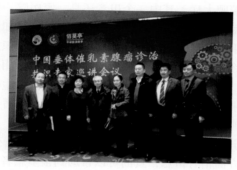

图11-30　连伟（右三）参加中国垂体腺瘤协作组专家巡讲会议

误诊是医生的不足

　　中国垂体疾病的误诊误治率一直以来居高不下。许多地方医院，包括其他非专科医生对垂体疾病的认识都非常缺乏，而垂体疾病又会影响到人体的整个内分泌系统，极易造成误诊误治。谈及这个话题，连伟列举了三种临床上最易出现误诊误治的垂体疾病。

无功能垂体腺瘤

　　据连伟介绍，无功能垂体腺瘤属于异质性肿瘤，并不会使激素水平升高，也无激素过多症状。在早期肿瘤体积不大、压迫症状不明显时，患者几乎没有任何临床症状，因此无功能垂体腺瘤在早期不容易被发现。

　　病情发展到晚期时，部分患者的垂体腺瘤会向鞍上扩展，压迫视交叉等可引起不同类型的视野缺损，或伴有视力减退。一般这种情况下，患者第一反应是去眼科就诊，眼科医生如果单纯只做眼底、眼压等眼部检查，治疗也只围绕着眼睛进行，那么可想而知，药不对症，治疗并不能起效。

"其实就是因为眼科医生太关注眼睛这个领域，没有进一步去想有可能是视神经的问题，没有这方面的警惕。其实只要拍个脑部CT，一下就会发现问题所在。我遇到不止一个患者，在眼科就诊了不止一两年，眼睛越治越差，而且也延误了治疗时机。"连伟表示。

肢端肥大症

一提起肢端肥大症，连伟马上想起了曾经的两位患者："两个患者的外表特征都是典型的肢端肥大症。其中一个患者还是一家医院一位护士的亲属，就住在职工大院里，每天跟那么多医生护士朝夕相处，可是却没人意识到他是肢端肥大症患者。如果我们医护人员对垂体疾病有更深的认识或更高的敏感度，患者也能尽早得到诊断和治疗。另一位患者的情况则恰恰相反。他原本是陪着家属来协和看病的，接诊的是一位心脏内科医生。这位医生在看诊时无意中抬头看了一眼陪同而来的患者，当即就建议他去做检查。患者听从医生的建议，检查结果果然就是典型的肢端肥大症。"

这两个病例让连伟意识到，如果医生都能对垂体疾病有一定认识，能够在日常工作中对这方面稍有留意，真的可以帮助到很多患者，实现早发现、早治疗。

肢端肥大症患者会出现颅骨增厚、头颅及面容宽大、颧骨高、下颌突出、牙齿稀疏和咬合不良、手脚粗大、驼背、皮肤粗糙、毛发增多、色素沉着、鼻唇和舌肥大、声带肥厚和音调低粗等表现，具有较明显的特征性外貌改变。

"我常开玩笑说，患者一进诊室，都不用说话，我看一眼就能知道他是不是患有肢端肥大症。"连伟说。

泌乳素瘤

"还有一类容易出问题的就是泌乳素瘤，泌乳素瘤是目前垂体腺瘤中发病率最高的。"但根据连伟的经验，不少患者都是被误诊为泌乳素瘤，实际上患的是无功能垂体腺瘤。

当无功能垂体腺瘤的体积过大，就有可能对垂体柄造成挤压位移，产生垂体柄受压效应。在这种情况下，即使是无功能垂体腺瘤，泌乳素也会有一个轻到中度的升高。因为本质上是无功能垂体腺瘤，所以尽管用溴隐亭等药物能把泌乳素降低，但肿瘤也得不到任何治疗效果。

"我见过很多这样的情况，医生一看泌乳素升高，也不管高多少，就判断为泌乳素瘤，让用药物治疗，结果肿瘤越来越大，这实际上就是一个误诊。"

关于泌乳素瘤的临床表现，连伟表示，泌乳素瘤的主要临床表现都与生殖相关，女性表现为闭经-乳溢-不育三联征，男性则表现为完全性或部分性性功能减退。"但是当泌乳素瘤很大时，同样会产生肿瘤占位效应，包括压迫神经、视力减退、视野缺损、海绵窦侵袭，即出现海绵窦综合征。"他补充道。

目前泌乳素瘤是垂体腺瘤中唯一一个在国内外指南上都推荐药物治疗的病种，溴隐亭等多巴胺受体抑制药对泌乳素瘤的治疗效果显著。"90%的患者都可以很好地控制病情，而且不良反应发生概率不高，患者耐受性也比较好。"

但并不是所有患者都会对泌乳素瘤治疗药物敏感。连伟介绍道："大约有10%的患者对溴隐亭不敏感，这时我们会换成卡麦角林，但还是会有5%的人对此也不敏感。当然还会有患者对药物过敏，或者虽然不过敏，对药物也敏感，但不良反应特别大，无法耐受的情况。这些情况我们就会考虑进行手术治疗。"

连伟还提到，有些患者会觉得长期吃药是一种负担，希望有一次性解决的方法，有强烈的手术意愿。在这种情况下，通过影像学资料评估，确定患者肿瘤边界清晰，没有发生侵袭，能达到100%肿瘤切除，连伟也会在与患者深入交流后，行手术治疗。

许多患者都会有疑问，既然可以手术切除一步到位，为何还要用药物治疗。关于这点，连伟特地做出了解释："手术治疗和药物治疗最大的差别就是创伤，即便是微创手术，那也是有创伤的，有创伤的治疗就意味着有一定风险。"因此在同等条件下，连伟都会坚持"无创在前，有创在后"的原则。

"唯一的问题，按咱们老百姓的俗话来说，就是不去根。"药物治疗是一种控制性治疗，无法达到把肿瘤消除的效果，是一个需要长期坚持的过程。连伟表示，没有治疗方法是十全十美的，最重要的是把各个方案的优劣都跟患者交待清楚，尊重患者的治疗意愿。

据部分数据统计，在肿瘤100%切除的情况下，泌乳素瘤的复发率为10%。而具体到患者个人，连伟也无法预测，他所能做的就是尽可能把肿瘤切干净，并把周边正常垂体保护好。

对在临床上遇到的种种误诊情况，他感到非常痛心："希望通过咱们的这种宣传普及，能够让更多的医生认识垂体疾病，同时能够真正地对垂体疾病有一个全面深刻的理解，减少这种误诊情况的发生，我觉得这也是将来我们需要继续做的一件事情。"（图11-31）

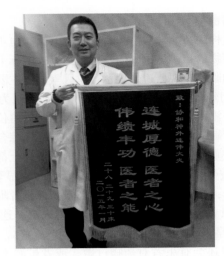

图11-31　患者送给连伟的锦旗

医患是并肩的战友

"To Cure Sometimes, To Relieve Often, To Comfort Always."

在连伟的个人工作站首页第一栏，是美国医生E. L. Trudeau的墓志铭。对这句体现了西方医学人文关怀的至理名言，连伟有着自己的理解："我觉得这是对我们医护人员应该做的、能够做的事情的一个总结。医生不是神仙，不是所有患者到了医院都能治愈回家，这是违背医学规律的。医学是一门科学，科学是没有十全十美的。"

对连伟来说，他所能做的，就是尽最大努力去帮助患者，给患者带去安慰和关怀。当有幸能够让患者达到治愈时，那便是他最开心的时刻。

而这，也是他最想跟患者沟通的内容。在他看来，医患之间不应该是对立的关系，而应该是在同一个战壕里的战友，疾病才是他们共同的敌人。所以成功的时候，医生跟患者一样高兴，但失败也难以避免，同样需要医生和患者共同面对。"所以我把这句话放在那里，既是给自己看，也给患者看。"

为了与患者更好地沟通，连伟几乎把所有的碎片时间都用在了院外管理上。从2009年开通个人工作站至今，他的个人工作站访问量达1 800万次，参与咨询留言的患者达1.5万人次。他在网上发布了100多篇文章，向患者科普地宣讲垂体瘤知识。除了每天在网上回复患者留言，他还开通了电话咨询和微信会诊。小小的互联网工作站被他经营得有声有色，而他做这一切的初衷，却非常简单。

协和的患者来源一直都比较特殊，在这里，外地患者大约占全部患者的

70%，聚集了来自五湖四海的患者。因此，患者赴京就诊是一个非常不容易的决定，患者在就诊前也会有比较多的顾虑。

一开始，连伟是希望通过网络平台给这些外地患者提供一些帮助。"我先在网上跟患者做一些简单的沟通咨询，简单分析病情，让他们能更放心地就诊。"

同时，他发现互联网也给后期随访提供方便。"我们有很多患者，像泌乳素瘤的患者，需要长期药物治疗，患者要定时复诊，根据激素水平，调整药量。但如果是新疆的患者，他不可能每个月来北京检查一次，这是不现实的。"

通过互联网，患者可以把病程变化、化验指标直接上传到连伟的工作站。对患者来说，这解决了他们长期来回奔波的问题；而连伟也能随时掌握患者的病情发展变化，并及时地给予患者帮助和建议。他认为，患者就诊前在网上做咨询、查资料，其实就跟要去陌生的国家旅行前，大家都习惯先上网看看攻略一样。因此，网站上他发布的科普文章，其他患者分享的就诊经历，都可以对患者起到一定的指导意义，也方便他们找到真正合适的专科医生。"总的来说，就是希望能帮助患者少走一些弯路。"

但他也坦言，坚持做院外管理其实是一样颇为辛苦的事情。白天做完连台手术，晚上回到家后，网站上还有好几十条留言等待他回复。这么一条条看下来，他常常要花上一两个小时。

尽管从个人角度来看，这些额外的工作是一种牺牲，但当他看到患者表达感激的回信和评论、获得患者的信任和认可时，他便觉得这些付出都是值得的。

大医精诚，在于术，更在于心。在MDT会诊中不断学习，在误诊误治中吸取经验，在繁忙工作中坚持沟通。在追求技术精进的同时，还不忘给予患者爱与关怀。在连伟身上，"严谨、求精、勤奋、奉献"的协和精神已经得到了传承和发扬。

采访编辑：严斯瀛，AME Publishing Company
成文编辑：严斯瀛，AME Publishing Company

点评

连伟教授毕业于中国协和医科大学八年制，是神经外科最早固定在鞍区肿瘤（包括垂体瘤）这个亚专科的医生。他的基本功扎实、知识全面。会诊时，对于很多其他相关科室的问题，他都能对答如流。凭借超高人气，连伟教授连续数年名列神经外科门诊量、收治患者数量以及手术量第一名。在患者安全、加快周转以及手术治疗方面积累了丰富的经验，有些经验已经在全科推广。

正如文中所讲"大医精诚，在于术，更在于心，在MDT会诊中不断学习，在误诊误治中吸取经验，在繁忙工作中坚持沟通，在追求技术精进的同时，还不忘给予患者爱与关怀"，这些也是我们所有外科医生应该学习并努力做到的。路漫漫其修远兮，吾将上下而求索。如何真正做到"大医精诚，仁心仁术"，我们都在路上。

——王任直

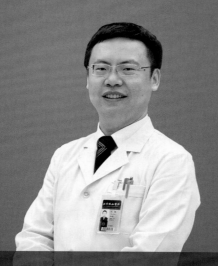

冯铭：发扬协和优良传统，规范垂体疾病诊疗

冯铭，副主任医师，医学博士。攻读博士学位期间获得中国医学科学院北京协和医学院优秀研究生奖、周子专奖学金，博士毕业后在北京协和医院神经外科工作至今。专业特长为垂体腺瘤、颅咽管瘤、脊索瘤、脑膜瘤、生殖细胞肿瘤等颅内肿瘤的显微镜、神经内镜下的外科治疗。2012—2013年在协和医院"百人计划"及科室的支持下，赴美国约翰·霍普金斯医院、麻省总医院及西达－赛奈医学中心进行临床访问学习。2013年开始负责库欣病的临床和基础研究，每年此单病种手术量为120例左右，是世界上外科年手术量最大的单中心研究，外科治疗效果居国际领先水平。2015年在王任直主任的领导下，负责建立和管理中国垂体疾病注册中心，此中心为全国最大的垂体疾病临床多中心数据库，目前已经纳入患者近15 000例。并参与开展多项临床研究，作为项目负责人主持国家自然科学基金、北京市自然科学基金、首都临床特色应用研究、中国医学科学院医学与健康科技创新工程等项目。以第一作者身份发表SCI收录及核心期刊文章30余篇。获得中华医学科技三等奖、教育部技术发明二等奖、北京协和医院医疗成果奖及外科中青年医师创新技术论坛优秀奖。

前言

　　"对您影响最深的协和精神是什么？"

　　"我觉得是治学的严谨，对临床问题追根到底的精神。"

　　北京协和医院神经外科冯铭给我们讲了一个在协和耳熟能详的故事：

　　功能性垂体微腺瘤，如库欣病、肢端肥大症，肿瘤大小在10 mm以内，许多术后病理都未能发现垂体腺瘤，但术后疗效评估却已达到治愈效果，临床症状和体征都已完全缓解，这是临床工作中经常遇到的问题。

　　为什么会出现这种情况？许多医生都没有去寻根问底。

　　然而，史轶蘩院士和任祖渊教授并没有唯结果论而忽略这个问题，他们在经过多次讨论和研究后，得出了术后病理呈阴性的原因：①肿瘤太小，术中或石蜡切片未取到病变处标本；②术中垂体后叶与肿瘤组织混淆；③肿瘤位于鞍膈上、垂体柄、海绵窦等少见部位，手术未取到肿瘤组织；④病因本身是垂体前叶的弥漫性增生而非腺瘤。而后，任教授把研究结果写成了学术论文，让更多医生能注意到这个问题。

　　"在临床中发现问题，不随便放过去，而是想办法去解决，分析研究，最终找到答案，并总结成文。"这种治学态度，是冯铭心中协和精神的精髓。

　　协和医院从建院伊始，就本着"临床是根本，科研是两翼"的治学态度。医院的医生首先是给患者看病的，解决其疾病所带来的痛苦是根本。但是，仅仅会看病、开刀也并不能称之为好医生。

　　"临床能解决的永远只是一小部分问题，许多疾病目前是解决不了的或者不是一个科室能独立解决的。"因此，临床医生需要开展临床研究，解决目前解决不了的问题；需要多科协作，解决多学科交叉的、困难的临床问题。

北京协和医院垂体MDT的日常工作

　　每周三下午，是垂体MDT的门诊时间，在门诊楼4楼的会诊中心，一般一个下午只够接诊4~5个患者。

　　从汇报病例，到问诊，到影像学诊断，病理科分析，再由外科医生判断能否手术，内科医生评估内分泌激素情况，对不能手术又需要放疗的患者，放疗科医生负责评估放疗效果，最后再讨论总结给出最后的建议。这是常规的垂体MDT会诊工作过程。

　　在确保有充足时间全面了解患者病情的前提下，垂体MDT会诊为患者制定出"低投入高产出"的治疗方案。"这能极大地减少患者的就诊时间，得到最佳的治疗方案。"

　　外科手术是垂体疾病最常用的治疗手段，但有时手术并不一定是最佳治疗方案。"主要是看哪种方案的风险更低、效果最好，吃药好就吃药，放疗好就放疗，也要考虑患者的治疗意愿，综合各种因素，制定最适合患者的方案。"

冯铭还特别提到垂体MDT门诊的护士长秦薇老师。因为MDT门诊涉及多个科室，临床医生工作繁忙，秦薇老师负责提前通知可能涉及的科室医生参加会诊。比如这次要会诊的病例是一个对生育有要求的女患者，那她就会在微信群里通知妇科内分泌的医生来会诊；如果会诊的病例可能需要放疗，她就会提前通知放疗科的医生参加。"通过秦护士长的协调，节约大家时间，让MDT小组的运转更加高效。"

现如今，北京协和医院的垂体MDT还发展了微信MDT的功能。据冯铭介绍，如今协和医院共有四个垂体疾病相关的微信群，分别为垂体无功能腺瘤群、肢端肥大症群、垂体泌乳素腺瘤群和库欣病群。

"微信群主要是我们几个年轻医生在管理，群里面也会有其他学科的专家教授，比如内分泌科、妇科内分泌科、放射科等，他们工作之余也会在微信群上回答患者的问题。"

协和有相当一部分患者都来自外地，就诊和复诊都有一定困难，而且垂体疾病规范化诊疗的普及度还不高，许多医院的医生对此并不熟悉。因此，当患者在术后出现一些并发症如鼻衄、脑脊液漏、迟发型低钠血症，或产生一些症状如乏力、恶心等时，患者难以及时得到正确的治疗建议。而这正是协和医院开展微信MDT的初衷。

"现在群里主要是在协和接受手术的术后患者，在门诊遇到的一些疑难患者和需要接受手术的患者。总的来说，只要是协和相关垂体疾病的患者，都可以加入。除了能加强沟通，解除患者疑惑外，患者间交流也可以起到一个积极的、互相支持的作用。"

前阵子一位新疆的患者，术后刚回家一两天，便开始觉得乏力、全身没劲，但他也没在意，直到后来开始肢体抽搐，疑似癫痫，他便在群里反映了自己的情况。

因为垂体手术是脑外的手术，引发癫痫的可能性是非常低的，所以协和的专家考虑为迟发性低钠血症的可能性。迟发性低钠血症多发生在术后6~12天。

于是他们建议患者去当地医院查血常规和电解质，结果出来确实是迟发性低钠血症，在当地医院接受液体限制、补钠、补充糖皮质激素治疗后，患者的症状和临床指标都得到明显好转。

据统计，迟发性低钠血症的患者大部分会合并低氯血症，部分伴有低钾血症，有时会出现一过性尿崩、癫痫发作甚至昏迷。"如果这位患者的病情没有及时发现并纠正，很可能会造成严重后果。"

冯铭表示，北京协和医院已有几十年的多学科协作历史，在一代又一代协和人的坚持和努力下，吸取国外经验，结合本国国情和医院特色，形成了一套具有协和特色的多学科协作模式。随着技术的更替和理念的更新，协和垂体疾

病多学科协作不断完善，不断发展，并通过积极的宣教巡讲，向全国医院推广普及这种协作模式。（图11-32）

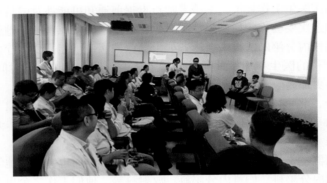

图11-32　垂体MDT门诊讨论

垂体疾病的规范诊疗

库欣病（Cushing's disease）是一种罕见病，据外国文献统计，每年每100万人才会有1~2个病例。但在协和，却聚集了来自全国各地的库欣病患者，其中有相当一部分患者都曾有过误诊误治的经历。

冯铭介绍道："库欣病的早期误诊率很高，因为患者的早期临床表现主要就是肥胖、高血压等，此后才会出现典型的体症如满月脸、水牛背、痤疮、向心性肥胖，即躯干胖，四肢瘦。非专科医生很容易误诊。"

在临床上，许多库欣病患者在早期易被误诊为糖尿病、高血压或肥胖症等。"有些患者一直都接受错误的治疗，吃降压药、降糖药，持续10年、20年病程了，一直没有好转，最后出现晚期并发症才确诊是库欣病。到那时即便是做手术，许多功能也已经不可逆了，生活质量受到极大影响。"

"还有一点要注意区分的是，库欣病和库欣综合征（Cushing's syndrome）是两个概念。"他特别解释了两者的区别。库欣综合征又称皮质醇增多症，是由多种病因引起的以高皮质醇血症为特征的临床综合征，此外，长期应用外源性糖皮质激素或饮用酒精饮料等也可以引起类似库欣综合征的临床表现。而库欣病是垂体促肾上腺皮质激素（ACTH）腺瘤或ACTH细胞增生，分泌过多ACTH，引起肾上腺皮质增生，产生皮质醇增多症，导致一系列物质代谢紊乱和病理变化，是库欣综合征最常见的病因之一。

现在针对库欣病的诊断，协和医院制定了一套标准操作规程（SOP）：所有有库欣综合征临床表现的患者都先收入内分泌科病房，进行全面的定位定性诊断，一般需要3~4周的时间。当完成初筛，排除了异位ACTH综合征等其他病因，确诊为库欣病后，再转入神经外科。

2015年，由王任直教授牵头，由中国垂体腺瘤协作组合作制定了《中国库欣病诊治专家共识（2015）》，谈及共识制定初衷，作为主要编者之一的冯铭表示："这是我国关于库欣病的第一部专家共识。"

在2011年，中华医学会内分泌学分会曾编写过《库欣综合征专家共识（2011）》。但几年过去，各种诊断和评价标准都在不断完善。因此，协作组针对库欣病这一专病，从流行病学、诊断、影像学评价、手术、并发症、术后随访等方面编写一个专家共识。"因为现在国内在库欣病上诊疗水平比较高的医院还是偏少，多数医院做得不是很规范。"

冯铭还曾发表过一篇名为《应规范垂体腺瘤的外科治疗》的文章。对于国内医院存在的不规范情况，他感叹："垂体腺瘤现在已经是颅内肿瘤里排名第2位的肿瘤了，影像学筛查检出率高达23%，相当于10个人里有2个会有垂体腺瘤，这比例是相当高的。然而，实际上需要手术摘除的只是其中极少的一部分患者。"

他回忆，曾经就有一个这样的患者，才十几岁的年纪，在外地医院做影像检查怀疑是垂体瘤，就直接进行手术切除，然而术后病理结果只是一个垂体组织，根本没有肿瘤。最后造成了全垂体功能低下的悲剧。

"其实患者就是青春期的垂体征。"处于青春期的孩子，有一定概率出现垂体增生，比正常情况下的垂体体积要大，但在没有明显临床症状前，建议患者以观察为主，贸然切除可能会影响孩子生长发育，甚至对患者终生都造成影响。

现在国际上有专家提出"带瘤生存"的概念，根据肿瘤的性质及具体情况，不再是百分百切除肿瘤才是最好的。对一些位于重要功能区的肿瘤，有时候部分残留反而能更好地保护神经功能，避免出现严重的并发症甚至生命危险。

这一理念在垂体腺瘤中也同样适用。垂体腺瘤是一种良性肿瘤，相当一部分是垂体无功能腺瘤，不产生任何对人体有作用的激素。"很多人一辈子都是微腺瘤，无须切除。只有当肿瘤长大压迫到正常的垂体组织，甚至压迫到垂体周边的正常结构，产生占位效应时，才考虑进行手术。"因此，针对这类肿瘤，一方面要解除压迫，缓解症状；另一方面也要尽可能保护患者正常的垂体功能。而垂体泌乳素腺瘤，则优先使用药物治疗，这在国内外指南上已有明确规定。只有当患者对药物反应不大或不良反应太大时，结合患者意愿，才考虑手术。还有一类应考虑"带瘤生存"的是老年患者。对老年患者来说，降低手术风险，延长生存时间的同时，提高生活质量才是最重要的。

"总而言之，并不是切得干净，切得漂亮就是最好的，这其中对手术指征的评估和把握，不仅需要外科医生手术技术上的精进，还需要各个医院遵循指南，规范治疗。"

为了推广垂体疾病的规范化治疗，以北京协和医院神经外科主任王任直教授为组长的中国垂体腺瘤协作组每年都会在全国各地开展多场巡讲，并通过学术会议，去推广普及垂体疾病的诊疗规范，降低我国垂体疾病的误诊率，提高诊疗水平。

中国垂体腺瘤协作组的努力

2012年4月28日，在周良辅院士、周定标主委及任祖渊教授等前辈们的支持帮助下，中国垂体腺瘤协作组正式成立。截止到2017年10月，协作组汇集了百名来自神经外科、内分泌科、妇产科、放射科、放疗科、影像科、病理科、眼科等多学科的临床及科研人员，覆盖了全国46家大型三甲医院，并成立了30个多学科诊疗中心。

据统计，2016年，中国有38家医院共开展垂体手术9 508台，其中经鼻-蝶窦手术比例达94.8%。2017年，以中国垂体腺瘤协作组为依托的中国垂体疾病注册中心（CPDRN）成立，并录入病例12 634例，其中北京协和医院上传7 651例。

"中国垂体疾病注册中心是目前国内首个关于垂体疾病的多中心数据库，应该也是我国最大的专病多中心数据库。"冯铭介绍道："数据库一个最大的临床意义就是为我国垂体疾病的临床科研提供了重要的数据基础。"

协作组还计划利用CPDRN的平台和资源，开展全国多中心的临床研究，以获得中国人垂体疾病相关的数据和结果，为临床规范的制定提供循证医学证据，指导疾病的诊治。

"现在全国很多医院在垂体疾病的诊治上还有不少需要规范和宣教的地方。垂体瘤协作组把各领域各医院最优秀的垂体疾病专家都集结在一起，相互学习交流，一起努力普及推广，既有竞争也有合作，其实也是推动着各个医院一起进步发展。"

冯铭表达了对中国垂体腺瘤协作组的美好祝愿："希望中国垂体腺瘤协作组在王任直教授的带领下，能把垂体疾病这个领域做好，提高全国垂体疾病诊治水平，减少误诊误治的情况。"

未来可期

除了积极参与垂体疾病的推广普及工作，冯铭还专注于垂体疾病领域的前沿医疗技术。面部识别技术近年来发展已经趋于成熟，而库欣病、肢端肥大症是一种具有明显面部特征的内分泌疾病，由有ACTH、GH内分泌活性的垂体腺瘤引起。多年来，北京协和医院神经外科已经积累了大量库欣病和肢端肥大症患者的临床病历资料，利用这些资料，协和医院神经外科通过面部识别和机器学习建立起库欣病的数字模型，应用于疾病筛查。

协和神经外科运用以在Imagenet上训练收敛的Google Inception-v3网络为基础修改加工而成的神经网络，并收集1 000张协和库欣病患者、5 000张非库欣病患者和4 000张FERET人脸公共数据库的面部正面照片组成数据集，通过Dlib库的68点面部识别器完成面部识别。

据冯铭透露，面部识别筛查系统已经申报了国家专利，并正在进行相关论文的撰写和投稿，以及医学伦理审查，准备正式向公众开放。"我们已经建立了微信公众号，届时患者可以通过微信平台自助进行筛查诊断。"

"库欣病不易被早期发现，甚至常常会出现误诊误治，我们就是希望能把库欣病的诊断过程提早，让患者能得到及时正确的治疗，通过医疗技术的革新去降低垂体疾病的误诊误治率。"

说给年轻人听

在协和医院，学习主动性是关键。

"没有人有时间逼着学生学习，不主动学习就要被淘汰。同时北京协和医院有最好的学习环境、各学科顶尖的教授、经验丰富的各级医生、庞大的临床病例资源，医院也有网络课堂，以及全国其他医院无法比拟的数字图书馆和检索数据库。如果你想学习，没有任何一家医院能像协和这样为大家提供这样好的平台。"冯铭表示。

现在神经外科已经有了自己的实验室，包括分子生物学实验室和解剖实验室，为年轻医生提供学习、研究的平台。他特别推荐年轻医生能在工作之余充分利用这样的学习资源，在实验室里熟悉一些还无法在手术中亲手实施的工作，在标本上去模拟真实的手术入路、手术过程，熟悉术区的解剖与周围的毗邻关系。只有经过严格的实验室训练，才有可能真正做个好医生，才能在手术中成竹在胸。

"此外，神经外科医生还应该学习神经影像、神经病理，主动去学习，而且还要学会总结。当出现失误或不足时，应该是去反思、去学习，失败是成功之母。通过出现问题的病例，我们往往可以学到更多的东西。协和医院作为教学医院，除了培养会看病、会开刀的临床医生，还要培养有临床科研思维、能组建科研团队开展临床研究的复合型人才。在临床中发现问题，通过研究不断解决临床问题。只有这样，才能将协和前辈的优良传统继承下去，才能无愧于协和医生的称谓。"

采访编辑：严斯瀛，AME Publishing Company
成文编辑：严斯瀛，AME Publishing Company

点评

　　冯铭医生是山东大学齐鲁医院的硕士研究生，之后考入协和攻读博士学位，毕业后留院工作至今。平时，他言语不多，好像也没什么业余爱好，但在工作中，他的一言一行都渗透着山东人的聪颖、踏实、友善，以及"一条路走到黑"的精神和勇气。尽管在协和工作时间不长，但他把两项重要工作做得有声有色。

　　一项工作是库欣病的诊断和治疗工作。协和医院由于有强大的内分泌团队支持，神经外科每年要完成130~140例库欣病患者的手术，是世界上最大的库欣病诊疗中心，没有之一。而且一半左右是各地诊断不清或者做过手术没有缓解的患者，其难度和风险可想而知。但他和内分泌科卢琳教授等人精诚合作，在磁共振成像阴性患者诊断、复发患者的处理、库欣病与免疫功能之间关系的探讨、术后患者评价指标的分析、患者垂体功能重建等方面，都做出了自己的特色，取得了很好的成果，得到广大患者的信任和喜爱。

　　还有一项重要工作，就是垂体腺瘤协作组"多中心数据库"的研发和建设，从单机版到多机版，从单中心到多中心，从单纯的资料存储库到智能库，都凝聚着他的心血。短短5年，数据库已经积累了14 000例患者资料（其中库欣病1 438例），有完整随诊资料的6 000余例，是世界上最大数据库。

　　近两年，冯铭医生又在垂体腺瘤人工智能诊断方面进行了探索，开发出"人脸识别"系统，很快就能在临床上应用。他是我院神经外科获得国家专利和著作权证书最多的医生。

——王任直

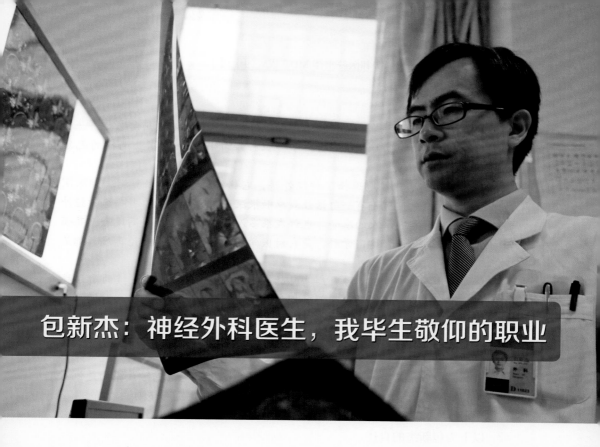

包新杰：神经外科医生，我毕生敬仰的职业

包新杰，北京协和医院神经外科副主任医师，北京医学会神经外科分会副主任委员。擅长垂体腺瘤、颅咽管瘤、脑膜瘤等鞍区肿瘤的诊断、个体化手术治疗及术后综合治疗，擅长鞍区疾病的显微镜经鼻、神经内镜经鼻及开颅手术。2011年毕业于北京协和医学院，师从王任直教授，获神经外科博士学位。以课题负责人身份负责国家863计划青年科学家课题1项，国家自然科学基金课题1项，医科院创新工程重大协同创新项目1项、北京协和医院中青年科研基金1项。以课题骨干身份参加2项国家高技术研究发展计划（863计划）重点项目。2015年获中国医学科学院"协和新星"称号，2016年被评为北京协和医院外科学系"十佳主治医师"，连续4年被评为北京协和医院优秀带教老师，2017年获评第十六届中华医学会神经外科年会优秀论文，2017年荣获"北京市科技新星"称号。目前在国内外以第一作者及通讯作者身份发表论文30余篇，其中SCI收录论文15篇。参与编写书籍2部。授权实用新型专利3项，申请发明专利1项。

前言

"世上只有一种英雄主义，就是发现了生活的真相，依然热爱它"——罗曼·罗兰。我想，这句话同样适用于一位神经外科医生对职业选择的无怨无悔。

"我当初毫不犹豫地选择了神经外科，它错综复杂、神秘莫测，却深深地吸引了我。王忠诚院士有一句话让我感触很深，'来生我还要当一名神经外科医生'，这也是我个人的感受。也许在很多人看来，神经外科高风险、高强度、收入不多。但选择这门学科，是我对医学的认可和致敬，无论再难，都义无反顾。"

和包新杰的访谈约在了2017年7月的一天，早上9点。熙熙攘攘的门诊楼里，包新杰一袭素净的白大褂显得特别精神，步伐紧致而不紊。这个时间，对我们许多人而言，是美好一天的开始，而对于医护人员而言，早已高速运转了几小时。访谈持续了一个多小时，让笔者印象深刻的是，包新杰思路非常清晰，中途几次受其他因素干扰，总能马上找回思路，清晰道来，想必是常年多任务同时处理所培养出来的强大思维。整个采访下来，笔者感触最深的是他对神经外科无悔的热爱，以及对MDT模式和学科未来发展的满怀期许。

以下为包新杰的自述。

印象深刻的MDT病例

对于我们医生而言，印象深刻的，往往是那些因为就诊晚而错过最佳治疗时间的患者，太可惜了。

之前有个患库欣病的小孩，9岁时偶然查出来垂体腺瘤。他们原计划去华西医院治疗，但众所周知华西患者特别多，她母亲就犹豫了，最后选择了一家小点的医院，医生直接给她做了伽玛刀，从此小孩就再也没长个子。9岁的孩子，其实正处于身体发育期，虽然得了垂体腺瘤，但她的身高跟同龄孩子差不多，没有出现发育迟缓，但做了伽玛刀，发育便停止了。她15岁来协和医院就诊时，还像个小孩一样，月经没有，性发育这一块也没有，肿瘤却还在。在协和仔细排查之后，我们发现她是很典型的垂体ACTH腺瘤，即库欣病。

这个案例，我们感叹实在太可惜了。一是错过了最佳的治疗时间，越早治越好，对小孩的影响越小，也不耽误小孩的发育。二是对她的治疗过程感到痛心，她当时首次接触了伽玛刀，不仅没有解除问题，反而导致了一些很严重的并发症，垂体功能低下，发育迟缓。

还有另一个最近的案例。昨天，听妇科内分泌的医生提到他们接诊的一例垂体促性腺激素腺瘤患者，这类患者通常是在MDT发现的，妇科内分泌经常接诊闭经、月经紊乱的患者，通常会查女性性激素水平，会考虑到垂体疾病，所以经常会发现一些患者得了泌乳素瘤。有一次，他们发现了一例雌激素水平特别高、卵巢有囊肿、垂体还发现肿瘤的患者，这是一个非常罕见的、性激素相关的垂体腺瘤，即垂体FSH/LH腺瘤。这个病例被推荐到了MDT作分析，妇科内分泌、内分泌科、影像科和神经外科一致认为，按一元论来解释的话，归因在垂体，如果它分泌过高的卵泡刺激素或黄体生成素，就能解释为什么雌激素特别高，能解释为什么卵泡有囊肿。如此，一个疾病能解释她全身所有的症状，这就是医学诊断的最高境界！找到了根本原因，最优治疗方案也就确定了，选择外科做手术，切完之后就发现她的雌激素水平一下就降下来了，再过两个月复查，患者的卵泡巨大囊肿消失了，月经慢慢也恢复了。这就是对症下药，把力气用到了刀刃上。往往像这种类型的肿瘤，没有找到根源的话，有些直接在妇科做了囊肿切除术，有些就长期吃中药西药调月经。这位患者很幸运，当时就进入了协和的MDT模式，得到了很好的治疗。

还有些例子，是关于垂体无功能腺瘤的。很多患者会出现视力下降等症状来眼科就诊。王任直主任早年的门诊，基本上天天都有因视物模糊前来就诊的患者，其中不乏有失明的患者。患者出现视力下降，看东西模糊，会先在当地医院眼科就诊，可能是山区、县镇、市区医院，有些还是省级城市。但那时候眼科医生如果经验不足，就很容易疏忽了，会当成白内障、青光眼选择用药治疗。有时查到了视神经萎缩，但就没有想到是里边的问题，会一直等待，耽误了病情，最后患者失明了。失明之后，有些人是因为出现了头痛、恶心等神经系统的症状之后，去神经科就诊才发现已经有一个很大的垂体腺瘤。这就能解释他以前所有的症状，视力下降并非眼睛疾病，而是垂体腺瘤压迫引起。但此时，他的病程已经持续10多年甚至20年了，双眼失明已无法挽救，同时，如此巨大的肿瘤，手术难度也很大，手术疗效不好，肿瘤切不干净。这种类型的患者每年都会有，非常可惜。

不同类型垂体腺瘤患者的临床表现都不一样

垂体腺瘤是一个大的框架，细分为几种类型，我粗略分为7种：一种是垂体无功能腺瘤，它不会引起患者面部的改变；一种是泌乳素瘤，引起女性闭经、泌乳、不孕；一种是生长激素型垂体腺瘤，外观容易看出来；一种是脸圆的库欣病，即垂体ACTH腺瘤；一种会引起甲亢，垂体TSH腺瘤；还有一种叫垂体FSH/LH腺瘤，会引起性激素分泌过高。

不同类型垂体腺瘤患者的临床表现都不一样，很多患者的首发症状是头疼，这是垂体无功能腺瘤的主要表现，患者看东西不清楚，就会去眼科，或者去神经科排查是否有问题，最后发现是垂体的病变，这在垂体无功能腺瘤中特别多见。垂体腺瘤患者的首诊科室是神经外科的，可能还不到一半的比例。很多患者是经过一步一步的排查，最后才查到是垂体问题。比如库欣病，是垂体 ACTH 腺瘤，患者的脸形会变得越来越圆，越来越红；比如生长激素类型垂体腺瘤，你能明显看到患者的鼻子和嘴巴都变得不一样，但人的眼睛有时是有欺骗性的，整天和患者呆在一起的亲属，却很难察觉患者有明显的异样。

垂体腺瘤患者的病程是潜移默化积累的，我们统计过，肢端肥大症患者，从发病开始算起，往往需要 5 年以上的时间才会到医院就诊。因为刚开始的时候症状比较轻，临床表现不明显。5 年在生长激素型垂体腺瘤里头还是属于偏中期，不是特别晚，我们接诊过最晚的有 10 多年才来就诊的患者。而库欣病，很多时候是因为并发症查出来的。年轻女性如果月经出问题，血压、血糖出问题，一般会去内分泌科就诊。年轻人很少得高血压、糖尿病的，一步步排查后，查出来是库欣病，最后定位在垂体。所以协和医院的库欣病患者，很多时候都在内分泌排查确诊，然后转到神经外科做手术。库欣病分好几个定位，有些定位在肾上腺，有些是异位的，只有属于垂体这一块的库欣病，才在神经外科做手术。

医学是有局限性的，MDT是医学发展的必然

我个人认为，MDT 的出现是医学历史的必然。这个理念最初是美国医学界推出来。医学在最初是培养全科医生，每个亚专业没法分，这主要是受硬件和软件限制，人还没法对一个疾病有充分的认识，医疗条件也受限。随着医疗条件的改善与医学的进步，很多疾病慢慢被发现，也逐渐被细化。这时，我们会发现医生需要接收的信息量太大了，远远超过了一个人的接受范围，一个医生不可能同时精通所有疾病，毕竟人不是机器，所以开始出现学科的细分，让每个医生去负责一方面，这样既能节约人的精力，也能把亚专业研究得越来越精。

亚专业分科，欧美国家三四十年前就开始了，中国大约最近 10 多年前开始跟上步伐。比如神经外科的亚专业分科，我们协和医院神经外科是从 21 世纪初开始，由王任直主任一手推动起来的，在全国是走得很靠前的。协和医院主要按照疾病来分，像垂体腺瘤也单独分出来了，国内第一例垂体腺瘤手术就是在协和医院做的，患者量也比较大。很多省市级医院的神经外科亚专业没有分得那么细，国外现在分得很细。你会发现现在的分科特别细，功能神经外科、脑恶性肿瘤，如帕金森、胶质瘤等都单独分出来了。我们医院的垂体腺瘤、胶质瘤等疾病都单独划分，还有神经重症也单独划分出来了。协和医院神经外科病房目前的床位数虽然很少，但是亚专科分得特别细。随着人类对疾病认识的加深，分科的演化成为了必然。

分科是必然，分科之后也必然会出现 MDT 模式，这是因与果的关系。以前没分科时，医生耳濡目染各种类型疾病，算是通才，分科之后，各自专攻各

自的领域，会发现隔行如隔山的现象。未来随着亚专科的继续细分，神经外科医生也许会出现会做垂体腺瘤、不会做胶质瘤手术的可能。对一个疾病的认识，外科有外科的局限，内科有内科的局限，一个科室的医生往往容易钻到各自领域的牛角尖里，容易把他最擅长的疾病作为第一印象，先入为主。漏诊率和误诊率的显著提高，是亚专科模式的痛点。那么，顺应这种需求，MDT必然会出现。

想得多一点，判断多一点，误诊率就低一点

MDT这两年是一个很热的话题，它最大的优势是能很好地降低误诊漏诊率。以眼睛为例，当患者出现头疼、眼睛不舒服的症状时，如果有MDT背景或概念的眼科医生，会想到这个疾病是不是一定出现在眼睛，也可能会在颅内，就会有意识地进行排查。目前，协和医院的眼科有个常规：在做视力视野检查有问题的情况下，如果是单纯的视力下降，会先排除是否近视，采用矫正，如果能矫正，就不会强行做磁共振成像检查，这种情况就诊断为近视了；但如果发现患者视野有缺损，那用近视是解释不了的，因为近视不会引起视野缺损，这种情况，会先让患者去做CT或者直接做磁共振成像检查，对鞍区进行排查。协和医院开展MDT之后，在各个科室已经普及这种意识，效果很明显。对待一个疾病，从多个角度，想得多一点，判断多一点，误诊率就低一点。

我们知道，大医院的人流量都很大，患者挂号看病不容易。有些疾病涉及几个科室，患者看完一个科室，还得重新挂号看另一个科室，大费周折，很多患者在这期间就放弃了。而且，不同科室之间互转，缺乏交流，不了解各自的想法，毕竟病历的记录有限，不利于诊断。这个过程，一来容易漏诊，错过治疗，二来患者的费用也相对提高了，患者的看病体验也会大打折扣。

MDT是多学科在一起讨论一个病例，以垂体腺瘤为例，它把神经外科和内分泌科放一起，甚至在内分泌科细分一个神经内分泌，专门做垂体腺瘤相关的，而神经外科医生中，也会有一些是专门主攻垂体腺瘤的。神经内分泌肿瘤医生和神经外科医生一起出诊，或者诊室挨得很近，方便交流和患者间互转，很高效，也降低误诊率。

协和的MDT模式

协和医院有大查房制度，妇产科有很严的一个周期性病例汇报和反思制度，神经外科有每月的月报，每天早上查房过患者，每个月一起商讨上个月的手术情况，每次都会发现一些病例值得回味，值得年轻医生好好学习。我们每周选定一个时间段，相关的科室、亚专业医生、患者，聚集到会议室，一起商讨几个事先准备好的病例。这些病例是经过门诊筛选、由各个专科医生推荐的

疑难病例，在治疗或诊断方面拿不准，需要多学科配合治疗的。这也是现在特别主流的一个模式，既能节省医生的时间，也能节省患者的时间，效率特别高，一个下午有时能看10个病例，给10个患者分别做出综合的判断，当天就出诊断和治疗方案，这样患者的满意度也特别高。很多患者感受是，以前一直是自己瞎琢磨看病，一方面一位医生下不了定论，另一方面患者自己传不了话，但在MDT之后会发现，这些资深专家在一起分析对策，效果很好，病患体验也非常好。

以垂体腺瘤为例，协和医院的垂体MDT中，神经外科和内分泌科是两个非常重要的科室，另外还包括妇科内分泌、眼科、影像科、放射治疗科，病理科会对患者做过手术的病理、疑难杂症进行分析，这个也很重要。所以有些病例的MDT，差不多有五六个科室同时参与。有些病例，外科倾向于手术，内科倾向于药物，放射治疗科倾向于放疗的时候，就需要各个科室之间交流，给患者一个最优的治疗方案。

最初难免有人会质疑协和医院的MDT，觉得"理想很丰满，现实很骨感，难以落实"，但现在实际效果出来很好。协和医院比较推崇的一个作风是实干、低调，往往说出来的肯定是已成型的了。我们通过协作组，在国内大力推广MDT概念。现在北京、上海、广州、四川、湖南、陕西的很多医院都已经开始加入，相继成立了各自的垂体腺瘤诊治中心和多学科诊疗中心。你会发现，综合实力比较强、各科室水平又比较均衡的大型医院，像上海华山医院、上海瑞金医院、成都华西医院、广州中山一附院等，往往开展得会顺利一些。

协和在MDT治疗方面取得的进展

北京协和医院垂体疾病疑难病会诊中心自运行开始，经过这几年的发展，比较显著的进展有3个方面。

患者流失率降低

先前没有MDT时，很多患者会因为繁琐的求医过程中途放弃，很可惜。有了MDT之后，这方面好多了。对于这种多科室需要配合诊治的患者，协和医院处理了上百例，因为每一例我们都有专门的人登记，王主任甚至要出一本病例汇总的书，因为每一例都很经典。在随访其中的每一患者时，你会发现以往做不到的方面，现在能做到了；以往这类特别复杂的病例流失率特别高，现在降低了，患者依从性也很好；以前垂体疑难病例的诊治过程有时会有瑕疵，现在发现瑕疵越来越少。总体而言，有了MDT之后，对于一些疑难患者，我们在最佳治疗方案的选择和最佳治疗时机的把握方面，有了明显提升，给很多患者带来不错的预后，往往也因此和患者建立密切良好的关系（图11-33）。

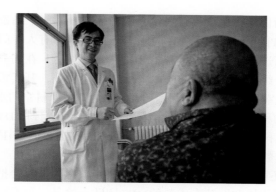

图11-33　包新杰与患者交流

找到根源，对症下药

MDT有利于发现很多罕见病。这两年我们在一些疾病上，会有很多有意思的发现，比如前面提到的那例垂体促性腺激素腺瘤患者。

团队力量的强大

就MDT的进展，刚刚也提到了，这种模式一下子形成了一个团队。和欧美比起来，其实中国人很聪明，也很独立，很多事情有单干的本性和冲劲，自己能做的就自己做。这几年我们强化培养了团队合作的意识和模式，让同个科室及不同科室之间的专家一起合作。协和垂体MDT形成了一个很好的团队，一来能使MDT接诊的患者获益，二来也成为协和医院的一个品牌，在国内推广开来。这几年王主任经常带领团队外出做巡讲和交流，很多中心相继开展多科协作的模式。

MDT治疗原则：不应付、高标准、一条心

这个问题涉及一个医院的整体安排，很多医院落实不了或开展停滞，仍在探索阶段。要把MDT开展好，不是一个人努力能成功的，需要方方面面、多个科室的合作、团结、决心。MDT的各科室要一条心，才能把这个模式做起来，同时要有决心做到高标准，那就需要每个科室都要派出精兵强将，不能应付。协和医院的要求都是副高以上、能独当一面的医生才有资格去，还会把一些老专家请过去，像神经外科的任老和苏老，内分泌科的金老都会过去，他们老一代的经验很丰富，这样MDT的质量就大大提高了。另外，关于时间的安排，也是大家事先商量好的，因为每个医生都很忙，临时通知是不可能的。

患者不能直接挂MDT门诊的号，而是要由专科医生推荐。我们内部形成

了一个默契，当你觉得单个科室在诊断和治疗方面不能下结论时，就把这个患者推荐到MDT门诊，各个科室一起筛选，我们门诊有人专门负责接待和安排患者，最后筛选出来几个确实需要MDT讨论的患者，在周三下午大家进行讨论，给出一个综合诊治意见。所以MDT的质量保证，其实需要方方面面的配合，一是各科室的配合，二是医院的综合实力。单个科室的水平很重要，如果有一个拐腿的科室，某个部分就会有缺陷，就会影响到MDT的水平。协和医院优势就是单科室水平都比较高、均衡，像内分泌科和妇科内分泌、影像科等，在国内都是数一数二的。

MDT思维还存在于各医院之间，相互协作。有些医院会把一些患者推荐到协和医院，因为协和医院有成熟的MDT团队，这是一种有胸怀、医德、坚持"病患第一"的行为。比如天坛医院的神经外科在全国是名列前茅的，所以也有很多垂体腺瘤患者，当患者出现内分泌紊乱、失调，在术前、术中、术后，有些患者会被安排来协和医院随访。有些病例他们觉得需要内分泌科和妇科内分泌的配合，现在手术也很慎重，会推荐去协和医院挂MDT门诊，这是天坛医院的胸怀。好的医生不见得是手艺最好的，而是愿意推荐一个合适的医院，给患者指明一条最好的出路，这才是一个最好的医生。

MDT模式更好地培养了年轻一代

按照传统的医学培养模式，年轻医生的培养难免会是灌输式的知识教育，但这是不够的，还需要实战的配合。协和医院MDT团队下的年轻医生就有一种感受，因为有MDT的理念和经历，年轻医生不用专门培养、灌输，就能参与其中，耳濡目染，日积累月，他们在这些领域的见识就有所提升了。随着自己年资的提升和实战，他们会把前辈们的一些见识、经验运用起来，无形中就缩短了自己成长的过程。在以前，协和医院对于年轻医生的培养，是要花很长时间的，因为局限于医疗信息的缺乏和不流通。而在今天，年轻医生的培养就高效很多了，只要你勤奋认真，完全可以缩短时间。以前，别人需要10年，现在你可能只用5年，就能达到同样的效果，因为现在是一个知识信息爆炸式的年代，有很多机会。如果让我跟5年前的自己相比，我也会发现，自己当时对一些疾病的认识是相对局限的，现在已经有了很大的提升。

我觉得，作为协和的年轻人很幸福，当需要帮助时，那些前辈们总会帮助你，尤其是一些协和医院退休的老教授，很多还会参与到科室和医院的工作中来。他们虽然不是常规的上班，但需要他们的时候，总能把他们请回来，这是特别珍贵、幸福的事。

目前，协和大力推广MDT模式，很多省市的大型医院都在努力地学习和赶追。对于协和医院的年轻医生而言，未来如何保持优势和领先，把老一代的精华很好地传承、发扬光大，压力与动力并存。

如果有下辈子，我依然义无反顾地选择神经外科

在发达国家中，神经外科是优中选优的一个科室，地位很高，就像头颅位于人的最顶端一样。中国的神经外科起步较晚，在中华人民共和国成立之前，能做神经外科手术的人寥寥无几。所以中国神经外科的发展，暂时是落后于欧美国家的。不过，在中华人民共和国成立之后，神经外科发展速度越来越快，但和骨科等其他外科相比，它在医学领域的地位相对来说弱一些，也累一些。

国内医生让不让子女学医的问题，值得我们反思。很多人选择不让子女学医了，即使学医，也可能倾向选择一些风险低的、不那么辛苦的专业，而神经外科因为高风险、辛苦、收入不多，就容易被排除在外了。这导致了选择神经外科的医学生越来越少，这和国外形成一个巨大的反差。

对我个人而言，当初毫不犹豫地选择了神经外科，因为这个学科对我有着很强大的吸引力，它错综复杂、深邃而神秘，却有着深深的魅力。王忠诚院士有一句话让我感触很深，"来生我还要当一名神经外科医生"，这也是我个人的感受。我们年轻医生，如果选择了神经外科，其实是对医学的一个认可，无论这门学科再难，也义无反顾。你可以不选择神经外科，但要认可神经外科的地位和价值，这是其他医生、医学生应该认识到的。因为神经科学和神经外科的水平，能够反映出一个医院甚至一个国家的总体医疗水平。我相信，中国在不久的将来，当医学越来越发达的时候，神经外科的地位会越来越高，会和欧美接轨。也许是10年、20年，也许更长，但我坚信这一天终将到来。

采访编辑：钟珊珊，AME Publishing Company
成文编辑：钟珊珊，AME Publishing Company

点评

　　一个真正的八零后，从题目上就能看出包新杰医生对神经外科的热爱。在目前令人担忧的医疗大环境下，最近几年，我有几位非常优秀的博士研究生相继离开了神经外科这个既令人羡慕又令人失望的领域，非常可惜。说一说最近几年他取得的成绩，也可以从侧面说明他的优秀：国家863计划青年首席科学家、北京市科技新星、内源性神经干细胞专家、两项教育部成果二等奖获得者、北京医学会神经外科学分会青年委员会副主任委员……诚实、稳重、钻研、锲而不舍，同时热心助人、急人所难，都是他工作中的写照，他是一位值得信赖的朋友。逸闻趣事不说了，要想深入了解他，请到协和神经外科来。

——王任直

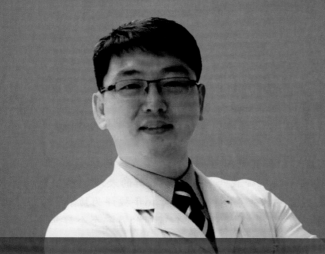

邓侃：鞍区肿瘤微创能手，观念创新患者为先

邓侃，北京协和医院神经外科副主任医师。擅长鞍区肿瘤、颅底及交界区肿瘤、脑血管病、后颅窝肿瘤的诊治，熟练使用神经内镜、术中MRI、导航、多普勒等微创技术，至今已参与完成超过1 500例鞍区肿瘤的手术、神经内镜手术逾800例。2010年，他曾分别前往奥地利维也纳，意大利那不勒斯、米兰学习经鼻神经内镜颅底显微手术操作；2013年前往德国纽伦堡参加垂体疾病手术治疗高级研修班。曾参与编写《垂体腺瘤手术图谱》，参与翻译《神经外科学》《YOUMAN's神经外科学》。

前言

神经外科医生在外人眼中是一份"高大上"的职业，*Doctor Strange*、*Monday Mornings*等诸多影视作品都将主角的职业设定为神经外科医生。或许正因如此，这份职业多少透着一些遥不可及的神秘感。只有走上这条路的人，才能体会到它的不易——"如履薄冰，如临深渊"，所走的每一步容不得一丝马虎。

身为北京协和医院神经外科垂体组一员，邓侃在这条路上走了近10年。他在鞍区肿瘤的微创技术和临床带教两方面均有不俗的表现，年纪轻轻，就被评为协和医院"十大微创技术能手"，并且连续6年被评为协和医院优秀临床带教老师。在他看来，医生虽然看的是病，但面对的是一个个鲜活的生命，因此，应万事以患者为先，为患者提供最适宜的治疗，才是医生的首要目标。

适合从医，乐在其中

在讲述自己从医经历时，邓侃用了一句"天生适合当医生"评价自己。

实际上，邓侃并非医学世家出身，踏上医学之路，缘于中学参加的一场夏令营活动。当时，一名同学的手意外被玻璃划破，出血不止，一般孩子遇见这种情况，早就吓傻了，而小小年纪的邓侃却下意识地找了条干净毛巾，迅速将伤口捂住，并陪同学一起去医院。在医生缝合伤口时，他不但不觉得害怕，反而对如何缝合产生了兴趣。同时，这个经历也令他深深感受到，医生是一个可以帮助别人的职业，学医的念头悄然而生。

高考前夕，当医生的表姐曾劝诫邓侃，不要学医，太累了，但他没听劝。直到进入医学院，他才切身体会到表姐说的"累"。"我们需要在一学期内，读完摞起来近1米高的书。"邓侃边说边比划，虽然是很艰辛的学习过程，他却将之描述得趣味横生，"为了方便我们自习，那时候有几个教室24小时开放，但常年有人'守'在那儿，可难占到位置了"。

"解剖"是邓侃最为热衷的一门课程，"我的志向就是当一名外科医生，毕竟是男孩子，想操刀、靠自己的双手解救患者的病痛。"当初，放在邓侃面前的选择有很多，包括普外科、胸外科、心脏外科、泌尿外科、骨科等等，而他之所以选择神经外科，是因为神经外科更加神秘，更加富有挑战性。"即使放到现在，大脑未知的东西也是最多的，可开拓的空间更大。"

令邓侃没想到的是，到协和医院神经外科报到的第一天，他就接受了一场"震撼教育"。当天下午3点，一名昏迷的7岁患儿被送进急诊抢救，影像检查显示，患儿脑部肿瘤直径已达到4 cm，情况非常危急，必须马上手术。科室相关人员全部行动起来，手术一直到凌晨才结束。邓侃第一次感受到，"这就是神经外科的节奏"。

当邓侃进入神经外科团队后，对这种节奏更是有了深刻体会。他曾经一周4天没回家，"白天做常规手术，晚上做急诊手术，4天一共做了5台常规手术、4台急诊手术，每天忙到凌晨两三点才结束，匆忙睡一会儿，早上起来继续干活。"周四晚上一到家，他整个人就累瘫了。

虽然很忙很辛苦，但邓侃却很喜欢在神经外科的日子，一是团队气氛很好，大家很团结；二是能够趁年轻多学点东西；三是有机会参与手术。"神经外科患者病情重、手术风险高，要求整个团队无私投入，互相帮忙，也正因如此，大家建立了'革命友谊'，上级对下级就像家长对孩子一样。"邓侃说。

千锤百炼，精益求精

垂体瘤是鞍区肿瘤的一种，若将头颅比喻成一颗皮球，鞍区的位置就相当于皮球的球心，位置深在其中，手术难度不言而喻。

垂体瘤手术主要分两种方式：一种是开颅手术，必须经过正常的脑组织，术后创伤会比较大；另一种则是经口鼻–蝶窦入路的微创手术，自1978年北京协和医院做了全国第一例经口鼻–蝶窦显微外科垂体瘤切除手术后，几十年下来，该技术已发展成熟，并得到广泛使用。

邓侃将"经口鼻–蝶窦入路"形象地比喻为"虫洞"。鼻腔的最深处，刚好跟垂体的区域是相通的，这就令手术可以不再经过大脑，直接触及垂体。就像宇宙中连接两个不同时空的隧道，大幅缩短距离的同时，将损伤降到最低。

为了将手术技术修炼纯熟，邓侃曾"脱产"半年，在实验室做标本解剖训练。对于邓侃来说，这段时间是"痛并快乐着的"。为了防止标本腐坏，解剖室在寒冷的冬天也不能开空调，他只能穿着厚重的棉服在显微镜下练习操作。由于浸泡标本的防腐剂具有挥发性和刺激性，长期身处其中，他患上支气管炎，整整咳了两周黄痰。

但相应地，邓侃在这半年里可以不出门诊，不用担心病房里的患者，一心扎在解剖学习中。每天在显微镜下细致观察大脑解剖结构，并且拍照留存。时至今日，这些解剖知识已经彻底与他的思维融为一体。每做一台手术，他脑中就会浮现出一幅画面，解剖结构、细节均历历在目。

大约10年前，神经内镜技术被引进中国，协和医院是最早使用该技术的先驱之一。当时，邓侃刚加入神经外科没多久，就被派往奥地利、意大利、德国等地学习神经内镜技术，参加内镜的学习班，他十分感激王任直主任的知遇之恩。目前，协和医院神经外科每年鞍区肿瘤的手术量约800多例，邓侃或主刀或当助手，算下来一年手术量将近200例。

在临床经验的积累过程中，邓侃对经鼻颅底重建方法进行了改良。经鼻颅底重建技术一直是神经外科关注的热点，因为视野狭窄、操作不便，术后脑脊液鼻漏发生率居高不下。脑脊液鼻漏可能导致严重的颅内感染、高热、癫痫发作甚至危及生命。而邓侃改良的"脂肪浴缸塞法"，是将患者自体脂肪组织送入硬膜内，形成塞子并堵住瘘口，其优点在于脂肪不易脱落，能够有效防止位移。该方法使脑脊液鼻漏出现的概率从2013年的5%~10%，下降到2016的3.22%，已达到国际先进水平。（图11-34）

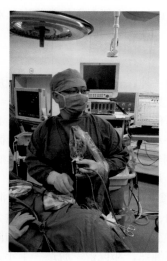

图11-34　手术中的邓侃

凭借不俗的表现，2015年，邓侃被授予北京协和医院"十大微创技术能手"称号。

重视患者，患者为先

Grey's Anatomy（实习医生格蕾）中有一句经典台词："To stop thinking like a surgeon, and remember what it means to think like a human being."（停止像外科医生那样思考，别忘了像人类那样思考意味着什么。）这句话如实反映了邓侃的心境。在他看来，"治病救人"四字，医生虽然看的是病，但面对的都是活生生的人，不是一张影像片、一份检查报告，因此一定要根据患者各方面综合情况决定下一步治疗。

曾经有一位患者，在外院被诊断为垂体瘤，辗转到协和求医。患者全身水肿，易感疲倦，激素检查显示甲状腺素水平低。但奇怪的是，若是垂体瘤导致的甲状腺素分泌异常，患者促甲状腺激素水平应该很低，检查反而显示，患者促甲状腺激素水平超高。同时，影像学检查发现，患者虽然垂体直径超过了1 cm，但表现为一种均匀的增生，而不是肿瘤性的强化。故而，邓侃判断，患者只是得了甲状腺炎，而并非垂体瘤。被告知该诊断后，患者的恐慌情绪瞬间被一种巨大的惊喜所取代。

为什么会出现这种误诊？邓侃解释，垂体与甲状腺的关系就像"处长"和"科长"，"处长"会影响"科长"，"科长"出了问题，也会反过来影响到"处长"。实际上，患者因甲状腺炎导致细胞坏死，甲状腺素分泌减少，进而甲状腺功能出现异常。垂体作为"处长"，当察觉到"科长"不干活时，就会不断发号施令，大量分泌促甲状腺激素，这就导致自身出现增生肥厚，这种增生有时会超过1 cm，甚至达到2 cm，就像垂体瘤一样，才会被误诊。确诊后，邓侃给患者补了3个月甲状腺素，患者的所有症状都得到了缓解。"处长"发现"科长"又开始工作了，就没必要再发号施令，垂体的增生自然也就消失了。

邓侃说："作为一名外科医生，一定要知道什么时候不做手术，才能知道什么时候应该做手术。首先要把病看明白了，才能将病治好。"垂体疾病是一个综合性疾病，要求外科医生不能只是外科医生，还得是内分泌科医生，放射科医生……医生要具备综合、全面的知识。

"我是通过协和MDT成长起来的。"作为神经外科垂体组一员，邓侃深受协和垂体MDT熏陶，在MDT团队中，他学会如何分辨激素，鉴别垂体疾病。"MDT团队中这么多老专家，每周的疑难病会诊就是一个活生生的课堂，我能够在其中不断汲取知识，形成自己的理念。"

在这里，邓侃亲眼目睹在外院被误诊、切掉垂体的患者，整个垂体功能低下，需要终身服药，生活质量极差；同时，他也目睹了更多患者在这里得到正确的诊断，病愈后与正常人无异。令他印象特别深刻的是金自孟教授曾说过的一句话："垂体增大不一定都是疾病，有可能是生理自然现象，一定要结合患者具体情况具体分析。"比如处于青春发育期的孩子，身体所有器官都在发育，垂体激素分泌比正常成年人旺盛，体积自然会增大。作为医生，需要在临床中不断思考鉴别，当遇到凭自己的经验不足以下诊断的患者时，就会拿到MDT上去讨论。

邓侃说："用不做手术的方式就把患者治好了，对于外科医生来说也是一种成就感。我现在越来越觉得，当外科医生最难的不是做手术，而是学会什么时候停下来。有时候这个抉择很微妙，可能我这一辈子都需要学习如何停下来。"

提携后辈，春风化雨

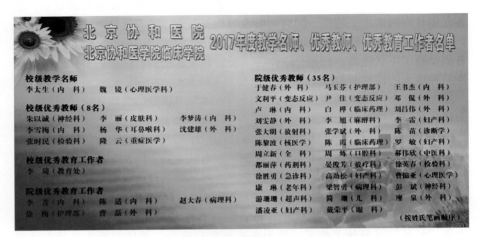

图11-35　2017年邓侃获北京协和医院院级优秀教师

　　除临床医生之外的身份，邓侃目前也是一名老师，学生来源主要是实习生和规培生。每当面对学生时，他都感到由衷开心：一来可以启发学生的兴趣，二来可以教会他们方法，并且提供实践机会。

　　邓侃不喜欢枯燥的知识灌输。在他看来，授人以鱼不如授人以渔。教师应该做的，是启迪学生兴趣，教会学生学习方法，这样可以令学生受益一辈子。所以，他会时不时推荐与神经外科医生相关的影视作品给学生看；会带他的学生参与手术的切皮和缝合，并将最后一步收官工作留给学生来完成，目的在于给予学生成就感。"疾病治疗的方法变化很快，医生需要用一辈子的时间学习，所以重要的是自学的能力和态度。"邓侃说。

　　据了解，邓侃连续6年被评为北京协和医院的优秀临床带教老师，连续3年被评为优秀员工，2017年也被评为院级优秀教师（图11-35）。在协和医学院毕业生座谈会上，邓侃受到了高度赞扬。

　　除了教学之外，邓侃也参与了很多书籍编写。他是四册《YOUMAN's神经科学》中其中一册的副主编，《垂体腺瘤图谱》一书中的很多图片，都是他在国外学习内镜技术期间所拍摄。邓侃说："王任直主任主持编译书籍，为的是让更多医生获益，身为科里年轻人，能够参与其中，我感到非常荣幸。站在巨人的肩膀上，让我看得更远。"

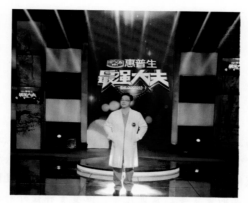

图11-36　邓侃上电视节目《最强大夫》讲科普

　　繁忙的工作之余，邓侃也曾上《最强大夫》《养生堂》等电视节目分享医学知识（图11-36）；对于互联网医疗，他能侃侃而谈，对于任何能为医疗带来改变的新科技，他都不抗拒。"医生本身就是需要不断学习的一个职业，只要能够给患者带来更好的疗效、更方便的就医体验，我们都不该抗拒。"

　　闲暇之时，邓侃喜欢骑马、滑雪、打羽毛球，这些小爱好除了能够调剂身心，也让他拥有更好的身体状态面对工作。"管理好自己的身体，才能管理好人生。患者不会放心把自己交给一个状态还不如他的医生的。"邓侃说。曾有患者表示，每次在医院走廊里碰到邓侃，他都会很有朝气地主动打招呼，这令患者心中格外温暖。（图11-37）

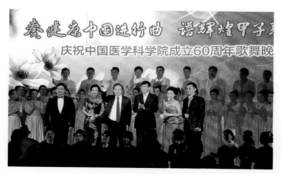

图11-37　邓侃（左一）主持中国医学科学院成立60周年晚会

采访编辑：施童伦，高晨，AME Publishing Company
成文编辑：施童伦，高晨，AME Publishing Company

点评

　　说起邓侃，为人憨厚，不急不躁，身材胖乎乎的，招人喜爱，很有人缘。外科医生讲究一个悟性，他是神经外科团队中悟性很高的医生之一，诸多技巧一学就会，而且发明了鞍底修补的"脂肪浴缸塞法"，明显降低了扩大经蝶窦入路术后脑脊液鼻漏的发生率。最近几年，他负责神经外科教学工作，有很多创新，做得有声有色，彻底扭转了神经外科在医大学生心目中的形象。同时，他声音曼妙、表现力强，多次在歌唱节目中担任独唱或领唱；在神经外科、协和医院、协和医学院各项活动中，多次担任主持人，为科室争光。作为协和医院神经外科垂体组的一员，任重道远，革命尚未成功，同志仍需努力！

——王任直

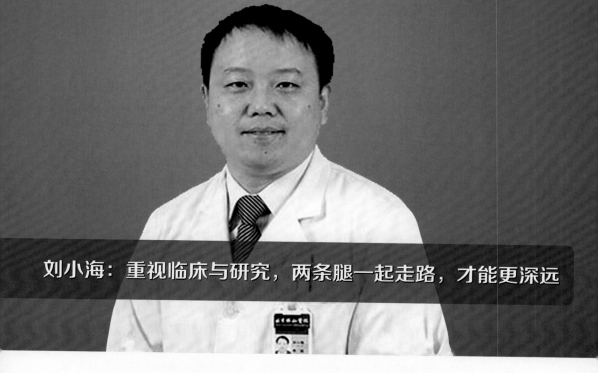

刘小海：重视临床与研究，两条腿一起走路，才能更深远

刘小海，医学博士，主治医师，助理研究员。2009年毕业于大连医科大学七年制临床医学专业，2009—2012年于中国医学科学院北京协和医学院神经外科攻读博士学位，2012年6月留院工作，历任住院医师、总住院医师、主治医师，对神经外科的基础理论、专业知识掌握全面。2013—2014年赴美国西达–赛奈医学中心访问学习，师从于著名垂体疾病诊疗专家Shlomo Melmed教授，对垂体疾病的诊治进行了系统的学习。作为课题负责人主持协和创新专项分课题1项，国家自然科学基金1项，北京协和医院青年科学基金2项。作为主要人员参于"十三五"国家重大专项课题、北京市自然科学基金项目、首都卫生发展重点专项课题各1项。部分研究结果在第13、14届世界垂体大会上交流，以第一作者在*Neurosurgery*、*Endocrinology*、*World Neurosurgery*、*Journal of Endocrine Society*、《中华神经外科杂志》《中华医学杂志》等杂志发表论文10余篇。擅长垂体腺瘤、颅咽管瘤等肿瘤的手术及个体化治疗。

前言

享有"中国外科之父"之誉的著名医学家裘法祖院士曾说："如果一个外科医生只会开刀，他只能成为开刀匠，只有会开刀又会研究才能成外科学家；如果大家都不写SCI论文，没有与国际学术界的交流，我们的医学成就怎能让世界知道，我们又如何吸取国外先进技术？"临床医生兼顾科研的必要性和可行性，一直是热议的焦点，医疗界同行也各持己见。但是，在科研水平和成果越来越能体现医院实力的形势下，临床科研工作被赋予了极其重要的地位。我们在与刘小海医生的访谈中，也交流了这个问题。他从科室和个人经历的角度，分享了自己的见解。

"我们科室对于临床科研非常重视。我的博士课题，是王任直主任安排到北京大学医学部干细胞中心完成的，主要方向为人垂体腺瘤细胞系、动物模型构建和靶向治疗。其中约有1年时间我接受了北京大学干细胞中心系统的培训。留院工作1年后，王主任又把我就派到美国西达-赛奈医学中心垂体中心做博士后研究，所以我个人做研究的时间比较长，对转化研究也很看重。"长期的临床转化研究学习经历，让刘小海深深明白了临床研究的价值和重要性。

"临床医生首先应该把临床疾病的诊疗工作做好，外科医生尤其要把手术做好。但是，部分医生拥有丰富的临床资料，尤其是北京协和医院作为卫生部指定的全国疑难重症诊治指导中心之一，拥有丰富且珍贵的患者资源，如果能在做好临床诊疗工作的同时，针对感兴趣的临床问题做一些研究工作，回答一些患者和医生都关心但却尚未有答案的问题，将对临床工作大有裨益。作为年轻医生，我的导师王任直教授要求我们：选择了垂体方向，就要在临床实践的同时，也主动地、尽可能地加强研究工作——临床和研究两条腿同时走路，才能走得更深远。"这是他对学生的要求。

既然临床研究的重要性明显，那么临床医生做研究痛点在哪？"科研时间严重不足，缺乏科研动力，这是国内临床医生做科研的普遍现状和痛点"，谈及此，刘小海举了知乎上一位医生用户对个人工作生活状态的描述（图11-38），言语间不失幽默，也在一定程度上反映出了许多医生忙碌的工作生活状态。

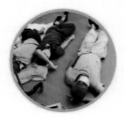

"业余时间只能补觉、带孩子、料理家务、看文献、做科研、写文章、写标书。感觉像是被拴在磨上的驴，既没有休息也没有自我。"

----知乎

图11-38 一位知乎上的医生用户对个人工作生活的描述

以刘小海所在的科室为例，协和神经外科垂体专业共有8个临床医生，每天临床工作占80%的时间，剩下20%的时间可能还要承担教学等相关工作，自己很难抽出时间做研究工作。从根本上看，这种情况还需要国家和医院从政策上给予支持，比如多聘用一些科研专职和辅助人员。国外普遍的模式是，科室的医疗团队里，会有一部分专职做科研的成员，而且其人数可能要多于医生，他们的工作范围包括了术后患者随访、资料收集和录入、医学统计、转化研究等等。

在临床工作上，刘小海的兴趣点在于难治性垂体腺瘤。目前，难治性垂体腺瘤的定义和诊治还没有一个明确的规范，而在协和神经外科每年约800例垂体腺瘤患者中，会有很大一部分临床难以控制的垂体腺瘤患者，在过去多年的诊治经验中，王任直教授团队在该疾病的定义、诊治和转化研究等方面做了很多努力，走在国际前沿。

"临床上大部分垂体腺瘤表现出良性肿瘤的增殖习性，通过手术、药物或放疗能获得良好的控制甚至治愈。但是，部分垂体腺瘤，经过多次放疗、化疗、手术等多技术联合仍无法控制，诊断时又没发现蛛网膜下腔播散或者其他系统转移灶，达不到垂体腺癌诊断标准，其性质介于普通垂体腺瘤和垂体腺癌之间，我们将之定义为难治性垂体腺瘤。"

"作为全国最早的垂体腺瘤诊治中心和中国垂体腺瘤协作组组长单位，协和神外经常能遇到这类棘手的临床病例，当临床医生看到患者被一种良性肿瘤慢慢折磨，并严重影响他们生活质量甚至生命的时候，他们是非常希望多做些探索和研究工作的。所以，我们希望总结分析这些珍贵的临床病例和标本，对这类肿瘤进行科学的定义，做到早期诊断，并探索更好的治疗手段，这是我们定义难治性垂体腺瘤治疗的初衷。"

所以本次访谈中，我们也请刘小海重点分享了协和医院在难治性垂体腺瘤上的努力和进展。

以下为刘小海的自述。

初衷

北京协和医院神经外科是最早在国内进行开颅手术和经蝶窦手术的单位。垂体腺瘤诊治是我科强项之一。在门诊、病房常常会见到很多从其他医院辗转求治垂体腺瘤的棘手病例。在我印象中，为了得到最大限度的肿瘤切除，缓解病情，我们选择扩大经蝶的术式，切除包绕颈内动脉的肿瘤。从2009年至今的10年间，一共发生了9例经蝶窦垂体腺瘤手术致颈内动脉破裂的病例，除了1例患者通过紧急的介入支架治疗之后获得了良好的预后，其他疗效均不理想。因此，这些患者带给我们很多思考：垂体腺瘤尸检率高达17%~23%，为什么某些肿瘤会发生体内静止，患者可以终生带瘤生存，而有些肿瘤生长迅速发生侵袭？哪些肿瘤易出现侵袭性生长？这些肿瘤发生侵袭性生长的生物学机制是什么？如何对这种难治性垂体腺瘤进行早期诊断并早期干预？等等这些问题。

　　基于这种观点，我们总结既往病例，发现一组具备共性的垂体腺瘤患者：经过多次手术，并联合放疗化疗，肿瘤的控制仍然不理想。并且，部分肿瘤在术后或者放疗之后，反而会加速增殖生长，表现出恶性肿瘤的生长状态。我们认为，虽然垂体腺瘤大部分都是良性的，但从生物学行为角度看来，难治性垂体腺瘤和普通垂体腺瘤是有本质区别的，所以我们就想把它们单列出来做一个详细的分析，找出此类肿瘤在发生学上与普通垂体腺瘤的区别，做到早期诊断的同时，发掘有效的治疗方法。最早在2010年，我们第一篇文献报道的难治性垂体腺瘤患者是一位中年女性，因无功能垂体腺瘤，在外院行3次经蝶手术，术中判断肿瘤全切，但是每次均是术后半年内肿瘤复发。后来到协和医院做了一次开颅手术，做了一次经蝶，术中发现肿瘤质地较韧，肿瘤包绕颈内动脉，难以做到全切。术后病理提示肿瘤Ki-67指数从最早的3%到5%再到10%，最后一次Ki-67指数达到50%，类似恶性肿瘤，但患者尚未出现蛛网膜下腔播散或者其他系统转移灶。

定义

　　针对那些放疗、化疗、手术等多种治疗手段联合都无法控制的、但是仍未出现转移的垂体腺瘤，我们将其定义为难治性垂体腺瘤。临床常用的一个定义标准是侵袭性垂体腺瘤，但侵袭性的定义依据来自术前影像学、术中观察或术后病理学检查发现肿瘤侵犯硬脑膜等结构，其对患者的预后没有判断，而我们提出的难治性的垂体腺瘤不仅能对肿瘤本身的特点、还对患者预后进行判断。一旦定义为难治性垂体腺瘤，患者的预后其实是很差的，需要我们加强随访，进行个体化治疗。难治性垂体腺瘤的定义出发点不仅仅局限于肿瘤本身性质，更希望能从判断肿瘤进展和患者预后的角度进行明确细化，进一步希望找到特异性的生物标志物，做到早期诊断，早期发现，早期治疗，最终改善患者的预后。

　　我们提出的难治性垂体腺瘤有如下四个特点：

　　第一，影像学表现为侵袭性特点，且肿瘤生长速度较快，Ki-67指数≥3%。需要强调的是，最新流行病学调查发现，在常规尸检和正常人群影像学检查，垂体腺瘤发现率高达16%~22.5%。因此，普通人群中很大一部分人会有垂体占位，但是这种微小的肿瘤占位大多数没有任何激素分泌功能，占位较小又不会产生头痛、视力下降等症状，作为良性肿瘤，这种占位生长速率极慢，患者甚至一辈子没有变化。因此，占位发现率非常非常低。同理，临床我们遇到的"偶发瘤"（incidentoma），如果肿瘤小又没有临床症状，我们会建议患者首选随访观察，而且大部分偶发瘤经过多年观察随访发现，肿瘤大小是稳定的，无须手术干预。

第二，即使手术全切，肿瘤也会短期（半年内）复发。

第三，手术、药物治疗和放疗均不能控制肿瘤生长，患者预后较差。

第四，全身检查未见蛛网膜下腔或其他系统的转移。一旦出现转移，就不叫做难治性垂体腺瘤，而该归为垂体腺癌了。难治性垂体腺瘤介于良性的垂体腺瘤和垂体腺癌之间。

治疗策略

诊断为难治性垂体腺瘤后，我们会相应调整治疗策略：一种是从理念上的改变，另一种是从方法的改变，方法是基于理念的。以往我们对于这种肿瘤的处理方法和普通肿瘤一样，包括手术方案、术后随访、术后治疗方法都大同小异，但现在一旦怀疑患者是难治性垂体腺瘤就会提高警惕。首先在术前会和患者充分交流，提高患者对疾病和预后的认识。其次，这类患者一定会提交MDT进行讨论，经过讨论后会提供最优的治疗方案和详细的随访时间表以加强随访。最后，对于部分明确的难治性垂体腺瘤患者，可能会尽快开始替莫唑胺治疗或者替莫唑胺联合放疗。所有工作的目的是尽力控制肿瘤增殖生长，降低高分泌激素水平，提高患者生活质量。这便是我们理念和治疗策略上的改变。

同时，理念的进步也体现在手术中。近几十年，微创手术特别是内镜技术的进步，可以让术者进行扩大经蝶窦手术，术中切开海绵窦等重要结构争取做到肿瘤的最大限度切除。但是颈内动脉破裂、海绵窦内神经损伤等并发症的发生率也随之上升。对于这种难治性垂体腺瘤患者，术中我们利用多技术辅助的方法争取做到最大限度切除，术后进行强化的早期治疗。

主要难点

目前，诊治难治性垂体腺瘤最大的难点在于：缺乏敏感的诊断生物学标志物，缺乏良好的靶向治疗药物。目前我们用得最多的生物学标志物可能是Ki-67，它是一个增殖指数，根据2004年WTO的定义，Ki-67$\geqslant$3%可以定义为非典型垂体腺瘤，但是很多学者指出，Ki-67并不能提示肿瘤的生长特性和患者的预后。我们回顾性分析病例发现：一组患者Ki-67是1%~3%，另一组是>3%的，平均随访观察3年，两组患者的预后并没有统计学差异。同时，在最新发布的2017年WHO垂体肿瘤分型中，非典型垂体腺瘤的术语不再被推荐使用，但是，与肿瘤的增殖潜能相关核分裂计数和Ki-67指数，以及其他临床参数如MRI所示肿瘤侵袭性，被强烈推荐用于难治性垂体腺瘤的早期诊断。再次说明，将难治性垂体腺瘤研究深入具有重要意义。

推广与普及

王任直主任作为中国垂体腺瘤协作组的组长，每年会通过会议和巡讲，在全国介绍难治性垂体腺瘤的理念。自2013年提出后，经过4年多的普及推广，国内鞍区肿瘤方向的神经外科医生对此理念都有了一定的了解。举个最简单的例子，大概一年半前，我们在门诊遇到一位难治性垂体ACTH腺瘤患者，在湖北襄阳的一家市级医院进行过多次手术以及一次放疗，均不能控制肿瘤生长和高皮质醇水平，当地医生根据我们的定义和治疗方法，用替莫唑胺给患者治疗了3个疗程之后，患者来协和医院进行疗效评估。后来得知，患者的主治医生是在某个会上听过王主任的宣讲，在无手术和放疗机会的情况下，尝试替莫唑胺治疗，两个疗程后发现血皮质醇有显著下降，故进一步转诊到协和医院，希望我们进行后期的评估和治疗。所以，我觉得王主任通过垂体腺瘤协作组和全国各个神经外科会议等平台，对难治性垂体腺瘤定义进行了很好的推广和普及，更好地帮助了患者。

在难治性垂体腺瘤治疗探索方面，协和医院神经外科目前有3个临床药物试验性研究，包括替莫唑胺治疗难治性垂体腺瘤、溴隐亭联合二甲双胍治疗难治性垂体泌乳素腺瘤，EGFR/HER2靶向抑制药拉帕替尼治疗难治性库欣病研究，争取为难治性垂体腺瘤提供最优的个体化治疗选择。

王任直主任努力为垂体专科医生搭建各种平台进行学习和交流，比如，每年会派一些比较年轻的医生到国外的垂体中心进行访学。例如，冯铭医生利用一年时间先后在美国麻省总医院、约翰·霍普金斯医院、西达-赛奈医学中心访问学习。2014年，王任直教授推荐我到西达-赛奈医学中心进行了一年多的博士后学习工作。美国合作导师Shlomo Melmed教授，是国际垂体联合会的创始人和现任主席，他的垂体研究工作是世界公认做得比较深入的，在他的帮助和指导下，我对垂体腺瘤的临床和转化研究进行深度学习。经过多年合作，双方建立了很好的合作关系，刚刚获得了科技部重大研究专项——2018年中美联合项目资助，双方一起合作发表了7篇包括JCI等杂志在内SCI收录文章。我们派出医生赴美交流的同时，美方也会派一些专家教授，比如周翠琦、刘宁蔼、于润等教授来我们科室进行专题汇报、交流、指导临床和基础研究等，起到了很好的沟通作用（图11-39）。

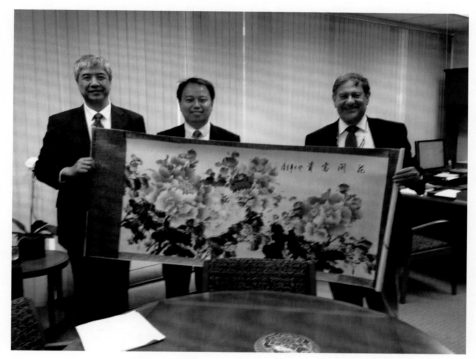

图11-39　王任直（左）、刘小海（中）与Shlomo Melmed教授合影

所以说，王主任对垂体研究的重视，不仅体现在研究中心的转移上，他在人才培养上也是做了很多布置和安排的。

MDT模式治疗垂体腺瘤的优势

一个主要的优势是：各科医生通过充分的交流沟通探讨，能为患者选取一个最佳的治疗方式，即个体化治疗。以垂体MDT为例，在传统诊疗模式中，患者从诊断到治疗可能经历内分泌科、妇科内分泌、神经外科等多个科室，每到一个科室又要重新制定适合本科室的治疗方案。比如患者确诊肿瘤并在外科完成手术后，下一步才会考虑是进行化疗还是放疗，而后转到相应科室重新制定治疗方案，无形中增加了时间成本和人力成本。而在MDT模式中，患者会在治疗前得到外科、内科、放疗科、病理科、影像科等科室医生做出的综合评估，并且制定出放化疗具体方案，最终患者得到的是连续的治疗，减少了等待时间。

再者，我们可以及时把符合病症的患者入组到各自的临床研究中，一来使患者受益，获得最佳最新的治疗；二来，降低患者的流失率，让临床研究不丢失这种珍贵的病例，有助于临床研究的开展和实施。所以我觉得，MDT 模式对于患者和医生而言，都是双赢的。

MDT协作的原则

最重要的是，以患者为中心，切合患者的诉求。患者都是独立的个体，有些患者认为安全第一，惧怕手术，选择牺牲生活质量而优先保证生命安全；有些人则宁愿冒着生命危险尽可能最大限度切除肿瘤，选择追求更好的预后和生活质量；还有部分女性患者会提出来以后想做母亲，要保全垂体功能等等。所以，医学其实很多时候需要考虑人文因素，MDT 协作的第一原则就是以患者为中心。

再者，摒弃各专业之间的偏见和局限，让其他专业的医生充分地发声，各方之间充分交流，为患者打造一个综合治疗、个体化治疗方案。

年轻医生如何更好地提升与传承

第一点是知识的更新。年轻医生最大优势可能是外语水平相对好一点，可以通过文献阅读与国外同行交流等途径更新知识。

第二点是临床治疗思路的提升。年轻医生应该争取在MDT当中快速提升临床诊断思路，因为MDT的每一个患者都是特别好的教学病例，很多时候你在临床上治疗一个MDT的病例，可能比你管理10个、20个，甚至30个普通患者要学得更深入，印象更深刻。所以我觉得积极参与MDT的学术活动是非常有必要的。

第三点是手术技术的提高。我是神经外科医生，当然考虑手术技能这一块。协和医院的"传帮带"传统非常好，从王任直主任到下面的教授、副教授，到主治医生，这种传帮带式的传承，给了我们年轻医生很多的手术机会（图11-40）。当然，除了带教老师的教育，我们还需要进行比较学习，比如国内还有很多很杰出的神经外科中心，如北京天坛医院、上海华山医院、上海瑞金医院等，参考他们的经验、看看经典手术是否有更好的窍门，是否有更新的理念或新的进展。现在网络特别的发达，很多网站都有非常丰富优秀的手术视频、直播、讲课等。通过这种"知己知彼"的对比学习，才能更好地知道自己的长短，针对性提升。

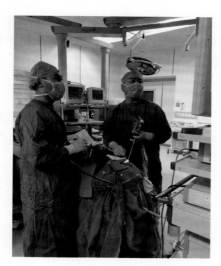

图11-40　刘小海为患者实施手术

另外，我觉得年轻医生还要考虑的一点是个人的职业规划。我在美国做博士后研究时，我的美国导师问我，你为什么选择做垂体神经外科医生？我说，其实没有认真考虑过这个问题，不过我攻读硕士、博士学位的研究课题，包括临床工作的方向，一直都是围绕垂体，自然而然就觉得自己应该做这个。然后导师告诉我："你还很年轻，不该这么早地局限于一个这么窄的领域。因为神经外科领域很广，有很多外伤的、血管病、胶质瘤等不同功能的患者，而垂体在神经外科里还是比较罕见的病种。如果这么年轻就局限在这个小领域，你的其他领域就会很弱。"

一开始我没有很好地体会到这句话，回来之后当我单独去急诊值班时，会遇到很多外伤的患者、血管病患者，处理起来是很吃力的。根据导师建议，我先后轮转了科里多个专业组，包括胶质瘤组、脊椎脊柱组等，轮转后发现，其他专业组的轮转，会促进年轻医生对神经外科常见疾病的理解和掌握，有助于对鞍区肿瘤临床和研究工作的进一步深入。所以我个人觉得，一个年轻医生不能太早地局限于某一个方向，需要先把整个神经外科的基本功打牢之后，再深入、细化。

最后再补充一点——重视临床研究。王任直主任形容得比较有意思：临床研究价值高的病例，我们如果不进行临床或基础研究，可以说是暴殄天物，浪费宝贵的资源。一个优秀的医生除了要做好临床工作以外，还要尽可能地利用好宝贵的临床资料，主动做一些临床研究，哪怕只是回答一两个临床问题，也会对医学的进步做出贡献。也正因如此，年轻医生用临床和科研两条腿走路，可能比一条腿要走得深远。

采访编辑：钟珊珊，AME Publishing Company
成文编辑：钟珊珊，AME Publishing Company

点评

喜欢听一首歌——"隐形的翅膀"，除了旋律朗朗上口之外，也很喜欢其歌词的意境。不想做优秀的神经外科学家的医生，可能不是好神经外科医生，但如何才能成为神经外科学家，需要我们思考和探索。当年，以傲人的成绩考入大连医科大学七年制的刘小海，正是一位有理想有抱负的年轻人。为了从他的导师，也就是大连医科大学副校长、兼任第一附属医院院长的徐英辉教授手里把他要来，我也是费了不小功夫的。

作为神经外科医生，除了要按部就班接受培训和锻炼之外，科学研究就是帮助你飞得更高更远的"隐形翅膀"。可以设想一下，对于一位有理想并愿意付出的年轻人，接受了国内较好训练之后，为什么不去国外接受更好的教育和培训呢？在接受了国内外先进培养后，等于插上了"隐形的翅膀"，他们能不飞得更高更远吗？带着科研思维去做临床和科研工作，一定会取得事半功倍的效果。踏实、肯干、乐于助人（包括医生和患者）的优秀品质有时比"聪明"更重要。作为一名年轻医生，该做的都做好了，该得到的也都得到了，未来几年一定要有一个脱胎换骨的质变，相信带着"隐形翅膀"的刘小海，一定能够顺利渡过这个阶段，到达光明的顶峰！

——王任直

第二部分

同行视角

通过阅读本书前面"我们的历程"章节的内容，相信广大读者对北京协和医院垂体MDT团队有了一定的了解。其实，早在2012年，北京协和医院垂体瘤多科协作治疗中心便携手国内多家医院专门从事垂体瘤临床和研究工作的专家学者成立了中国垂体腺瘤协作组，将全国致力于垂体瘤工作的同仁聚集在一起。几年来，在协作组的帮助下，分别在上海、北京、广州、四川等地建立了30个"多科协作垂体瘤诊疗中心"；以协作组为主制定了6部与垂体瘤诊疗相关的临床诊疗规范；统一建立了全国多中心的垂体瘤数据库；举办年会及多场指南共识宣讲会；组织人员到美国、德国等发达国家学习；组织"垂体卓越中心互访"活动，加深了解和互相学习等等。值得欣慰的是，在协作组各位专家的努力和推动下，大幅提高了我国垂体疾病的诊疗水平，造福于广大患者。

那么，其他医院致力于垂体疾病诊疗的同行们对垂体疾病的多学科治疗有着怎样的见解？他们对于北京协和医院在垂体疾病诊治中的工作有着怎样的评价？对于中国垂体腺瘤协作组的发展又有着哪些憧憬？带着这些问题，AME出版社的编辑们走访了数位专家，找寻可能的答案。

受访对象：（按姓氏拼音排序）

卞留贯，上海交通大学医学院附属瑞金医院神经外科教授
蔡博文，四川大学华西医院神经外科副教授
廖志红，中山大学附属第一医院内分泌科副教授
王海军，中山大学附属第一医院神经外科教授
王镛斐，复旦大学附属华山医院神经外科教授
赵曜，复旦大学附属华山医院神经外科教授

专家简介：

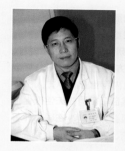

卞留贯，留德高级访问学者，现为上海交通大学医学院附属瑞金医院神经外科主任医师、教授、博士生导师、中国垂体腺瘤协作组委员、中华医学会上海神经外科分会委员兼秘书、上海中西医结合学会神经内分泌专业委员会委员、上海抗癌协会神经肿瘤专业委员会常委、上海交通大学神经病学研究所副所长等。

主要从事颅内肿瘤、脑血管病的临床和基础研究。擅长经鼻内镜切除垂体瘤、颅底肿瘤、面肌痉挛、三叉神经痛的微血管减压术、脑动脉瘤夹闭术、脑干肿瘤、髓内肿瘤等；作为瑞金医院内分泌代谢学科群的骨干力量，在垂体微腺瘤（库欣病、垂体GH腺瘤、泌乳素腺瘤）的手术中颇有研究，取得较好疗效。近年来作为课题负责人获得包括国家自然科学基金在内的科研经费400余万元。获得国家科技进步三等奖等省部级以上科技进步奖10余项；获得首届明治乳业生命科学奖等各种荣誉奖项10余项。发表论文过百篇，SCI收录论文20余篇，现为《中国微侵袭神经外科杂志》《中华神经医学杂志》《中华解剖与临床》《中国神经精神疾病杂志》《中华内分泌代谢杂志》《上海第二军医大学学报》《上海交通大学学报医学版》、*Acta Pharmacol Sin*、*Neurosurg Rev*、*Oncol Lett*、*Neurosci Lett*、*J Clin Neurosci*等杂志编委或特约审稿人。

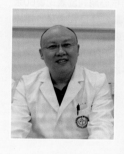

蔡博文，医学博士、副教授，四川大学华西医院垂体瘤及相关疾病诊疗中心副主任，四川省医师协会颅底神经外科专业委员会副主任委员，中国医师协会神经外科医师分会神经内镜专家委员会委员，中国垂体腺瘤协作组专家组委员。毕业于北京医科大学，后在华西医院神经外科工作至今。

在颅脑损伤、颅内肿瘤、脑血管病等方面积累了丰富的临床经验。多年来潜心于神经外科手术学的研究，深具现代神经外科的微创理念，擅长颅内各部位脑肿瘤的显微外科治疗。近年来在颅底疾病尤其是垂体瘤的规范化、个体化诊疗及颅咽管瘤、颅底脑膜瘤的显微外科治疗等方面进行了深入的探索和研究。参与了近年来中国垂体瘤及中国神经内镜相关的多项指南和共识的编写、制定工作。获得中华医学科技奖一等奖1项，华夏医学科技奖，教育部、省市级科技成果二等奖及三等奖多项，在国内外杂志上发表论文90余篇，参编专著3部，主研各类科研项目5项。

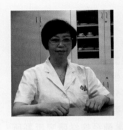

廖志红，主任医师，副教授，博士生导师。中山大学附属第一医院内分泌科副主任，在中山大学附属第一医院工作30余年，曾经在英国及加拿大工作。

熟悉内分泌代谢疾病的诊治，尤其对糖尿病、甲状腺疾病、肥胖症、垂体疾病、骨质疏松症、女性围绝经期综合征等疾病的诊治有丰富经验。作为主要研究者或研究者设计或完成多项国际或国内临床试验研究。目前研究方向：低促性腺激素型性腺功能减退的诊断和治疗，垂体瘤的内科治疗，甲亢人工智能处方。负责省部级、市级等科研基金课题10项，目前在研的基因项目为先天性低促性腺激素型性腺功能减退症遗传研究，并参与垂体瘤和男科学多项重大课题。在国内外著名杂志发表医学论文60余篇，涉及糖尿病、肥胖症、甲状腺疾病、高血压、血脂异常等领域。

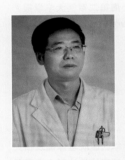

王海军，教授，博士生导师。担任中山大学附属第一医院神经外科及垂体瘤诊治中心主任，中国垂体腺瘤协作组副组长、广东省垂体瘤医学重点实验室主任、广东省医师协会神经外科主任委员。

主攻垂体腺瘤等鞍区肿瘤发病机制、生物学特点及手术技巧研究，垂体腺瘤的基础和临床研究获2002年度教育部提名国家科技进步二等奖。曾参与编写国内多个垂体腺瘤诊治指南。以第一作者及通信作者在SCI收录期刊和国内核心期刊发表论著60余篇，主持关于垂体瘤的省部级以上科研基金项目10余项，国家级以上科研项目4项，已为医疗行业培养多名优秀的硕士、博士研究生。

王海军教授领导神经外科，联合内分泌科、影像科及生殖科等团队于2009年成立了华南地区最大的垂体瘤诊治中心，为垂体瘤患者带来极大的便利。多次受邀参加国内外神经外科年会，担任"垂体瘤诊治"专题主持人并作专题演讲。

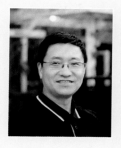

王镛斐，复旦大学附属华山医院神经外科教授、主任医师、硕士生导师，在攻读硕士和博士学位期间分别师承李士其教授和周良辅教授。担任中国医师协会神经内镜专业委员会副主任委员，中国医师协会内镜医师分会委员，中国垂体腺瘤协作组秘书和上海市垂体腺瘤研究中心秘书兼内镜组组长等职务。为《中华医学杂志》和《中华神经外科杂志》审稿专家，上海市医学会医疗鉴定专家。

发表论著和参与编写著作30余篇（部）。曾获2004年上海市医学科技进步一等奖、2004年中华医学科技奖三等奖和2009年国家科学技术进步一等奖。主要研究方向为垂体腺瘤的显微外科手术基础和临床研究、神经内镜应用的解剖与临床研究、神经肿瘤的微创手术治疗。1997年起开始从事神经内镜临床工作，2001年在德国美因茨大学神经外科学习神经内镜和锁孔技术，回国后积极开展神经内镜临床和解剖研究工作。目前是国家级继续教育项目"全国脑窥镜辅助显微外科学习班"和"中国垂体瘤诊治新进展学习班"主要负责人，每年垂体瘤和内镜手术量达到600余台次。

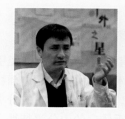

赵曜，主任医师、教授、博士生导师。现任复旦大学附属华山医院神经外科副主任、复旦大学神经外科研究所副所长、中华医学会神经外科分会青委会副主任委员。教育部长江学者特聘教授、国家杰出青年科学基金获得者、国家万人计划（科技部中青年科技创新领军人才、中组部首批青年拔尖人才）。

师从周良辅院士和李士其教授，主要从事垂体瘤的临床和基础研究：通过制定精确手术新方案和组建多学科融合诊疗新体系，使垂体瘤综合疗效达国际先进水平；原创性地发现若干具有临床转化潜能的垂体瘤分子诊断标记物和药靶基因，为探索该病的诊疗新方法提供重要依据。

以通讯作者在国际著名学术期刊*Nat Genet*、*Cell Res*、*Am J Hum Genet*上发表论著。先后主持国家863课题1项，国家自然科学基金面上项目4项，省部级科研基金6项。获中国青年科技奖、全国卫生系统青年岗位能手、王忠诚中国神经外科医师年度奖、上海卫生系统青年人才最高荣誉奖——银蛇奖一等奖、上海市十大科技英才、上海十大杰出青年等荣誉称号。

精诚合作，开放共享

1　关于垂体瘤多学科协作

临床上，对于垂体瘤多学科协作模式的优势，有哪些深刻体会？

　　卞留贯：垂体瘤有两方面特征，作为颅内肿瘤，有压迫血管或者神经引起的神经症状，此外，还具有内分泌方面的特性。如果术前不关注这两方面特征，手术有可能会对患者造成可怕的结果。从2007年起，WHO在肿瘤的分类中，已经把垂体瘤划为神经内分泌肿瘤，因此更要关注垂体瘤的内分泌特性。

　　垂体瘤包括泌乳素瘤、肢端肥大症、库欣病等功能性腺瘤，还包括一些无功能腺瘤。功能性腺瘤的早期诊断主要依靠内分泌学检查，对于外科医生来说，不能只关注肿瘤本身的局部压迫效应，要想得更多一点。其中，较为常见的泌乳素瘤，其内科药物治疗效果就非常好。

　　垂体瘤诊疗是上海瑞金医院的特色，尤其是库欣病。我们从2003年开始，在内分泌科宁光院士的倡导下，建立了内分泌的学科群，对垂体瘤有了比较全面的认识。另外，每周一下午我们会进行病例讨论，宁光院士基本都会参加，他会从内科医生的角度去分析患者。作为外科医生，经常参加这种讨论，思维也会随之改变。作为垂体瘤外科医生，这种内科思维非常重要。通过这种讨论，最后形成结论，是先观察、先药物治疗还是先手术，对患者来说也非常有益。

蔡博文：垂体牵涉到人体的方方面面，"庙小神灵大"，虽然只是人脑深处一个很小的器官，却对人体起着非常重要、持续终生的作用。"食不厌精，脍不厌细"，诊治垂体瘤这样一种复杂的、在人脑核心部位的疾病，怎么讲究都不过分。

现代医学形成了很多分科，各自的发展都很深入，但也形成了一些壁垒，"隔行如隔山"。每个学科都有一些独特的思想方法、工作方法以及关注的侧重点，但对于疾病总体的认识，"横看成岭侧成峰"，难免会有一些片面性。比如在过去，无论是医生还是患者，都认为"瘤子"就是手术指征，一旦考虑到"垂体瘤"，首先就要做手术。但现在看来这是不对的，而是要先从各个方面尤其是从内分泌学方面来评估考量，"谋定而后动"，也就是说要先做很多分门别类的细节工作和多方面的价值衡量。

传统上外科医生倾向于"十年磨一剑"，单纯依靠个人的手术技术就能解除患者的疾苦，有一些"个人英雄主义"的情结。但从现代医学来讲，对于垂体瘤这样一个复杂的疾病，靠外科医生自己"单打独斗"就有点儿与时代脱节了。

近几十年来，现代医学对于复杂疾病的诊治强调多学科合作，这已经成为现代医学的一个组成部分。在垂体瘤诊疗方面，我们多学科的专家团队坐到一起会诊讨论，对病情的方方面面进行评估。根据患者的特点，弄清楚患者最迫切需要解决的问题是什么，可以制定出最适合患者的、更优化的诊疗方案，减少了犯"个人主义""经验主义"错误的可能性。

同时，相关学科的专家经常在一起学习交流，大家的知识结构都有一些补充和完善，拓宽了思路，开阔了视野，医疗水平都得到提升。多学科观念对于自己单独诊治疾病也很有帮助。

随着垂体疾病相关科室间的合作不断深入，四川大学华西医院垂体MDT模式逐渐形成，2012年，"四川大学华西医院垂体瘤及相关疾病诊疗中心"正式挂牌成立，形成了固定的团队和协作模式。多学科协作团队成立以来，团队成员的垂体瘤诊治水平都得到了提升，因为大家见到了一个完整的临床过程，见到的东西更丰满了。

王镛斐：早先，垂体瘤的治疗还是以单纯手术为主，但手术并不能让所有患者获得治愈，而且术后仍可能出现一些并发症，比如垂体功能减退等。此外，在大部分医院，垂体瘤治疗相关科室的医生间也不能进行良好的沟通，处在"各自为政"的状态。对于大部分患者来讲，他们需要乘坐飞机或火车等来到北京、上海、广州等大城市看病，路途遥远。加上垂体瘤往往需要周转多个科室问诊，每次看病周期会很长，兜一圈下来，可能要几个月。这会让多数患者同时面临着经济上的压力、精神上的负担以及舟车劳顿的辛苦，对于疾病的治疗非常不利。这些因素，共同导致了垂体瘤治疗非常困难。因此，多学科的协作非常重要，垂体瘤的治疗也正需要中国垂体腺瘤协作组这样一个组织。

赵曜：现在，很多医院都能开展垂体MDT，在上海华山医院，垂体MDT主要有3种表现形式。一是MDT联合门诊；二是联合查房，进行深度的学科交叉；三是定期的多学科学术合作，讨论临床和科研，从诊断、治疗、随访到科研。MDT是主流，也是未来的方向，其形式上大同小异，并没有太多玄虚之处，关键是内涵。做到各学科真正融合、进行深度合作、大家成果共享，才是做到了MDT。其核心不是流于形式，而是在相关学科真正融合基础上的精诚合作。

2 关于北京协和医院垂体MDT

北京协和医院的垂体MDT已经开展了多年，有哪些可借鉴之处？

卞留贯：早在1978年，北京协和医院就开始了垂体MDT诊治模式，并于2012年牵头成立中国垂体腺瘤协作组。协和医院很早就意识到垂体瘤必须要有MDT的诊疗模式。在垂体瘤方面，协和是国内的领航者。协作组成立以后，各个地方便把垂体瘤的MDT逐步建立起来，但真正做得很规范的还不多，远远达不到协和的水平，毕竟协和有深厚的底蕴，我们要向协和团队学习。

廖志红：北京协和医院会举办一些垂体瘤学习班，我们科一位年轻医生曾到协和医院学习，参观他们的内分泌科门诊，参加他们的病例讨论，学习他们的多学科会诊是怎么开展的。协和的规模与我们完全不同，他们的规模很大，病例也特别丰富。他们还带头建立了全国多中心的垂体瘤数据库，我们也参与其中。我认为我们最需要学习改进的是术后随访管理，这方面我们做得还不够好，在对垂体瘤病例的规范化管理上也需要进一步加强。

王海军：北京协和医院值得我们学习的地方很多，特别是严谨和标准。我国有众多的病例，每年还有大量的手术病例，例如去年上传到中国垂体疾病注册中心的垂体疾病病例就有上万例。但我们能真正拿出去，能影响到国际指南的研究结果和临床证据不多。近两年协和医院牵头建立了中国垂体疾病注册中心，就是想把中国的数据集中在一起，进行重点分析，产生一些有影响力的统计结果。但是因为我们的随访做得不好，检验标准和治疗标准均不统一，所以很难统计出有效的数据，这确实需要我们进一步去努力。

王镛斐：北京协和医院垂体MDT是业内的标杆，不论是各科室间的合作流程还是专家们的态度，都非常值得我们学习。协和医生在实际工作中的亲力亲为和严谨求实，非常让人敬佩。每次学术会议中，通过与协和同仁交流，我们都会获得非常实用的经验分享，指导我们开展相关临床工作，这让我们在开展垂体瘤多学科合作的过程中少走许多弯路。

在协和垂体MDT团队的启发和指导下，为了能够更好地在上海开展垂体MDT，2013年5月，由上海华山医院神经外科和内分泌科牵头，成立了上海市垂体瘤研究中心。协和医院神经外科王任直教授，不仅在各种学术会议中大力推动上海垂体MDT工作的开展，并且在他的指导下，目前国内已经相继成立30家垂体瘤中心。

从广义的多学科角度来讲，垂体瘤相关合并症涉及大多数临床学科，如果大家都能重视垂体MDT，会让很多患者因此而获益。垂体瘤患者越来越多，也希望每个参与垂体MDT的科室都有积极的合作态度，这对于提高疾病的治愈率，完善整个学科建设有非常重大的意义。

在临床和基础层面，我们的很多工作都在向协和"靠拢"、向他们学习，王任直教授虽然不是我的导师，但是在垂体瘤工作中，他一直是我的指导老师，对我影响非常大。

赵曜：在中国垂体瘤诊疗的历史上，协和医院书写了非常辉煌的篇章，底蕴深厚。不夸张地讲，对于垂体瘤的诊疗，协和任何一位老专家，都可以写成一本沉甸甸的书。并且，今天，协和医院已然将垂体MDT诊疗经验传承下来了，实属不易，难能可贵。

如果是会诊，单纯开个会，搭一个"台子"，坐在一起，很容易。其实，要做到骨子里的MDT很难。北京协和医院垂体MDT是一个样板，给了所有后来者很深刻的启示，如今，任何团队都是以它为雏形，不会脱离。

3 关于中国垂体腺瘤协作组

作为中国垂体腺瘤协作组的成员，关于协作组的工作，有哪些切身感受和评价？

卞留贯：多学科协作很重要，就神经外科而言，除了垂体瘤协作组，还有胶质瘤协作组。胶质瘤与垂体瘤相似，并非单凭手术就能解决问题。垂体瘤的MDT诊治模式完全可以复制推广，但是有一点很重要，这种合作建立在大家共同的认识和兴趣基础上，如此才能走到一起。中国垂体腺瘤协作组从2012年的50几人，如今已扩展到百人。为什么？因为大家都认为它重要，认识到疾病需要大家共同的参与，有共同的目标才能把事情做好。我想垂体瘤协作组还会进一步发展，因为大家越来越认识到垂体瘤不单纯是神经外科疾病，更多的是内分泌疾病。

蔡博文：北京协和医院王任直教授首倡发起成立了中国垂体腺瘤协作组，每年举办会议、组织大家编写指南共识、建数据库、做科研、组织巡讲，大力倡导垂体瘤的多学科协作模式，推广垂体瘤规范化诊疗的正确观念，使越来越多的医界同仁受到启发，患者也有了越来越多的获益，非常令人欣喜。多学科协作是诊治复杂疾病的正确方式，对此我们要有充分的"道路自信"。

中国垂体腺瘤协作组聚集了神经外科、内分泌科、神经影像学、神经病理学、耳鼻咽喉科、妇产科、放疗科等各科的专家，还包括护理宣教团队等等。这个组织更像一个俱乐部，志同道合的朋友在一起做事，把垂体瘤当作共同的事业，大家非常积极地参加协作组的工作。

就我个人来讲，也非常愿意、积极参与协作组的工作。这些年参与讨论、编写、制定或更新了很多垂体瘤方面的共识、指南，比如《中国垂体催乳素腺瘤诊治共识》《中国肢端肥大症诊治指南》《中国库欣病诊治专家共识》《中国垂体促甲状腺激素腺瘤诊治专家共识》《中国垂体腺瘤外科治疗专家共识》等。另外还参加了一些巡讲活动，我很愿意参加这类活动，我觉得一个医生一辈子能看的病、能做的漂亮手术是有限的，而能把自己从医生涯的经验教训，以及从书籍里、从实践中悟出来的道理讲出来，让更多的年轻医生以更好的方法来做事，会有更好的、更大规模的社会效益。

协作组这些年通过举办会议、发布指南和共识、手术直播，以及通过网络途径的知识宣讲，局面已经有了很大的改观和进步。现代获取知识和信息的渠道非常多，很多医生能够读到协作组的指南和共识，患者对于疾病知识的获取也推动医界的同仁们不断学习和进步，从善如流，掌握更丰富的知识和更多的先进技术。现在很多关于垂体瘤规范化诊治的认识已经逐渐深入人心，比如垂体泌乳素瘤首选药物治疗，伽玛刀等立体定向放射外科的辅助治疗地位等等。

当然，建设多学科及多层次的垂体疾病观察、随访、干预体系，探索垂体瘤的规范化、个体化诊疗，为更多的患者提供更加精准、微创、人性化的治疗，任重而道远，协作组还有大量的工作需要做，我们一直在路上。

廖志红：作为中国垂体腺瘤协作组的一员，基本上每届年会以及相关的学习会议我都会参加。我个人开始研究垂体瘤仅5年多的时间，所以主要以学习为主，通过学习和近年的工作，对垂体瘤、垂体炎以及其他鞍区疾病的内科问题有了越来越多的经验积累。我还参与了《中国垂体促甲状腺激素腺瘤诊治专家共识》的修改。有时遇到难治性的垂体瘤病例，如术后复发或者做了两次手术效果仍不佳，大家就会共享到协作组的微信群里，一起出谋划策，互相给出意见。

协和在垂体瘤领域一直都是"领头羊"，以前大家都是关起门来自己做，现在有了协作组，把不同学科和医院的专家召集在一起。办会议、做巡讲、制定指南……这些方面我觉得做得都很好。

王海军： 2004年，王任直教授、李士其教授、于春江教授、雷霆教授和我参加了欧洲神经内分泌肿瘤学会（ENETS）年会。我们看到年会不仅有神经外科，还有内分泌科参加，会议做了很多推广规范方面的工作，给我们留下了深刻印象。后来我们几个就商量，能不能在中国也成立一个这样的协作组，做一些编写专家共识指南方面的工作。但在当时，以一个专病的名义成立一个组织并不容易。一直到8年后的2012年才终于成立了中国垂体腺瘤协作组。一开始没有几个人知道这个组织，但后来事实证明，这个组织的影响力是巨大的。我们把对垂体疾病感兴趣的医生凝聚在一起，大家都为能参与这个组织而自豪。

在协作组成立的5年多时间里，共制定了6部专家共识或诊疗指南，这是很了不起的事情，规范了中国垂体瘤的诊疗。以前很多医生或根据自己的经验，或根据自己所看到的文献，对垂体瘤存在很多片面的认识。协作组把各科的医生聚在一起，共同制定客观的、符合中国国情的共识指南，而非照搬国外，因此很快便得到了大家的认可，大家纷纷自觉学习，按照共识指南来开展工作。为提高大家对疾病的认识，我们每年还会开展指南巡讲。整体工作效果高于我们此前的预期。

此外，我们每年都会召开一次年会，一开始参加年会的人不多，现在大家都争着要主办年会，参会人数也逐年增长，平台上交流的内容也越来越广泛，影响力比我们预期的要大得多。在这里，大家进行纯粹的学术交流，只为了提高同行的水平，为了提高患者的治愈率，为了改善患者的预后。而且，我们的年会还对患者开放，拉近了患者与医生之间的距离，影响非常好。

我个人感觉协作组这些年的工作对中国垂体瘤的影响是巨大的。当然，如果没有老一辈人为我们打下的基础，没有国家经济的发展，没有社会的发展，我们也不可能做到，这是一个厚积薄发的过程。其实，协作组至今都是个没有正式身份的组织，但就像周良辅院士所说，"我们不需要有身份，我们只要做事情就行了"。我们踏踏实实做事，全国同行都看得到。我最敬佩的就是王任直教授身上的这种精神、这种坚持。创办协作组其实是个吃力不讨好的事情，但王任直教授坚持去做，就是为了把大家对垂体瘤的认识统一起来，让诊疗更规范。他身上体现了协和那种纯粹的特质，现在很多人做事情都是带着功利心的，做事不纯粹。对中国垂体瘤治疗的发展，协和起到的作用是巨大的，我非常荣幸能和他们一起为中国的垂体瘤患者做一点事情。

王镛斐：2012年，王任直教授牵头成立了中国垂体腺瘤协作组，邀请我们医院的李士其教授、赵曜教授和我加入，我认为这是一个非常好的想法，垂体瘤的诊疗正需要有这样一个组织，对于我们来说，也是一个很好的机会，所以当时就积极要求加入。

从2012年开始，几年来，协作组组织国内垂体疾病领域的专家编写了多部临床诊疗规范。这些指南和共识的出台，尤其对于医生临床实践和患者教育都有非常好的指导意义，比如，不同情况的泌乳素瘤是适合药物还是手术、孕期是否吃药等，在规范中都有非常明确的定义和解释。

另外，我们至今没有自己国家的垂体瘤流行病学数据，协作组各成员单位正在进行垂体瘤数据库的开发，希望以后会有中国垂体瘤流行病学结果。并且，今后依托于这些数据，我们可以进行基础和临床研究，这些研究都将会是医生以前不重视或没有精力开展的，必将意义非凡。希望协作组的一系列工作成果能让国内的垂体瘤工作者有更多的机会与国外同道一起分享和提高。

加入协作组后，我担任秘书一职，参与多个项目，收获非常大。这些项目，对于我个人的工作有很大的帮助和推进作用。我参与的第一个项目是制定《中国肢端肥大症诊治指南》，这也是我印象最深的一个项目。以前我们对于肢端肥大症的认识，仅仅停留在"垂体瘤"层面——垂体的占位性病变、可能会引起视野缺损、可能会导致心肺功能减退，其他还一无所知。现在，对于术前怎么做、术后该做什么、有哪些最前瞻的治疗方法，我们了解得都非常透彻，研究和临床水平已经与国际同步。

当时，这个项目的初衷是希望能使肢端肥大症的诊疗规范化，先在一线城市垂体瘤治疗中心率先开展，然后将规范化的流程推广到二、三线城市。

目前项目还在进行中，仍在不断地完善，但已经取得了非常明显的成效。医生从过去的不重视、不了解，到现在能够按照规范化流程进行诊疗；患者从过去生活质量非常差，到现在生活质量明显得到提高，这对于患者的一生有莫大的帮助。这个项目现在已经产生了明显的社会效应，如很多基层、社区医院已经能够认识到肢端肥大症对患者的危害。这是一个非常了不起的项目，我们还在继续推广，并会一直推向基层医院。

赵曜：2012年，协和医院神经外科主任王任直教授，有感于国内垂体瘤领域缺乏横向协作的现状，倡议组建中国垂体腺瘤协作组，得到了国内垂体学界同行的强烈反响。王主任当年的做法非常令人佩服，外科医生很少有人舍得牺牲临床去做这样的事情，一般人做不到。这件事情，说起来容易，做起来难。

中国垂体腺瘤协作组成立以来的这几年，建立了基础的大数据库；制定了多部垂体瘤诊疗的临床规范，使临床有了标准可参考；并开展了多项原创性的应用基础研究。给整个垂体瘤学界带来了鼓动效应，让MDT在全国各地遍地开花。创立协作组，使大家逐步达成对垂体瘤的新认识——垂体瘤并不是少见病！垂体瘤的治疗必须联合多学科完成！这件事，非常了不起。火已经烧起来了，下一步就是要把它烧得更旺。

4 未来展望

对垂体瘤治疗、垂体MDT模式及协作组未来的发展有哪些建议？

廖志红：我个人认为，协作组可以给更多不同科室、不同医院的专家上台发言的机会，让大家学习垂体瘤各方面知识。因为这是一个涉及多学科的疾病，神经外科、内分泌科、病理科、放疗科、影像科、生殖科、男科、耳鼻咽喉科等都很重要，甚至我们医院的耳鼻咽喉科也会做垂体瘤手术，但是规范的围手术期处理和术后的长期随访需要大家一起来做好，更多专业科室的参与也可以提高大家的医疗水平、提高积极性。内容上，希望能有一些专病的会议，比如垂体炎、肢端肥大症、泌乳素瘤等；还是要强调每个医务人员认真执行全面的、规范的围手术期以及长期的随访，以及数据库管理。

王海军：我认为多学科合作是一个必然趋势，未来有可能成立一个垂体瘤的专病区，神经外科、内分泌科、妇产科、生殖科等医生一起查房，共同管理患者。我们现在是一周一次疑难会诊，无法兼顾常规病例，但其实每个患者的病情都是不一样的，患者的要求也都不同，如果能把每个患者都以多学科的形式来讨论，可以给患者提供最好最强大的治疗方案。垂体疾病不仅涉及鞍区结构，而且与人的整个内分泌系统、生长发育甚至生活质量都息息相关。单独一个科室，无论是对疾病的诊断还是治疗都远远不够。所以现在大家都在提倡多学科会诊，虽然还有很多医院没有条件开展，还没建立起多学科讨论制度，但大家都在朝这个方向努力，未来一定能开展得更好。

王镛斐：2018年，上海华山医院神经外科将搬至华山西院，手术间将由现在的8个扩增到40个，将配备800张病床及学科发展所需的配套设施，这对于学科的建设和发展都有积极的推动作用。截至目前，现有治疗方法仍然无法有效治愈有些垂体疾病，因此，希望将来有更多关于垂体疾病转化医学研究，通过药物来彻底治愈垂体疾病。

赵曜：协作组在发展过程中，要务实，要往前推，在保障可行性、高水平、代表中国特色的基础上，先在垂体瘤临床循证医学方面能完成第一个项目，组织一个真正的多中心协作研究。要尽量减少重复的学术活动，踏实走完"第一步"之后，再全力实现未来几年计划。

　　对于整个垂体瘤事业的未来，除了做大和做强，我们还希望能做一些不同的事情，比如，绘制出所有类型垂体瘤的基因突变图谱，以求对垂体瘤做到早发现、早治疗；甚至建立一个垂体瘤靶向治疗药库，供医生选择，让患者尽快用上适当的靶向药物。这些都是我们未来努力的方向。

　　现在网络发达了，其实从广义上讲，也可以跟不同医院乃至不同国家的相关专家一起进行MDT合作，只要能将不同学科的力量真正融合到一起，就可以不拘泥于形式，扩大MDT的范围。

致谢

　　感谢北京协和医院神经外科王任直主任、AME Publishing Company廖莉莉女士为本文成文给予的指导。

采访编辑：周丽桃，李嘉琪，张哲宁，严斯瀛，AME Publishing Company
成文编辑：王仁芳，李嘉琪，张哲宁，严斯瀛，AME Publishing Company
整理编辑：董杰，AME Publishing Company

第三部分

患者心声

永不言弃，坦然面对，肢端肥大症患者的求医路

前言

他们，都是肢端肥大症患者。

在求医的道路上，他们都有过煎熬、焦虑和曲折，但都不曾放弃过。

不幸中的万幸，他们最终来到了协和，曲折道路尽头，终现"柳暗花明"。

（以下涉及患者姓名均为化名）

不幸中的万幸

2008年，单静即将迎来高考。然而，停经、偶尔膝盖疼痛却突然造访了她。家人以为这是高考前压力大、过度劳累、青春期发育快、缺钙等原因所致，并未多想。同时，单静的视力也下降得厉害，眼镜店工作人员发现了她眼睛"旁边"都看不见，曾建议她去医院检查。单静母亲回忆："当时，女儿说看不见旁边，我还挺纳闷儿，怎么会看不见呢？后来才知道，这是被垂体瘤'挡住了'。"（注：临床上，垂体瘤压迫视神经视交叉，会导致视野缺损，患者有时主诉为"旁边看不见"）

尽管种种迹象表明单静"身体出了些问题"，但在千军万马过独木桥的关

键时刻，全家人不敢懈怠，一致决定等高考完了再去医院看病。

高考刚结束，一家人立即去了北京某综合三甲医院，但并未查出问题。父母焦急地问单静还有什么不舒服，她说还头疼得厉害，于是不再犹豫，直奔了北京另一家三甲医院，查出了激素指标不正常，医生怀疑是垂体瘤，直接建议他们去北京协和医院就诊。

关注着协和医院的同时，彷徨不定的全家人，先带单静去了一家专科医院就诊，结果确诊为垂体瘤。那段时间，父母几乎停掉了工作，马不停蹄地带着她又辗转了北京的几家综合医院咨询。有的说"太大了，（肿瘤）位置也不好，必须得开颅，没有其他招儿了"；有的说"要做伽玛刀"；有的则直接推荐找协和医院神经外科的王任直主任。

父母心寒又焦虑。一方面担心开颅后，尚不足20岁的女儿遭受太多折磨和术后创伤；另一方面又担心伽玛刀会造成垂体功能低下，女儿后半生每天都要吃大把的药。但是，在困难和抉择面前，全家人未曾想过放弃。

2010年，父母整宿整宿地排队，终于挂到了北京协和医院神经外科主任的号。

"来得太晚了，怎么这么晚才给孩子看，（肿瘤）都跟红枣那么大了"，主任非常惊讶，立即给单静开了住院单。几天后排到床位，主任主刀，成功地完成了垂体大腺瘤的经鼻-蝶窦垂体瘤切除术。

"别太担心，主任亲自上（手术）……"单静父母记忆尤深，手术前一天晚上9点多了，主治医生还到病房，跟女儿耐心聊天，缓解她的紧张情绪，这让一家人心里特别踏实、舒服。"在协和，每个医生都精益求精、负责任，让人觉得特别好。"

手术刚结束，主任便从手术室出来，跟单静亲属详细解释手术的过程，告知亲属手术很成功。"他是主任，每天工作都排得非常满，（手术）完了后，还亲自出来打招呼。" 单静母亲生怕笔者体会不到他们当时的心情，一再强调。

术后，主治医生每次探望完重症监护室里的单静后，都会去跟亲属详细交流病情和各项化验结果。得知术后生长激素完全正常后，单静和父母都异常高兴，仿佛看到了美好的未来生活。

时隔近10年，母亲仍有些懊悔："说实在的，真是有点儿晚了，要不是赶上高考，就应该早点儿看（病）。现在，孩子的骨头还是会比正常人大一些，缩不回去了。"

但与协和结下的不解之缘，成为这一家不幸中的万幸。如今，单静也有了自己和睦的小家庭，也成为了一位母亲。

"山穷水复疑无路"

2016年，在华北地区某大学读大一的孟昕，期末考试期间突然感到肩周很疼、视力下降、不来月经，她自己以为是学习压力大、休息不好所致，并未立即就诊。

考试结束后，孟昕到当地一家小医院看病，被诊断为颈椎骨质增生，很自然地接受了颈椎牵引治疗。治疗过程中，她觉得越治越反而难受，就停止了治疗，去拍了脑部CT。CT发现了异常，医生推荐了她去当地大医院的神经外科治疗。

在当地一家老百姓十分信任的大医院，经过影像学、视野、激素水平等的检查，孟昕被确诊患有垂体瘤。医生建议手术。大约半个月后，孟昕又自然地接受了手术。手术前，她并没有过多关注自己的病情，"开始，我自己没有想太多，没有查过这个病相关的信息，医生也没有非常明确地讲，我属于'手术难度大、容易复发'之类的事情。做完手术，当出现了伤口肿、头疼、特别乏力、又起不来（床）的时候，我开始着急了"。

术后，孟昕在床上躺了3个月，她越来越焦虑，开始自己在网上查阅资料，逐渐了解到了垂体瘤是一种"肿瘤"，而不是一种简单的病。

复查时，当医生说还需要再进行一次手术时，孟昕当场就明确表示"不行"。随着对垂体瘤的不断了解，她决定去全国最好的医院看病，她要去北京。

凭着对"肿瘤"的直觉以及大家的建议，孟昕最开始选择了北京一家专科医院，该院神经外科医生看完病例资料后，建议再观察3个月。"医生担心当时在术后3个月内，也许'还没吸收好'，我就同意了再等3个月。"

等待期间，月经和生长激素水平都没有恢复。孟昕内心更加复杂和焦灼，查资料、留心打听，越来越清晰地了解到"垂体瘤会涉及多个学科，会影响身体的各个系统和器官"。她决定期末考试结束后，再去一趟北京，去垂体瘤综合治疗水平在全国首屈一指的协和医院。于是提前在协和医院APP上预约了神经外科医生的号。

神经外科医生建议再做一次手术。孟昕跟家人商量后，决定接受第2次手术，"这次手术后1个月，月经恢复了，生长激素水平已经开始下降，但还未到正常值。"

神经外科医生介绍，"垂体生长激素腺瘤属于有激素分泌功能的垂体瘤，即使有很少的肿瘤细胞残留，都可能会造成生长激素降不到正常水平，也就意味着无法达到治愈（闭经等症状得不到缓解）。然而，如果肿瘤的体积比较大，或者侵入了海绵窦，就属于侵袭性了，从理论上讲，侵袭性垂体瘤很难切干净，这在国内外都是公认的。"

第2次手术后3个月，孟昕自愿参加了每周三下午的"北京协和医院垂体疾病疑难病会诊"。会诊中，专家们一致认为，"她还年轻，并且术后病理提示肿瘤增生比较活跃，很容易复发，建议下一步进行放疗和药物替代治疗。"

提及为什么愿意参加疑难病会诊，电话的另一头，孟昕平静地说："我年龄还小，还在上学，还没有结婚，一旦治不好，就耽误一辈子。我没想过放弃，也不会放弃。来协和之前，我心里就一直有一个坚定的信念——这次肯定能好。"她的声音，听上去不像一个仅20几岁的姑娘，整个采访中，不管讲到哪里，都感觉不到她有任何情绪上的波动。

目前，孟昕正在协和医院放疗科排队等待治疗中。放疗科医生说："她的肿瘤比较大，并且是侵袭性的（手术无法切干净），再加上肿瘤增殖指数（Ki-67）又比较高，如果不干预，残留的肿瘤可能很快会再长起来。因此，对这样的患者，我们建议术后要积极进行放疗，而不要像一般垂体瘤那样可以等待或先观察一段时间。孟昕大概需要做30次放疗，剂量要比一般垂体瘤稍微偏高一些。积极控制肿瘤是她现在的首要任务，其他的月经问题及将来的生育问题在肿瘤控制后，垂体MDT团队的妇科内分泌医生都可以帮她解决。"

"如果让我回到刚得病的时候，我肯定会选择协和，如果有病友问，我也肯定会告诉他去协和。"

最后，笔者问孟昕在协和医院就医的过程中是否有遗憾，她说："就是预约太麻烦。如果改预约时间，必须亲自到医院改，不能通过电话或者网上修改。这对于外地的患者来说，的确有点不方便。"

曲中求直

"其实很多人延误诊断了，但我是幸运的"

2013年8月5日，起床时，35岁的甄女士突然晕倒在了床上，开始她以为自己是低血糖，但当天晚上又出现了眩晕和呕吐。"可能有的人不会当回事儿，但我是属于'怕死'的那类人，所以一刻没敢耽搁，立马去了急诊。"

其实，那时甄女士已经有鼻子变大、眉毛不对称、脚大出半个码等一系列身体上的变化了，只是平时她自己并没有引起注意。在急诊时，医生看出了端倪，怀疑她是肢端肥大症，并让她做了CT、磁共振成像等检查，结果证实是垂体瘤。

甄女士说："女孩子得了这个病，真的很难过，外貌看起来有点儿像漫威里面的绿巨人。如果治不好，会变得越来越丑，心理压力会非常大，可能会影响家庭和工作，也可能有心脏问题，还可能随时失去生命……总之，会造成一系列的问题。"

在协和内分泌科金老（金自孟教授）50多年的从医生涯中，接诊过大量的肢端肥大症患者，有的患者已经跟金老随诊三四十年之久。对这种病，金老最大的体会是"慢性病"和"延误诊断"。因为症状没有特异性，让很多人"意识到有病的时候，已经是几年过去了，往往就诊太晚"，金老说，据统计，这个病的平均就诊时间为发病后9年。也因为症状隐匿，往往会在医生那里成为了"漏网之鱼"，这也是延误诊断的另一个原因。

如果错过了最佳治疗时机——肿瘤已经难以全切（太大或者位置不好），并且硬骨增生等症状往往也不可逆转。

"我是属于聪明的患者"

还在急诊的时候，甄女士就向医生打探过当地治疗垂体瘤最好的医院。后来她去了，但她并不认为医生当时给出的治疗预期是最好的、唯一的。于是，又去了其他多家可以治疗垂体瘤的医院，医生都表示：住院，手术，但手术难度大，不好做，很可能有残留。"但是，我想争取更好的、更多的治愈机会。"

辗转求医的同时，甄女士还加入了全国最大、最可靠的肢端肥大症群和论坛。那段时间，上班之余她都"泡"在里面，看资料、跟病友聊，没有睡过一个好觉，每天都到夜里一两点。

从2013年8月5日到23日，通过各种学习和打探，甄女士已经非常明确，她的病首选治疗方式是手术。尽管看过的医生都说手术会有残留，"但是，我不甘心！而且希望能尽早解决我的问题。"她非常明确地说。

最终，她决定去北京协和医院。

"我是一个非常相信感觉的人"

2013年8月23日下午，在北京协和医院神经外科医生的门诊，她发现了在别的医院难以想象的事情——几乎每一位患者都在里面待了30分钟左右。"开始我有点儿等得不耐烦，但转念一想，他应该也会这样待我，就踏实了。"

当时，医生带着口罩，看上去比甄女士想象的更年轻，以致于第一眼她还以为那是一名助手。问诊时，医生并没有简单、冰冷地跟她说"住院，手术"，而是耐心地回答了她事先准备好的很多问题。"还有机会（切干净），即使有残留，肿瘤离垂体较远，术后再做放疗，也不太容易低功（垂体功能低下）"，时隔4年，甄女士仍难以掩饰当听到医生这句话时的复杂心情，"他的语气很温暖，让我的焦虑和不安降到了最低，甚至完全化解掉，这种感觉非常好。"

"她属于侵袭性的大腺瘤（1.3 cm×2.1 cm），肿瘤侵犯海绵窦，要想完全切干净，最大风险在海绵窦里。海绵窦充满了静脉血，还有4种颅神经，一旦打开，会一直渗血，造成手术视野模糊，因此，要做到既切干净肿瘤又不伤害神经和垂体，非常困难。"这位神经外科的医生说，"在台上，要耐心再耐心，用各种大小不同、角度不同的刮匙一点一点，反复地刮，才可能把肿瘤去除干净。"

2013年8月29日完成了手术，9月2日甄女士就出院了。手术结束后，几天内就有了立竿见影的效果：相貌变好了，脚缩小了。并且，激素水平恢复到正常值，术后不需要放疗、不需要吃药。她很幸运，是一位仅通过手术就切干净侵袭性垂体瘤的患者，并且没有影响到垂体功能，也就是治愈了。

甄女士知道自己的手术不好做，难度大。"医生把肿瘤恰到好处地切干净了，不多也不少。切少了，有残留，术后要放疗或吃抑制垂体瘤生长的药；切多了，会垂体功能低下，可能每天得吃大把的药。

我没给红包，也没太悲观，也没哀求医生一定要给我做成什么样，一定要冒险……这些事儿，我都没干！当时我是想送红包的，后来听说，有人给他送过红包他不收，还说'要给红包，就不给做手术了'，我就没敢送。"

医生是人，不是神，并非能担保百分之百的事情。甄女士说："协和的很多医生都是在尽全力地治病救人，我非常感激他们。在协和，让人感觉特别温暖。"

曾经，协和医院神经外科某位医生一句很平常的招呼，让甄女士非常惊讶——"在这里，竟然有医生主动跟我说'你好'！"

这就是协和的医生们，一群在一位位患者眼中，技术过硬又和蔼可亲的白衣天使。

目前，肢端肥大症的首选治疗方法仍是手术，术后需要内分泌科来检查和调节激素水平、垂体整体功能，有时还需要眼科、妇产科等其他相关科室来协助处理术后并发症。只有多个科室密切配合，才能让让患者得到更好的治疗效果。

致谢

感谢AME Publishing Company廖莉莉女士为本文成文给予的指导！感谢北京协和医院内分泌科金自孟教授，神经外科王任直、连伟、魏俊吉、放疗科连欣及眼科马瑾医生等为本文采访和成文提供的支持。

采访编辑：王仁芳，廖莉莉，AME Publishing Company
成文编辑：王仁芳，AME Publishing Company

穿过库欣病的阴霾，生命依然绚烂

前言

据2015年《美国库欣综合征治疗指南》介绍，20世纪50年代以前，因为缺乏有效的治疗手段，库欣综合征患者得病后的平均存活时间仅为4.6年。而现在，医学界对库欣综合征有了一些有效的诊断和治疗手段。

32岁的杨娜：现在，我都是哼着歌儿来（协和）复查的，觉得像是来旅游的，不再避讳，完全释怀。（15~29岁，她经历了4次手术：2次垂体瘤手术，2次肾上腺手术）

公司白领季先生：2013年时，这个病所有相关检查我都做了，可医生就是找不到肿瘤在哪里，我都绝望了。

年轻的北京姑娘方怡：（2015年）手术前医生告诉我，最严重的后果可能会是下不来手术台，当时我是完全懵住的，大脑一片空白。后来才反应过来我可能会死，大哭了一场。

全职妈妈刘女士：（2015年）手术后特别难受，简直太痛苦了，精神都完全崩溃了。

（以上患者姓名均为化名）

库欣综合征

2000年，十四五岁的杨娜，身体急速变胖，却没有出现不适症状。因为从小就偏胖，母亲以为是青春期发育快才胖得快，开始并没有太在意。直到出现了闭经，家人才开始着急，带着她各处求医。

2014年还在欧洲留学的方怡，突然胖得特别快，脸上还不断地冒特别多痘，用什么护肤品都无济于事，体型和容貌发生了明显变化，月经也不好，量少，还偶尔不来。她以为这都是学习压力大、水土不服、生活不规律、运动少等原因造成的。大三暑假回国时，觉得身上有肿胀感，在家测了血压，高压150 mmHg，于是母亲带她去了北京某大型综合医院心内科就诊——然而，找不到高血压的病因，心脏也没有问题。

同是2014年，身在北京的季先生也遇到了和方怡姑娘相似的症状：异常的快速变胖和血压升高，甚至出现急性高血压，进了急诊才转危为安。

2015年，刘女士发现自己突然变胖，脸和肚子尤其突出，熟人都说她明显胖了。但是，她知道自己体重却没有增加太多，这种变化让她心里很不踏实，决定就近去县医院做检查。

库欣综合征（Cushing's syndrome，CS），又称皮质醇增多症，多发于25~45岁的青年和中年人，女性多于男性。

向心性肥胖，满月脸，水牛背，闭经、痤疮，四肢肌肉萎缩，皮肤紫纹，骨质疏松，血糖升高，血压升高……甚至会出现精神异常，这些都是CS的临床表现。但是，在CS早期，却常常被误诊为肥胖症、高血压、糖尿病等。有的医生能在初诊的时候，通过满月脸、水牛背、痤疮等，直接怀疑是CS，但是如果医生不够细心，偶尔也会有漏诊和误诊。

CS属于疑难、罕见病，可以分为促肾上腺皮质激素（ACTH）非依赖性和ACTH依赖性两大类，后者又分为库欣病和异位ACTH综合征。

"所有类型CS的临床症状都相似，只是由于病因不同，其治疗方法和手术方式不同，治疗结果也有差异。ACTH非依赖性CS，即肾上腺CS，其诊断和治疗相对容易；ACTH依赖性CS是难点，其定位诊断和鉴别诊断的难度极大。"协和医院内分泌科的医生说。

找病因

肾上腺CS，病因在肾上腺，手术切除肾上腺基本能够治愈；异位ACTH综合征，病因可能会在全身各处，肺部最为多见，且可能是恶性肿瘤，通常来势凶猛，是最为狡猾的一类；库欣病的病因在垂体，属于垂体瘤，要将肿瘤"拿掉"才有可能治愈。

然而，要想找到导致皮质醇增高的原因所在，并非每次都是顺利的。

　　"皮质醇增高可能有两种原因，还需要做很多检查才能找到。一种是在肾上腺，我们能做这个手术；另一种是在垂体，这个（手术）我们做不了，建议去协和医院"——听北京某知名三甲医院内分泌科医生这样说完以后，方怡决定直接转院到北京协和医院。

　　有人在初筛确定是ACTH依赖性CS后，通过影像学检查就能够找到肿瘤在垂体上，而有的人"确定肿瘤在垂体上"这个过程却异常曲折，这类患者属于疑难库欣病。与其他类型垂体瘤（如肢端肥大症、泌乳素瘤等）相比，库欣病属于"最难找"的一种，肿瘤又小、又隐蔽。

　　在协和医院内分泌科住院期间，方怡和杨娜都是通过磁共振成像（MRI）直接找到了肿瘤。2001年，内分泌科的老教授看完杨娜头部MRI影像片后，告诉杨娜的母亲"瘤子还特别小，但是能看出来"；2015年，内分泌科的主治医生跟方怡说，"片子上显示出的占位（垂体瘤）比较大，直径有8 mm"。

　　在定位诊断的过程中，方怡和杨娜都是属于幸运者。

　　而刘女士就没有那份幸运了，2015年，她在北京辗转了3家医院后，才来到协和医院。在内分泌科住院，做了库欣病诊断相关的一系列检查，"24小时留尿是家常便饭，做了很多种检查，CT、MRI，大小剂量地塞米松抑制试验也做了，但依然找不到我的肿瘤在哪里。"后来，在内分泌科和放射介入科医生的配合下，经过岩下窦静脉取血检查，才确定她的肿瘤在垂体。

　　相比之下，季先生更显得"悲惨"。2014年初，他曾在北京某综合三甲医院内分泌科住院1个月，医生进行了全面检查。他做遍了国内外教科书中提示该病可以做的所有检查，从易到难，甚至去另一家医院做了增强MRI，还是找不到肿瘤。有医生说他全身都没有肿瘤；甚至还有医生让他等肿瘤长到影像检查能看到了再说。这样完全不确定的回答让28岁的他看不到任何希望，于是决定转院到协和医院。到了协和医院，恰逢核医学科在开展PET/CT的研究项目，他有幸免费参加到其中。"就是这个检查的结果让内分泌科的医生认定我的肿瘤就在垂体上，为了能让神经外科医生也认可，他把我推荐到医院垂体疾病疑难病会诊中心会诊。多个科室的专家，针对我的情况展开了讨论，最后达成了共识——肿瘤在垂体，手术切除。"

　　进行这些繁琐检查的唯一目的就是提高定位诊断的准确性。在库欣病的诊断中，岩下窦静脉取血是金标准，协和医院在2008年就开展这项技术。除此之外，PET/CT、垂体动态增强MRI、奥曲肽显像扫描也是协和医院现在常用的方法，近年来，又开展了PET/MRI检查。外科医生的确需要有明确的定性和定位诊断作为可靠依据，"指哪打哪"，如果指歪了，打歪了，就达不到治疗的效果，甚至适得其反。

　　当然，也有的疑难库欣病最终也找不到肿瘤在哪儿，迫不得已时，可以选择切除肾上腺，先让病情得以缓解。内分泌科的医生曾经非常形象地比喻：

"因为导致皮质醇增高的根源——皮质醇生产的'工厂'是肾上腺（ACTH唯一的作用靶器官），垂体只是指挥生产的司令部，如果实在找不到导致司令部紊乱的肿瘤在哪里，可以'把工厂端掉'，光剩'司令'，这样也能让皮质醇的水平降低，症状得以缓解。"

"协和的医生们配合默契，善于克服困难、有探究精神，真的很不一样。"在协和医院找到了病因所在后，季先生这样说。

对症下刀

目前，对于库欣病，在定性和定位诊断都明确以后，手术是首选治疗策略，并且要尽快手术，因为有时病情的发展会突然加速。

刘女士在内分泌科住院的1个月期间，变胖的速度更快了，"一天比一天胖，越来越夸张，非常着急，当时就想赶快能找到肿瘤，赶紧手术。那时候，不害怕手术，心里想的都是马上做手术，做完我就能好了，就不会再往下发展了"。神经外科的医生也无时无刻不关心着她的病情，将手术安排提前了1周，顺利切除了肿瘤。"肿瘤的位置比较好，边界清晰、没有粘连，且周围没有重要血管"，在医生看来，刘女士的垂体瘤相对比较容易切除。

跟刘女士一样，季先生的肿瘤虽然非常隐匿、难以发现，但是却相对容易切除。"我的肿瘤非常小，据说比绿豆粒还要小。是神经外科的医生给我做的，手术非常顺利，很成功。"

也并不是所有患者都会像季先生和刘女士一样幸运。方怡的肿瘤比一般人都大，且位置不太好，还侵袭包绕了动脉血管。方怡的主治医生几次找她和亲属谈话，"仅通过手术切除就治愈的可能性基本没有，因为肿瘤与动脉贴的非常紧，不可能完全切除干净，但是手术以后，你的症状能够得到一些缓解"。

听完这些，方怡心里很明白。"不能痊愈，那就接受现实吧。再说，虽然难度大，但是协和是国内一流水平，在整个诊疗的过程中，医生给人的感觉很踏实、靠谱。"她也并未害怕。

临近手术，医生再次找她谈话，进一步将手术的风险具体化。"肿瘤包绕在了海绵窦内右侧的颈动脉血管外面，手术过程中一旦有意外的话，最差的结果可能是这条血管破裂，最严重的后果是你可能下不来手术台。"做手术那年，方怡才22岁，听完后，她当时就吓懵了，大脑一片空白，呆住了。医生走后，她自己静下心，深想这件事，才意识到原来她可能会死，一下子情绪失控，大哭一场。

后来，康复以后，方怡从亲戚的那里听说，手术前，有天晚上，母亲也情绪失控，在家大哭，血压"飙"到了200 mmHg，去了急诊。"其实，父母每天下午来病房探视的时候，我看不出任何异常，在我面前，他们没有表现出担心和焦虑。"父母为了不给孩子过多的心理压力,一直掩饰着内心的焦急、不安和心疼。

手术以后,医生特别兴奋。"手术做得非常成功,术后24小时尿游离皮质醇一下从术前的986 µg降到了10 µg以下,单纯从指标上讲,达到了完全治愈的状态。"原来,方怡的肿瘤质地比较软,就像豆腐一样,"挖"的时候,借着海绵窦内的血流冲刷,意外地将海绵窦内、颈内动脉周边的肿瘤冲出来了,达到了全切除。"如果你的肿瘤质地比较硬,比如像橡胶,有韧性,就不是这样的结果了,会很难切干净。"

方怡觉得自己是不幸中的万幸。

术后,痛苦就是希望

"手术后的前几天,简直太痛苦了,感觉浑身的力气像被抽光了一样。胃也特别难受,完全没法入睡,术后第1天晚上吐了3次,把胃里的东西都吐光了,才舒服一些。一点儿食欲都没有,前2天都吃不下任何东西。"病友也曾到监护病房探望术后的刘女士,"她看上去目光呆滞,只能简单地交流几句话","病友跟我说话,我心里是明白的,但是感觉自己像傻子一样,不能跟他们交流。"针对当时刘女士术后的剧烈反应,医生说,这都是体内皮质醇水平骤降的原因引起的。

这是好转的标志,绝对值得高兴,不然,可能需要做第二次手术——协和医院内分泌科的医生也这样说。

库欣病与其他垂体瘤不同。手术前,体内是高皮质醇状态(24小时尿游离皮质醇,正常人是100 µg,有的患者甚至能达10 000 µg),肿瘤切掉后,ACTH激素水平骤降,使体内皮质醇一下掉到了低谷,身体会非常难受——打破了身体病态时的"平衡"后,一个重新适应的过程是必不可少的。

季先生的手术也非常成功,也经历了所有库欣病术后恢复期的所有症状——脱皮、记忆力下降、乏力、食欲减退、关节酸痛等。"尤其术后前3天,晚上特别痛苦,煎熬。"到了术后1个半月,季先生的身体还没恢复好,对生活几乎绝望,他觉得身体大概也就只能这个样子了,干脆破罐子破摔,还跟朋友自驾去了云南。

"我按照医生的嘱咐,补充激素的同时逐渐减药(术后还需要吃降压药),术后两个半月,我已经能够停掉所有药物,开始上班了", 季先生并没有放弃自己。"到术后3个月时,我感觉像重生了一样。"从发胖开始,大概2年,他的身体每况愈下,但是术后的3个月,他迅速恢复健康,身体已跟正常人无异。"完全超出了我的预期。当时,我非常非常兴奋。"

季先生想对协和医院的医生表达感激之情,然而,"我不能做什么,我也做不了什么，我想感激他们，没有任何渠道可以表达，我只能送锦旗"。采访时，季先生的语速特别快，时隔几年，他仍然很激动。

谨遵医嘱，规律复查

度过了术后艰难期，近2年来，方怡的所有指标都正常，不需要放疗、吃药。她是一名听话的患者，自2015年以来，一直按照医生的要求，生活作息规律并按时复查。

然而，2017年3月在方怡的一次复查中，发现皮质醇水平略微升高。为了明确到底是否为复发，在垂体疑难病会诊上讨论了她的情况，各科医生一致建议，先进行"大小剂量地塞米松抑制试验"明确是否有复发的迹象。最后，各科专家达成共识——有复发迹象，先进行放疗。

"当时，在MRI片子上只能看到一小点儿异常区域，并且不能特别肯定就是肿瘤，因为之前做过一次手术，也很可能是术后瘢痕，但患者的生化指标提示复发，我们还是应该积极干预"，协和医院放疗科的医生说。2017年5月，方怡做了15次放疗。"放疗后，我的各项指标又恢复正常了，虽然放疗的效果并非立竿见影，大概因为我属于特别早期的复发，放疗一下子就把它给'摁'下去了"，方怡这样说。

"如果复发后不适合再进行手术，下一步可以选择放疗。越早干预，放疗的效果越好，我们都能理解，小肿瘤比大肿瘤效果好，激素水平轻度升高比明显增高的效果好。放疗的剂量一方面要能控制肿瘤，另一方面还要考虑到周边正常器官的耐受性。相比手术，放疗的优势在于血管（例如颈内动脉）的放射耐受剂量一般很高，这种对手术来说是"雷区"的地方，对放疗来说却很安全。大部分垂体瘤都是良性肿瘤，本身生长缓慢，对放疗的敏感度也低，因此，垂体瘤放疗的起效会比较慢，但是疗效的持续时间也会很长，需要长期观察，有的人可能在放疗2年后才能观察到肿瘤的缩小。"放疗科医生说。

实际上，有的肿瘤本身容易复发，即自然复发，但是，也有的是错过了最佳"扼杀"复发苗头的时机。

手术做完了，并非"一了百了"，要按照医生的嘱咐，规律复查。术后1年，每3个月复查1次；如果情况稳定，第2年开始，可每半年复查1次；如果一直到第5年，都非常稳定，可将复查频率延长到每1~2年1次。

2001年5月，杨娜的第一次手术非常成功，这次经鼻-蝶窦垂体瘤切除术后，CS的体征明显缓解。2002年，术后第一次复发，可选择二次经鼻手术、放疗或肾上腺切除，在母亲的坚持下，同年4月杨娜选择全切除了右侧肾上腺，9月次全切除了左侧肾上腺（仅留下了10%）。

做前两次手术时，杨娜还是十几岁的小姑娘，没有觉得特别害怕，反而是母亲："第一次手术前，吓得都受不了了，特别害怕，尤其是看到女儿做完手术，从手术室里推出来，鼻子里插着管子时候，心里很难受。复发以后，说什么也不敢再让女儿'脑子'上遭一次罪了。"

虽然还不太懂得害怕，但是，前两次手术，加上患病后容貌的变化仍给年幼的杨娜留下了心灵上的创伤。"以前，对来医院和看病有阴影，不想来医院（检查），害怕，发怵……"两次肾上腺切除手术后，2006年因肾上腺危象急诊来过协和医院，然后，2006—2015年，近10年，她竟然没有复查过。"消失了"，医生说。

2015年，月经不来了，身体又开始明显发胖，不高的个头儿，胖到了125 kg，出现了当年CS的症状，杨娜才来协和复查。当时，肿瘤近乎疯长，包绕着海绵窦里的颈内动脉，看到杨娜复发后的情况，医生们表示特别惋惜，因为这不但让手术难度变得很大，还有可能病情得不到缓解。"其实，如果早来（复查），早就治好了。"

当然，这次不能够再切肾上腺"曲线救国"了，因为2002年切过后，剩余的左侧10%肾上腺的右边已经跟下腔静脉粘连得一塌糊涂，左边靠近胰腺，如果手术，很容易出现术后胰瘘。这种情况下，手术有百分之百的风险。

虽然除了垂体瘤手术，还可以选保守药物治疗，但是杨娜决定冒险，选择了再次手术。"手术很成功，比神经外科医生预计的切除比例（计划切掉50%）还要多，切掉了80%~90%。术后3个月，我又接受了28次放疗，后来通过片子对比，放疗科医生说剩余的肿瘤缩小很明显，效果很好。"现在，杨娜只需要每天补充一点儿口服激素。

内分泌科医生提醒，对于术后ACTH功能减退的患者，可以长期服用激素替代，并且不能停药。"有一位患者，感冒后，当地医生说该激素容易引发感冒，就停止了服药，结果由于体内严重缺乏激素，出现肾上腺危象，被紧急送到北京进行急救。"内分泌科就曾有接到几位这样的患者，医生再次强调遇到特殊情况，不仅不能停药，而且应该激素加量，来对抗体内的应激状态。

敞开心胸，享受生活

采访时，已经32岁的杨娜，看上去像22岁的姑娘，身材略胖，这次来协和医院复查，依然是母亲陪伴着。她说起话来干脆、自信，骨子里透着一种豁达和开朗。17年来，从15岁到32岁，4次手术，让她从身体到心灵都"脱胎换骨"，母亲说自己女儿像变了一个人。"以前，来协和的时候，我觉得大楼是灰色的，天也是灰色的，看到人不想抬头，不想跟别人多说一句话。现在，每次来复查，我感觉像旅游一样，是哼着歌儿来的，不再避讳，完全释怀。现在完全想通了，反正，有病就治。"

刘女士在术后经历过低钠和感染，跟医生齐心协力，曾与术后并发症进行过几周的奋战。现在，她已经完全恢复，除了每天按时补充外源激素，与正常人无异。

方怡和季先生现在都不需要吃任何药物，医生只是嘱咐他们：作息规律，不要熬夜，适当运动。

尾声

协和的医生真的很棒，这不是恭维的话，每一个医生都特别尽职尽责。如果有不懂的问题，对病情有疑问，只要问他们，都会用形象的比喻让我们对自己的病特别了解。即使病情严重，也会把真实的情况委婉告诉患者，让人不觉得害怕。

——杨娜和母亲

我没有遗憾，协和已经做得非常好，完全超出我的预期。不但将我如此疑难的病治好，而且整个过程没有做其他医院已做过的重复性检查，倒是聊了很多天，非常人性化。对协和医院，我无以回报，如果你们能出一本特别好的书，我非常愿意（支持）。

——季先生

病好了后，也有人管，感觉"售后"还是有保障的。

——刘女士

我已经在协和接受了很规范的治疗，对治疗效果非常满意。但是作为一个库欣病患者，我还想知道，这个病，现在世界上有没有治愈的办法？

——方怡

致谢

感谢AME Publishing Company廖莉莉女士为本文成文给予的指导！感谢北京协和医院内分泌科卢琳医生，放疗科连欣医生及神经外科王任直、冯铭、包新杰、幸兵医生等为本文采访和成文提供的支持。

采访编辑：王仁芳，AME Publishing Company
成文编辑：王仁芳，AME Publishing Company

后记：少留遗憾，果断且勇敢地前行

我，曾是一名医学生。

但我很惭愧，很多当时熟记于心的医学基础知识，都慢慢地还给老师了。在为数不多的至今仍存留于脑海中的课程里，由垂体散发出去的那一条条轴线仍然印象深刻，占据着重要的一席之地——也难怪，一个小小的垂体竟然能延伸出那么多分枝，错综复杂，又百转千回。

我，也曾是一名医学记者。

初见场景至今记忆犹新的医学专家中，北京协和医院神经外科主任王任直教授绝对能占据前三甲之一——这是唯一一位在我递名片后，讲完课主动走到我身边说"我很想跟你聊聊学术进展"的专家。

2017年5月18日，在这样普通又难忘的一天，没想到自己跟这两"点"产生了交集。

彼时，我刚刚来到AME出版社。一次偶然的机会，又见到了王主任，我们又重启了关于垂体和垂体瘤的话题之门。

"北京协和医院垂体MDT历史由来已久，到明年就40年了。但我一直觉得很遗憾，从1992年获奖（注："激素分泌性垂体瘤的临床及基础研究"曾获1992年国家科学技术进步一等奖）后，近些年，好几位当年的"功勋之臣"，包括垂体MDT、这项获奖研究的重要发起者和组织者史轶蘩院士在内，都已经离开了我们，如果再不及时把老一辈珍藏的故事讲出来，只会留下更多遗憾。那些宝贵的历史，很多细节连我都不知道，更不要说现在的年轻一辈了。"

王主任一番肺腑之言，不禁令我们感慨万千。

但是，面对着这样一位已将自己近40年风华奉献给了协和的外科医生，感动之余，更是满满的担忧涌上心头：现在市场上访谈类书籍多是由记者发起的受访对象合集，鲜有围绕这样历史凝结厚重、涉及学科多、范围广的团队展开的系统访谈，如何做到点、面兼顾？自己从业期间，鲜有采访协和学者的经历，对于这样一个低调又以严谨著称的团队，如何把访谈做到极致？我这样一个"光杆司令"（注：当时AME出版社北京办公室刚成立，团队尚未组建），如何能撑得起这样声势浩大的团队访谈……

"只要王主任和这个团队信任我们，我们就会动员一切可能的力量，全力以赴，把这段难能可贵的历史如实呈现出来。"

AME出版社社长兼创始人汪道远给出了这样一个意料之外、又在情理之中的答案，并第一时间安排组建了一支由AME广州、北京、台北三个办公室组成的访谈队伍，连夜针对可能出现的细节、问题给予指导，对北京协和医院垂体MDT团队对访谈细节提出的疑问集中作答。2017年6月13日，第一位访谈对象——北京协和医院内分泌科陆召麟教授的专访，正式拉开了北京协和医院垂体MDT访谈的序幕。而这距离策划提议的提出，仅仅过去了不到一个月。

但是，接下来采访过程的复杂难度远超我们想象。因为这是一本"前无古人"可以参照的团队访谈书籍，用主审王任直和主编姚勇两位老师的话说——这是"摸着石头过河"。

原本仅是想采访当年获奖团队，但除了这些老一辈协和专家，每个学科现在的带头人、后起之秀们对传承和创新的理解也各有千秋。当年获奖团队涉及北京协和医院9个科室，有些科室虽然当年没有参与研究，但近些年在每周三下午的协和垂体疾病疑难病会诊中却屡屡发挥出重要的作用，不可小觑。已经离世的几位老一辈专家为北京协和医院垂体MDT的组建、发展做出了不可磨灭的贡献，但面对面专访已然不能成行。垂体作为一个兼功能与解剖为一体的器官，直接决定了这个多学科团队成立的必然性，仅人物访谈恐怕难以让非垂体专业医生和普罗大众更好地理解。访谈毕竟是一种应用文体格式，不同于专业论文，如何避免"自说自夸"？在治疗过程中，患者的体验是最真实的，如何把这些切身感受化为通俗易懂的文字？

在我近10年的媒体从业生涯中，曾有过不少遗憾：至今依然后悔有些特别想采访的专家当时没能再争取一下，如果采访问题能换个角度进行提问也许对方能回答得更充分……也正是因为太清楚许多遗憾无法弥补，不能回头，这一次，我们决定——少留遗憾！

为多维度展示北京协和医院垂体MDT团队40年来的卓越工作，本书横向描述了团队运行时内外部多重协作的机制：内部涵盖北京协和医院11个科室，访谈文章35篇，外部特邀4家全国知名垂体中心的带头人谈协和人、协和事；纵向则分别以老中青和医患视角为主线，历史、传承、创新一个都不能少，同时采访了10余位曾经、正在协和接受垂体疾病治疗的患者，从中精选7位畅谈了在协和的就医感受。通过文字和老照片等图文并茂的方式，缅怀已故前辈的精彩瞬间。大师们在艰苦环境下所从事开创性工作的历史性意义，请王任直主任在本书前言中特别予以评价。为便于读者了解垂体疾病的复杂性和临床症状的多样性，本书专门设一个章节，对垂体的解剖结构和功能特点用文字结合图片的形式生动形象地展示出来……

在这些磨砺中，我们不断收获进步，记录成长。

如今，这本书终于面世了，心中百感交集，又欢欣鼓舞。

或许，此刻心情正如心中崇拜的亚伦·格拉斯曼院长在鼓励克莱尔医生时所言："开始吧，就像你之前每个第一次那样，果断并且勇敢！"

廖莉莉

AME Publishing Company北京办公室